经典骨科学译著

Clinics Review Articles
**Foot and Ankle Clinics**

# Managing Complications of Foot and Ankle Surgery

# 足踝手术并发症处理

主编 [美] Scott J. Ellis　　顾问 [美] Cesar de Cesar Netto

主译　沈　奕　谭文甫　宋德业

中国科学技术出版社
·北 京·

**图书在版编目（CIP）数据**

足踝手术并发症处理 /（美）斯科特·J. 埃利斯 (Scott J. Ellis) 主编；沈奕，谭文甫，宋德业主译 . — 北京：中国科学技术出版社，2024. 8. ISBN 978-7-5236-0814-2

Ⅰ. R658.3

中国国家版本馆 CIP 数据核字第 20246Z89U2 号

著作权合同登记号：01-2024-1166

| | |
|---|---|
| 策划编辑 | 丁亚红　孙　超 |
| 责任编辑 | 丁亚红 |
| 文字编辑 | 张凤娇 |
| 装帧设计 | 佳木水轩 |
| 责任印制 | 徐　飞 |

| | |
|---|---|
| 出　　版 | 中国科学技术出版社 |
| 发　　行 | 中国科学技术出版社有限公司 |
| 地　　址 | 北京市海淀区中关村南大街 16 号 |
| 邮　　编 | 100081 |
| 发行电话 | 010-62173865 |
| 传　　真 | 010-62179148 |
| 网　　址 | http://www.cspbooks.com.cn |

| | |
|---|---|
| 开　　本 | 889mm×1194mm　1/16 |
| 字　　数 | 226 千字 |
| 印　　张 | 12 |
| 版　　次 | 2024 年 8 月第 1 版 |
| 印　　次 | 2024 年 8 月第 1 次印刷 |
| 印　　刷 | 北京盛通印刷股份有限公司 |
| 书　　号 | ISBN 978-7-5236-0814-2/R·3294 |
| 定　　价 | 198.00 元 |

Elsevier (Singapore) Pte Ltd.

3 Killiney Road, #08-01 Winsland House Ⅰ, Singapore 239519

Tel: (65) 6349-0200; Fax: (65) 6733-1817

This translation of *Managing Complications of Foot and Ankle Surgery, An issue of Foot and Ankle Clinics of North America* by Scott J. Ellis was undertaken by China Science and Technology Press and is published by arrangement with Elsevier (Singapore) Pte Ltd.

*Managing Complications of Foot and Ankle Surgery, An issue of Foot and Ankle Clinics of North America* by Scott J. Ellis 由中国科学技术出版社进行翻译，并根据中国科学技术出版社与爱思唯尔（新加坡）私人有限公司的协议约定出版。

《足踝手术并发症处理》（沈奕，谭文甫，宋德业，译）

ISBN: 978-7-5236-0814-2

## 注　意

本译本由中国科学技术出版社独立完成。相关从业及研究人员必须凭借其自身经验和知识对文中描述的信息数据、方法策略、搭配组合、实验操作进行评估和使用。由于医学科学发展迅速，临床诊断和给药剂量尤其需要经过独立验证。在法律允许的最大范围内，爱思唯尔、译文的原文作者、原文编辑及原文内容提供者均不对译文或因产品责任、疏忽或其他操作造成的人身及（或）财产伤害及（或）损失承担责任，亦不对由于使用文中提到的方法、产品、说明或思想而导致的人身及（或）财产伤害及（或）损失承担责任。

# 译者名单

主　译　沈　奕　中南大学湘雅二医院
　　　　谭文甫　南华大学附属第二医院
　　　　宋德业　中南大学湘雅二医院
副主译　朱威宏　中南大学湘雅二医院
　　　　廖乐乐　中南大学湘雅二医院
　　　　钟伟业　中南大学湘雅二医院
译　者　（以姓氏汉语拼音为序）
　　　　陈　夏　中南大学湘雅二医院
　　　　丁木亮　中南大学湘雅二医院
　　　　黄雄杰　南华大学附属南华医院
　　　　李　丁　中南大学湘雅二医院
　　　　毛敏之　中南大学湘雅二医院
　　　　吴　波　湖南省脑科医院
　　　　吴　韧　中南大学湘雅二医院
　　　　伍　勇　湖南师范大学附属岳阳医院
　　　　朱可为　中南大学湘雅二医院

## 内容提要

　　本书引进自 Elsevier 出版集团，由享誉国际足踝外科重建及创伤领域的领军人物 Scott J. Ellis 教授领衔编写。本书是著者 20 余年足踝外科临床经验的总结，涵盖了从足趾到后足、踝关节外科的所有内容，分享了对文献的理解，展示了可帮助临床医生摆脱各种并发症困境的病例，为足踝外科相关并发症处理指明了方向。全书共 16 章，内容阐释全面，图文并茂，实用性强，有助于提升国内足踝外科临床医生的诊疗水平，进而为广大足踝患者提供更好的医疗服务。

# 原书编著者

## 主编

**SCOTT J. ELLIS, MD**
Associate Professor, Orthopaedic Surgery, The Hospital for Special
    Surgery, Weill Cornell
Medical College, New York, New York, USA

## 顾问

**CESAR DE CESAR NETTO, MD, PhD**
Orthopaedic Foot and Ankle Surgeon, Director of the UIOWA Orthopedic Functional
Imaging Research Laboratory (OFIRL), International Weight-Bearing CT Society, Assistant
Professor, Department of Orthopedics and Rehabilitation, University of Iowa, Carver
College of Medicine, Iowa City, Iowa, USA

## 作者

**FERNANDO S. ARAN, MD**
Duke University Medical Center, Durham,
    North Carolina, USA; Miami Bone and Joint
    Institute, Miami, Florida, USA

**JONATHON D. BACKUS, MD**
Department of Orthopaedic Surgery, Washington
    University in St. Louis, St. Louis, Missouri,
    USA

**JASON T. BARITEAU, MD**
Assistant Professor, Department of Orthopaedic
    Surgery, Emory University School of
    Medicine, Emory Musculoskeletal Institute,
    Atlanta, Georgia, USA

**MICHAEL E. BRAGE, MD**
Associate Professor, University of Washington,
    Seattle, Washington, USA

**AMAN CHOPRA, BA**
Georgetown University School of Medicine,
    Washington, DC, USA

**JAMES P. DAVIES, MD**
Premier Orthopedic Specialists of Tulsa, Tulsa,
    Oklahoma, USA

**MARK DRAKOS, MD**
Attending, Hospital for Special Surgery, New
    York, New York, USA

**BENJAMIN J. EBBEN, MD**
Department of Orthopaedic Surgery, University
    of Colorado School of Medicine, Denver,
    Colorado, USA

**JOHN KENT ELLINGTON, MD, MS**
FAAOS, OrthoCarolina Foot & Ankle Institute,
    Charlotte, North Carolina, USA

**NORMAN ESPINOSA, MD**
Institute for Foot and Ankle Reconstruction
    Zurich, FussInstitut Zü rich, Zurich,
    Switzerland

**MAJ PATRICK D. GRIMM, MD**
Dwight D. Eisenhower Army Medical Center,
    Fort Gordon, Georgia, USA

**OLIVER HANSEN, BA**
Research Assistant, Hospital for Special Surgery,
    New York, New York, USA

**KENNETH J. HUNT, MD**
Associate Professor and Chief, Foot and Ankle
    Surgery, Department of Orthopaedic Surgery,
    University of Colorado School of Medicine,
    Denver, Colorado, USA

**EITAN M. INGALL, MD**
Harvard Combined Orthopaedic Residency
    Program, Massachusetts General Hospital,

Boston, Massachusetts, USA

**TODD A. IRWIN, MD**
OrthoCarolina Foot & Ankle Institute, Associate
    Professor, Atrium Health Musculoskeletal
    Institute, Charlotte, North Carolina, USA

**JEFFREY E. JOHNSON, MD**
Professor Emeritus, Department of Orthopaedic
    Surgery, Washington University in St. Louis,
    St. Louis, Missouri, USA

**GEORG KLAMMER, MD**
Institute for Foot and Ankle Reconstruction
    Zurich, FussInstitut Zü rich, Zurich,
    Switzerland

**SAANCHI KUKADIA, BA**
Hospital for Special Surgery, New York, New
    York, USA

**JOHN Y. KWON, MD**
Associate Chief, Division of Foot and Ankle
    Surgery, Department of Orthopaedic Surgery,
    Massachusetts General Hospital, Boston,
    Massachusetts, USA

**SHUYUAN LI, MD, PhD**
Department of Orthopaedic Surgery, University of
    Colorado School of Medicine, Steps2Walk

**ARTHUR MANOLI II, MD**
Clinical Professor, Department of Orthopaedic
Surgery, Wayne State University, Detroit
Michigan and Michigan State University,
East Lansing, Michigan, USA; Michigan
Orthopedic Foot and Ankle Center, Pontiac,
Michigan, USA

**ARTHUR MANOLI III, MD**
Fellow, Duke University Medical Center,
Department of Orthopaedic Surgery, Durham,
North Carolina, USA

**NACIME SALOMAO BARBACHAN
MANSUR, MD, PhD**
Research Fellow, Department of Orthopedics
and Rehabilitation, University of Iowa Carver
College of Medicine, Iowa City, Iowa, USA

**WESLEY J. MANZ, MD, MS**
Resident, Department of Orthopaedic Surgery,
Emory University School of Medicine, Atlanta,
Georgia, USA

**PILAR MARTÍNEZ-DE-ALBORNOZ, MD**
Orthopaedic Foot and Ankle Unit, Orthopaedic
and Trauma Department, Hospital Universitario
Quirónsalud Madrid, Faculty Medicine UEM,
Madrid, Spain

**CHELSEA S. MATHEWS**
Assistant Professor, University of Arkansas for
Medical Sciences, Little Rock, Arkansas, USA

**SUHAIL MITHANI, MD**
Department of Orthopaedic Surgery, Duke
University Medical Center, Durham, North
Carolina, USA

**MANUEL MONTEAGUDO, MD**
Orthopaedic Foot and Ankle Unit, Orthopaedic
and Trauma Department, Hospital Universitario
Quirónsalud Madrid, Faculty Medicine UEM,
Madrid, Spain

**MARK S. MYERSON, MD**
Department of Orthopaedic Surgery, University of
Colorado School of Medicine, Steps2Walk

**CESAR DE CESAR NETTO, MD, PhD**
Orthopaedic Foot and Ankle Surgeon, Director of
the UIOWA Orthopedic Functional Imaging
Research Laboratory (OFIRL), International
Weight-Bearing CT Society, Assistant
Professor, Department of Orthopedics and
Rehabilitation, University of Iowa, Carver
College of Medicine, Iowa City, Iowa, USA

**MITCHEL R. OBEY, MD**
Department of Orthopaedic Surgery, Washington
University in St. Louis, St. Louis, Missouri,
USA

**SELENE G. PAREKH, MD**
Department of Orthopaedic Surgery, Duke
University Medical Center, Durham, North
Carolina, USA

**PHINIT PHISITKUL, MD, MHA**
Orthopedic Surgeon, Tri-State Specialists, LLP,
Sioux City, Iowa, USA

**W. BRET SMITH, DO, MS**
Mercy Orthopedic Associates, Durango, Colorado,
USA

**MICHAEL SWORDS, DO**
Chair, Department of Orthopedic Surgery,
Director of Orthopedic Trauma, Sparrow
Hospital, Clinical Assistant Professor,
Orthopedic Surgery, Michigan State University,
East Lansing, Michigan, Michigan Orthopedic
Center, Lansing, Michigan, USA

**HANS-JÖRG TRNKA**
Director, Foot and Ankle Center Vienna, Vienna,
Austria

**DAVID VIER, MD**
Baylor University Medical Center at Dallas,
Dallas, Texas, USA

**JOHN ZHAO, MD**
Harvard Combined Orthopaedic Residency
Program, Massachusetts General Hospital,
Boston, Massachusetts, USA

# 顾问委员会

**J. Kent Ellington, MD, MS, FAAOS**
OrthoCarolina
Medical Director, Foot and Ankle Institute
Associate Professor of Orthopaedic
Surgery, Atrium Medical Center
Adjunct Professor of Biology, UNC Charlotte
Charlotte, NC, USA

**Shuyuan Li, MD, PhD**
International Program Director

Steps2Walk, USA
Englewood, CO, USA

**Stefan Rammelt, MD, PhD**
Professor, Head of the Foot and Ankle Center
University Center for Orthopaedics, Trauma and
Plastic Surgery
University Hospital Carl Gustav Carus at the TU
Dresden
Dresden, Germany

**Jeffrey Seybold, MD**
Twin Cities Orthopedics
Edina, MN, USA

**Federico G. Usuelli, MD**
Director, Foot and Ankle Department
Humanitas San Pio X
Milano, Italy

# 译者前言

20 年前，当时我作为一名骨科医生去中国人民解放军总医院进修学习骨关节专科的时候，有幸接触到了姜保国教授、张建中教授、俞光荣教授等国内较早开展足踝外科临床及研究的一批专家，被他们的敬业精神、研学态度和渊博知识深深吸引。开始的时候，我只想多学习、掌握一些临床技术，为以后的临床工作和患者治疗提供更多、更好的服务。后来又跟随上海瑞金医院徐向阳主任团队学习，发现还有很多不懂的东西需要进一步学习、总结和掌握。通过十几年足踝疾病的经验积累，愈发觉得面对各种复杂的病情和患者的需求，自己的困惑和想法需要理论的支撑、知识面的拓展和专家们的经验指导。特别是近些年足踝外科发展迅猛，学术交流不断深入，足踝外科疾病的诊断方法和治疗手段日益完善，其治疗原则及并发症的处理也有着不同程度的改变，更需要足踝外科医生与时俱进，不断充实自己，运用更新、更巧妙、更微创的治疗手段帮助患者摆脱伤病的困扰。

作为国际权威骨科足踝方向的经典著作，本书充分体现了严谨求实、与时俱进的特点，话题范围从最小的足趾到最大的后足和踝关节，不仅与大家分享了对文献的理解，还提供了能帮助大家摆脱并发症困境的具体病例，为我们指明了足踝外科的治疗方向。原著者 Scott J. Ellis 教授曾不仅是美国足踝外科协会的主席，也是足踝外科重建及创伤领域享誉全球的领军人物，他不仅治学严谨，还富有创新精神，已发表论文百余篇，每年在全世界多个国家讲学，传授他的理论和经验，已为世界各国培养了数百名足踝外科医师。本书是其 20 余年足踝外科临床经验的总结，于 2022 年问世后，收获了广泛好评。

将专业知识生动、准确地展现给大家是我们一直努力的目标，为此我们深感责任重大。为了高质量完成本书的翻译工作，我们以中南大学湘雅二医院足踝团队为翻译主体，同时邀请了创伤、运动医学、骨肿瘤方面的专家，尽最大努力展现原著内容和观点。作为本书翻译工作的组织者，我向所有译者表示衷心的感谢，是你们一如既往的努力确保了本书翻译工作的顺利进行，实现了专业对口及翻译队伍的老中青结合。

希望本书能成为国内同行的良师益友，以便为广大足踝患者提供更优质的医疗服务。

沈 奕 谭文甫 宋德业

## 你的下一步计划

曾经有人告诉我，世上有三种类型的外科医生：一种根本不做手术，这样就不会有并发症；一种做手术就会有并发症；一种是该死的说谎者。这些话出自 William Hamilton 医生之口，他是现代舞蹈医学的创始人、美国足踝外科协会的主心骨，也是总能为我出谋划策、帮我摆脱困境的人。曾经，当我担心并发症问题时，经常问我的朋友、同事和导师 Dave Levine，当事情没有按计划进行时，我没有答案，他告诉我："总会有下一步"。我还被告知，需要把下一步做得最好，就像另一位朋友兼同事 Matt Roberts 经常说的："患者会让你给他们做第二次手术，但不会有第三次。"

本书介绍了我们在各种不同的环境和病理条件下如何管理并发症和复杂的问题。在足踝外科领域有多年经验的朋友和同事指导大家如何采取下一步行动。我相信你会发现每一篇文章都具有真实性和创新性。每位作者都经历了书中所呈现的并发症情况，并在这个过程中学到了很多。他们分享专业知识、对文献的理解，以及可以帮助所有人摆脱困境的具体病例。话题范围从最小的足趾到最大的后足和足踝关节。

在此，我要祝贺 Mark Myerson 结束了他作为本书顾问的任期。Mark 对他的结果和有关并发症的事情总是那么诚实，总是充满激情地找到方法来扭转那些没有按计划进行的情况。他把职位移交给 Cesar de Cesar Netto，Cesar 同样热情，随着对研究的强烈渴望，他会把我们带到更好的未来。

当我细读这些文章时，我发现自己更有信心去处理许多问题。我现在正式地承认自己是那种有并发症的外科医生，但我并不害怕谈论它们。我为自己找到了最好的解决方案并一直为下一步做好准备而自豪。我想你们也会的，让我们把第二次做对。

Scott J. Ellis, MD
Orthopaedic Surgery
The Hospital for Special Surgery
Weill Cornell Medical College
535 East 70th Street, New York, NY 10021, USA
*E-mail address*: elliss@hss.edu

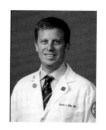

# 目　录

# 第1章　小足趾手术的并发症：术前如何避免以及发生后如何进行评估和处理

## Complications of Lesser Toe Surgery: How To Avoid Them before Surgery and How To Assess and Treat Them When They Have Occurred

Wesley J. Manz　　Jason T. Bariteau　著

**本章要点**

- 小足趾手术的并发症很常见，具有很高的发病率。
- 识别与患者有关的关键因素，如炎症性关节炎、糖尿病、神经病变和精神健康问题，对于预防和理解它们对小趾手术结果的影响至关重要。
- 手术技术也非常重要，手术中很多小细节可以对患者的结局产生深远的影响。
- 翻修手术具有挑战，只有在确定可以通过手术改善症状时才能进行。

**关键词**

锤状趾，爪形趾，翻修手术

## 一、小足趾手术

小足趾手术，尤其是锤状趾手术，是足踝外科医生最常做的手术之一[1-3]。在2011年，锤状趾矫形术的医疗支出高达13亿美元，约占足踝疾病医疗保险支出的25%[1]。尽管这些手术操作相对简单[4-7]，但当发生并发症时，患者往往很不满意，并会受到严重的限制[8-11]。本章旨在提供一个评估这些患者的指南，目的是确定持续疼痛和活动受限的原因，并决定下一个步骤，以达到最佳治疗效果。

在接诊这些患者时，需要进行全面评估，并综合考虑与患者、手术医生相关的多种因素。与患者有关的因素包括感染和感染高危因素、神经和神经系统疾病，以及可能影响患者结局的其他医疗因素[12-21]。这些因素既可引起患者术前疼痛和功能障碍，还会影响患者的预后。

手术医生相关的因素也对患者的结局起到关键作用。细致和周密的手术操作对于手术的成功是必不可少的，不仅可以避免并发症的发生，还可以帮助了解发生这些并发症的原因。通常情况下，发生在身体其他部位大骨的轻微移位往往可以忽略，但发生在前足小骨就可能会产生症状。在初次手术时，充分了解这些因素对获得最佳治疗效果和处理并发症至关重要。

## 二、与患者相关的因素

### （一）感染

感染通常会对患者的预后产生严重的负面影响[13, 16, 22, 23]。围术期发生的急性感染通常可以通过短期口服抗生素和密切观察来进行处理，术中一般只用到很少的内固定材料（即1～2根克氏针），因此可供细菌繁殖的区域很小[24]。然而，如果患者的引流和症状持续存在，则不能忽视对深部感染的评估，并判断是否有必要进行灌洗或者切开。炎症标志物和磁共振成像（magnetic resonance imaging，MRI）可用来评估是否需要紧急手术干预[25-28]。

慢性感染往往更有挑战性。慢性感染可以表现为频繁的疼痛、关节不稳和脱位，通常还伴有持续的渗液或红肿，但患者仅仅主诉疼痛和肿胀的情况也并不少见。如果怀疑有感染，一定要做炎症标志物和X线检查[27-30]。此外，MRI通常是评估感染情况的最佳影像学方法[26]。当感染发生时，通过清创和控制感染源的方法来维持足趾的稳定是一个挑战。

仅涉及近端趾间（proximal interphalangeal，PIP）关节的感染往往最容易处理。如果初次手术时只用克氏针固定，那么只需要简单地切开清创和重新固定就可以了。如果使用了其他不可降解的植入物来固定近端趾间关节，那么治疗就相对困难一些。去除植入物是控制病源的关键，但同样是一个挑战。通常情况下，切除背侧1/3的骨质，可以在不完全破坏足趾稳定的情况下取出植入物。尽管这些病例发生在活动性感染期间，但仍可能需要用克氏针进行固定，这可以使足趾瘢痕化及软组织稳定下来，同时用静脉注射或口服抗生素治疗感染。如果存留骨质极少或者足趾不稳影响穿鞋时，必要时也可以选择截趾[31, 32]。

跖趾（metatarsophalangeal，MTP）关节的感染往往更具挑战性，也更难清理。如果既往进行过跖板重建，那么往往需要缩短截骨，且伤口闭合会比较困难，需要清创去除所有的植入物和缝线。如果足趾完全不稳，可放置1根克氏针将足趾跖屈10°固定。跖屈固定可以让足趾获得一定的稳定性，而且拔除钉子后就可以处于自然的休息位置。而如果将患趾固定在其他足趾之上，就会出现浮趾畸形。清创结束时在伤口中加入万古霉素可以协助控制感染。对于那些在跖趾关节稳定跖板重建术后感染的患者来说，不能进行清创和去除内固定，跖骨头切除术较为合适[33-34]。对于那些在复杂固定术后发生跖骨头颈部骨髓炎的患者，可能需要进行序列切除。尽管失去了第二序列，序列切除通常可以改善穿鞋和足部功能。

## （二）神经病变和神经性疼痛

评估患者小趾术后持续疼痛时，一个关键因素是调查神经相关症状的证据[35]。基础神经病变的发生率在足踝外科特别高，在处理前足病变的患者时，总是需要考虑到这一点[36]。如果患者在手术前就描述了持续的麻木或烧灼样疼痛，这些症状往往不会因为前足矫正而得到改善，甚至可能因为手术后持续的肿胀而恶化。同时患有神经病变和严重前足病变的患者必须接受充足的教育，让他们了解什么症状可以通过手术改善，什么不能改善，而烧灼和刺痛型的疼痛并不能得到缓解。因此，当患者术后出现烧灼感和刺痛时，必须进行全面的神经血管评估。要对神经病变的基础风险因素（如糖尿病、类风湿关节炎等）进行评估，同时还需检查潜在的脊柱病变。此外，过敏和皮肤反应或任何其他复杂区域疼痛综合征的特征都是进一步手术干预的禁忌证[37]。有这些症状的患者最好采用脱敏治疗和积极的辅助治疗[38-40]。

## （三）炎症性关节炎和类风湿关节炎

其他与患者有关的关键因素是炎症性和类风湿关节炎，因为这些患者通常会出现明显的小足趾畸形[12]。对于特别不稳定的跖趾关节，选择重建类型是很复杂的。传统上，这些患者采用改良的Hoffman跖骨头切除术效果良好，但新的文献表明，保留关节的手术方式可以减轻疼痛并改善功能[41]。如果关节只是半脱位，但没有完全脱位，对跖趾关节施行清创和融合术是可以成功的。而如果跖趾关节完全脱位或患者的炎症性关节炎控制不佳时，那么决定施行跖骨头切除术则要非常谨慎。

对既往接受过手术的炎症性关节炎患者进行

评估是一个挑战。这些患者往往有更显著的不稳和肿胀。此外，区分感染和关节炎可能是一个难题。至少需要检查炎症标志物，但应降低 MRI 的检查指征。一旦排除了感染，最重要的就是要评估疼痛的主要来源，以及疼痛是由类风湿性的滑膜炎造成还是与关节脱位有关。而在翻修手术中，往往需要更积极的干预，需要进行改良的 Hoffman 跖骨头切除术，以使患者前足的足底症状得到良好的缓解。

### （四）抑郁症和精神健康问题

精神健康问题，其中最常见的是抑郁症经常出现在前足病变的患者中[42-44]。这些本身具有精神问题的患者通常在手术干预后症状改善不一，治疗起来往往也更具挑战性[45-48]。在评估这些患者时，最重要的是确定疼痛的主要病因，并坦率地和患者讨论哪些问题可以通过手术干预解决，哪些不能。先前的研究表明，有潜在心理健康问题的患者在手术前疼痛和活动限制的症状更严重，并且术后疼痛和活动限制的情况也更严重[19]。然而笔者的研究表明，尽管有心理问题的患者手术前后的疼痛和活动受限症状都较普通患者严重，但从术前到术后疼痛和活动受限症状随时间变化的情况看，与普通患者是一样的[17]。

当这些患者手术后出现精神健康问题时，确定术前疼痛来源和术后疼痛是否改善都非常关键。通常情况下，这些患者只是解决了简单的脱位问题，而这些问题不太可能是他们术前疼痛的主要来源，甚至会因为额外的手术使其疼痛恶化。

### （五）年龄

年龄通常被认为是术后并发症的重要影响因素[25, 49-51]。然而，笔者团队进行的多因素分析结果表明，与年轻患者相比，老年患者的并发症发生率并没有增加，并且疼痛和身体功能也可以得到相同的改善[18, 52]。老年患者常见的想法是：年龄太大不太适合手术。但是根据作者的经验，情况恰恰相反，随着患者年龄的增长，与足踝病变相关的活动能力问题会对患者的发病率和死亡率

造成更深远的影响。因此，外科医生应尽早考虑更积极的方案，以帮助患者维持功能[20, 21, 53]。

### （六）糖尿病

糖尿病很常见，也经常出现在足踝外科就诊的患者中[14, 36]。前足手术应该像其他任何足部手术一样，在任何重建手术之前进行医疗优化。在进行任何干预之前，患者的血糖应该得到很好的控制，理想情况下的糖化血红蛋白数值最好低于 7.0%。同时，应评估合并的神经病变，以确保前足疾病才是患者主要症状的根本原因[23]。在采取任何干预措施之前，应仔细检查胼胝和脱位情况，因为如果不进行检查，可能会遗漏潜在的溃疡。

如果患者进行了前足重建术后仍持续疼痛，就必须进行全面的评估，并再次对神经病变和感染情况进行评估。如果这些问题能够被排除，那么患者的持续疼痛往往来源于前足对位不良。而如果没有得到充分解决，这些问题往往会导致持续的胼胝形成和溃疡。此外，前足矫正后，足趾往往会比较僵硬，不能很好地适应穿鞋。积极的手术干预只应当作最后的手段，并要专注于足趾对位对线情况，从而避免出现穿鞋磨脚或足部产生溃烂。

## 三、与手术医生有关的因素

### （一）近节趾间关节问题

成人锤状趾手术通常采用近节趾间关节成形术[9, 10, 54-57]。手术过程包括切除近节趾骨的远端（proximal phalanx，$P_1$）和中节趾骨的近端（proximal aspect of middle phalanx，$P_2$），然后用克氏针或任何合适的植入物固定断端。虽然这种术式看起来很好，但可能伴随许多并发症[54, 56, 57]。在进行该手术时，关节处不应发生移位。如果在内外侧或背跖侧方向发生移位，可能会导致足趾间出现摩擦或形成痛性胼胝。此外，因涉及足趾序列，选择关节成形术的位置至关重要。近节趾间关节过伸的耐受性很差，常常导致畸形处的足底面出现痛

性胼胝。为解决这些问题，几乎总是需要重新进行近节趾间关节融合术。

与近节趾间关节有关问题还有关节成形处的骨不连和不稳定[56]。如果切除过多或关节稳定性不充分时，患者会发生软趾，这通常伴有疼痛，并可能导致胼胝和溃疡形成[58-60]。这种情况更常见于第四和第五趾，因为其整体骨量较少，而且即使切除很少也可能会导致不稳定。然而，这不只是小趾所特有的问题，第二和第三足趾也可能会发生。外科医生在进行截骨矫形术时，应力求尽可能少地切除骨质。如图 1-1 所示，一名 63 岁老年女性 3 周前在外院做了锤状趾手术，术后畸形复发前来就诊。尽管之前接受了手术，但第三、第四、第五趾仍完全没有稳定性，需要再次进行合适的手术进行矫形和固定。为了矫正畸形，她

接受了第三、第四、第五趾的近节趾间关节置换术翻修，联合屈肌腱转位、伸肌延长和跟骨植骨术（图 1-2）。术后 6 周时拔除了克氏针，并过渡到步行靴，期间没有发生任何并发症，并且在翻修手术后 1 年多仍未复发（图 1-3）。

旋转畸形可在骨不连的情况下发生，特别是在第五趾外旋时，会导致沿着指甲外侧形成的痛性胼胝。为了防止在初次进行第四或第五锤状趾矫形术时出现这些问题，笔者通常不会完全切除中节趾骨的近端，而只切除软骨，一般可使用骨锯末端来刮除软骨并尽可能多地保留骨质。当发生不稳时，选择翻修术还是截趾术，主要取决于剩余的骨量。如果选择翻修术，有几个重要因素必须考虑。

首先，是否有足够的骨量可供利用以重建一

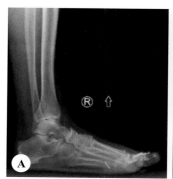
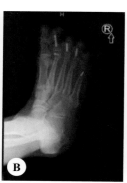
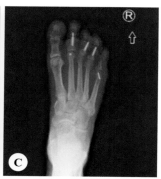

◀ 图 1-1　患者，63 岁，女性，锤状趾矫形术后复发伴疼痛，术前右足负重 X 线片
A. 侧位；B. 斜位；C. 正位

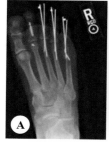
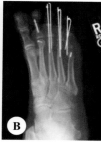
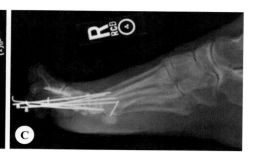
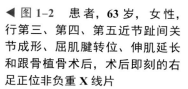

◀ 图 1-2　患者，63 岁，女性，行第三、第四、第五近节趾间关节成形、屈肌腱转位、伸肌延长和跟骨植骨术后，术后即刻的右足正位非负重 X 线片
A. 正位；B. 斜位；C. 侧位

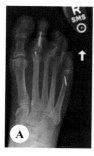
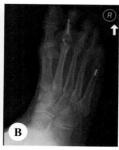
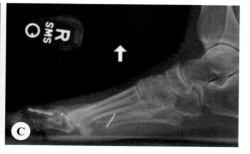

◀ 图 1-3　患者，63 岁，女性，行第三、第四、第五近节趾间关节成形、屈肌腱转位、伸肌延长和跟骨植骨术后，术后 1 年的右足负重 X 线片
A. 正位；B. 斜位；C. 侧位

个稳定的足趾？如果没有，植骨和使用更多的刚性固定是关键。跟骨骨移植可提供约 1cm³ 的松质骨，结合 2.0 无头螺钉，可以达到一个可接受的效果。

其次，在翻修时还需要解决旋转畸形的问题。一旦足趾用克氏针或其他内固定进行固定后，在足部负重状态下对足和螺钉的关系进行评估是至关重要的。通常来说，第五趾的外旋会导致疼痛和胼胝产生。第二、第三趾的旋转畸形通常可以通过翻修术和用克氏针固定来解决。此外，要对屈肌腱进行评估和松解，以确保它们不是导致旋转畸形的原因。

### （二）屈肌腱的问题

趾长屈肌对小趾的预后有很大的影响，但往往容易被忽视。在锤状趾和爪形趾的矫形术中，笔者通常会松解趾长屈肌。行足趾背侧的纵向切口，即从远节趾骨的近端（proximal to distal phalanx，P₃）开始，延伸至近节趾骨基底部。完成背侧关节囊切除和关节成形术后，笔者会常规分离并松解趾长屈肌和趾短屈肌。此外，应尽量避免做足底切口，因为可能会留下瘢痕并导致畸形复发。而如果不松解趾长屈肌，即使近节趾间关节成形操作再完美，部分患者也会出现复发。在这种情况下，往往需要重新切开并松解趾长屈肌。

对松解后的屈肌腱进行适当处理也同样重要。对于那些只有单纯的锤状趾或爪形趾而没有内外翻不稳的患者，可以进行屈肌腱切断术。然而，对于那些更复杂的畸形患者，笔者通常会将趾长屈肌转位到的近节趾骨背侧。传统的 Girdlestone-Taylor 手术需要做足底切口并分离趾长屈肌，然后将其转位至近节趾骨背侧。笔者采用一种改良的方法，将近节趾骨整体沿畸形一侧转位（内翻趾的内侧）。经背侧切口切开，沿近节趾骨的一侧仔细解剖，将近节趾骨和屈肌腱分离，然后将肌腱转位到背侧。这通常是在手术结束时，跖趾关节完全松解并固定在中立位或在跖板重建后进行。

笔者认为这可以充当一种控制矫形后的畸形复发的手段。

Girdlestone-Taylor 屈趾肌腱移位可用于治疗较轻的锤状趾 [61, 62]。然而，这种手术方式也存在问题和并发症。当进行这种手术时，应特别注意沿近节趾骨的皮肤皱褶处做足底皮肤切口。如果是纵向进行，可能会导致瘢痕处疼痛和挛缩，并有可能导致术后疼痛和复发。

### （三）伸肌腱的问题

在锤状趾和爪形趾的矫形过程中，必须解决伸肌腱紧张的问题，否则仍有畸形复发的重大风险。准确评估轻微的肌紧张可能颇具挑战。在近节趾间关节成形和屈肌腱切断后，笔者会将足置于中立位。如果发现任何伸肌紧张，笔者会进行肌腱延长；趾长伸肌和趾短伸肌的 Z 字成形或趾长伸肌转位可以获得满意的效果 [63]。如果跖趾关节处存在内翻不稳，趾长伸肌转位有希望提供一些侧向拉力来防止畸形复发。

手术后的伸肌腱问题最常见于那些采用近节趾间关节成形术和屈肌松解术来解决锤状趾和爪形趾的患者。这些患者常常表现为足趾无法接触到地面而影响患者平衡和行走。在一些有基础平衡问题的老年患者中，这些症状往往会更严重。单纯的伸肌腱紧张通常可以通过 Z 字成形术或趾长伸肌转位术来纠正。然而，这可能需要与跖趾关节融合术一起进行，以防止术后发生挛缩。单纯的伸肌腱紧张并不是导致外展畸形的唯一原因。当发生跖板损伤或同时伴有 Weil 截骨术后的软组织不平衡（浮趾）时，足趾可以处在伸展位置而不接触地面，这对患者来说是难以忍受的。笔者用一个病例来解释，该患者 36 岁，女性，1 年前在外院因右足锤状趾和蹈外翻做了手术，术后第五跖骨头外侧出现持续性疼痛。她的第四和第五趾都不能接触地面，跖趾关节处于过伸状态（图 1–4）。由于在第一次手术时忽略了对伸肌紧张的治疗，患者最终出现了畸形复发和持续的跖趾关节不稳。随后，她接受了第四、第五锤状趾矫形术、屈肌腱切断术、伸肌延长术，以及矢状面畸形矫正术和跟骨植骨术（图 1-5）。在术后 1 年的门诊随访中没有复发，疼痛明显改善，患者对手术效果感到基本满意（图 1-6）。

对于那些有多个锤状趾但只处理了其中 1 个或 2 个足趾的患者，伸肌腱紧张也会出现问题。这种情况经常出现在第二趾病变复杂的患者身上，这些患者的其他足趾虽然有锤状趾，但没有症状。一旦第二趾得到矫治——最常见的是通过伸肌腱延长术，其他伸肌往往也会受到影响。随后，这些足趾之间会贴得更紧，并可能再次发生锤状趾和爪形趾畸形，等到了一定程度就会出现症状。当这种情况发生时，通常需要进一步的手术处理来改善穿鞋情况。

## （四）跖趾关节问题

在小趾手术所涉及的所有关节中，跖趾关节是最难处理的，也是最容易导致并发症的[64, 65]。这些问题通常可以分为 2 种类型：跖趾关节不稳和关节炎[66, 67]。随着锤状趾的发展，患者往往在跖骨头下出现明显的疼痛，了解这些疼痛的原因是至关重要的。如果存在关节不稳和严重的矢状面脱位，即小趾半脱位或脱位于跖骨头的背侧，那么跖骨头就会被挤到下方。这往往会导致明显的疼痛和胼胝形成。

初次手术前就存在关节炎是不太乐观的。症状常常不太明显，如跖骨头的小骨刺形成。术前评估 X 线片并确定这些细微的改变非常重要，适当降低阈值以排除缺血性坏死（如 Freiberg 梗死等）

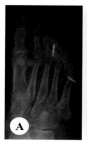
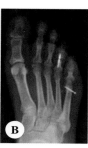
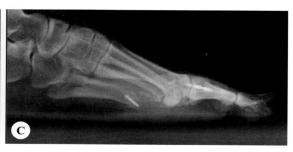

◀ 图 1-4 患者，36 岁，女性，锤状趾和踇外翻矫形术后右足外侧持续疼痛，翻修术前拍摄了右足负重 X 线片
A. 正位；B. 斜位；C. 侧位

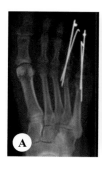
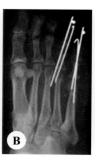
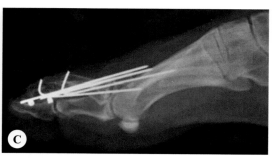

◀ 图 1-5 患者，36 岁，女性，接受了第四、第五锤状趾矫形术、屈肌腱松解术、伸肌延长术、矢状面畸形矫正术及跟骨植骨术，术后即刻拍的负重 X 线片
A. 右足前后位；B. 斜位；C. 侧位

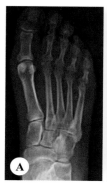
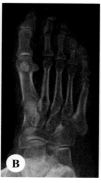
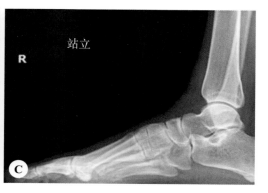

◀ 图 1-6 患者，36 岁，女性，接受了第四、第五锤状趾矫形术、屈肌腱松解术、伸肌延长术、矢状面畸形矫正术及跟骨植骨术，术后 1 年的右足负重 X 线片
A. 正位；B. 斜位；C. 侧位

也很重要[68]。在足趾矫形术前发现关节炎，应考虑行跖骨短缩截骨术。如果关节炎主要集中在背侧，可以进行旋转截骨术，去除背侧的病变骨，使该区域有更好的软骨，而不需要进行跖骨短缩截骨。如果关节炎很严重，单纯截骨可能不够，可能还需要进行关节成形术。关节成形术可以有许多方式，包括自体骨、异体骨和人工骨材料移植[69]。

跖趾关节稳定术后的关节炎也必须受到重视。关节炎通常发生于术前畸形严重和有慢性脱位史的患者。关节炎的可能病因包括坏死、陈旧性 Freiberg 骨折、既往手术造成的损伤及炎症性关节炎。无论哪种情况，对这些情况的处理都具有很大的挑战性。通常需要行关节成形术，但到目前为止，还没有文献显示这些手术有长期有效的记录。患者需要知道，为了缓解疼痛，可能要改为跖骨头切除或截趾术。当然，跖骨头切除术不能不考虑并发症的问题，如可能会发生转移性跖骨痛和浮趾畸形。当进行跖骨头切除时，应在跖屈 10°~15° 的情况下进行趾骨和跖骨头的固定，以使瘢痕在下方形成，这有助于预防伸展问题。序列切除术还可以减少孤立足趾的美观问题，因为孤立足趾不能与其他足趾对齐，还会引起长期疼痛。这是一种最后才会考虑的手术，只有在其他选择都失败后才应考虑。下面的病例展示了跖骨头切除术的后遗症，一位 54 岁的女性在外院进行锤状趾矫形术，术后出现了关于第二跖骨头足底部的严重疼痛。初次手术中对第二跖骨头进行了大量切除，导致了术后跖骨的大块缺损、关节炎和跖部疼痛（图 1-7）。使用同种异体肌腱移植来

完成跖趾关节的成形术（图 1-8），负重片显示异体骨移植的成功融合（图 1-9）。

锤状趾矫形前后跖趾关节的不稳对手术效果有很大影响。矫治前跖趾关节不稳的患者，术后发生关节炎和不稳定的风险都会增加。虽然可以进行 Weil 截骨术与跖板重建术，但这可能会加重潜在的关节炎，并导致持续的疼痛[70-73]。这种关节炎有可能通过关节成形术或 Hoffman 跖骨头切除术来挽救。对于那些要求不高或有并发症风险高的患者（类风湿关节炎、糖尿病等），在初次手术时应考虑截骨矫形术。对于那些有内翻或外翻不稳定（交叉趾）的患者，趾间摩擦是最大的问题，笔者认为应尽量避免 Weil 截骨术，除非有明显的长跖骨（超过第三跖骨头 3mm）。这些内翻或外翻不稳定的足趾可采用近节趾间关节成形术、伸肌腱延长术、全跖趾关节囊切除术、畸形一侧的屈肌向伸肌转位，以及在跖屈 10°~15° 的情况下固定跖趾关节。如果在跖骨头的足底面有明显的疼痛或关节脱位，需要考虑行 Weil 截骨术和跖板重建术。然而，Weil 截骨术和跖板重建术也并非没有并发症[74]。可能会发生浮趾畸形和习惯性不稳，并进一步导致关节炎和持续的疼痛。

前足矫形后发生不稳，往往比初次手术时更具挑战性。持续的不稳可能继发于瘢痕的形成，因为对于足趾术后的稳定，这种软组织结构往往不太可靠，并且还会增加出血等并发症的风险。在评估持续不稳定的患者时，了解他们最初的疼痛部位、手术方式及患者目前的主诉是最重要的。如果是内外翻的不稳，则需要考虑几个常见的原

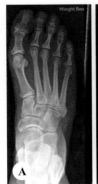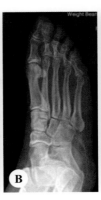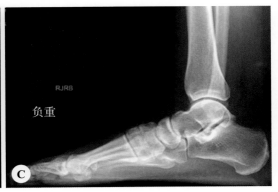

◀ 图 1-7　患者，54 岁，女性，翻修术前右足负重 X 线片。该患者在第二锤状趾矫形术后出现第二跖骨的足底疼痛，运动时疼痛严重伴感觉障碍
A. 正位；B. 斜位；C. 侧位

因：①大蹞趾或其他小足趾在最初的手术中可能没有得到妥善解决，这些未矫正的足趾会推挤已矫正的小足趾而造成不稳；②可能性是跖趾关节松解不足，导致最初矫正后的足趾又回到原来的位置；③营养不良或合并严重内科疾病的患者在术中可能没有足够的软组织来维持稳定性，就可能需要使用缝线或异体移植材料。

处理这种不稳是很困难的，主要是通过跖趾关节的翻修手术。螺钉辅以小锚钉或 Arthrex 内固定器固定跖趾关节可以带来很多好处。矢状面不稳可能需要在翻修手术时考虑进行跖板重建。然而，如果以前进行过跖板重建，那使用自体组织就不太合适。在这种情况下，跖骨头切除术可能是维持足趾稳定的唯一方法。

**（五）骨缺损**

锤状趾和爪形趾的矫形术是在人体最小的骨

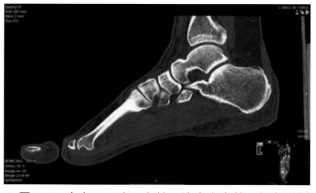

▲ 图 1-8　患者，54 岁，女性，该患者在第二锤状趾矫形术后出现第二跖骨的足底疼痛。翻修术前的右足矢状面 CT 扫描图像，可见第二跖骨的跖面有明显的骨质缺失，表明既往手术切除了过多的跖骨

头上进行的，过度的切除会导致这些骨头的严重不稳[75-77]。这在第四趾和第五趾的矫形中更为常见。当发生这种情况时，往往会发生骨不连，还可以发生足趾外翻。这通常会导致穿鞋磨脚和旋转畸形。治疗通常具有挑战性，因为只有两种手术选择。一种选择是在骨不连的部位植骨来修复锤状趾，可以从胫骨近端或跟骨外侧获得自体骨进行移植。由于手术显露的趾骨骨面有限，使用骨移植替代物具有挑战性。因为在这些支架上聚集的成骨细胞和破骨细胞数目有限，难以建立新的骨。图 1-10 显示了一个在骨不连的部位植骨的案例，一名 45 岁的女性患者在初次锤状趾矫形术后出现了趾外翻，过度切除近节趾间关节导致了大块骨缺失和慢性不稳定。患者随后接受了趾外翻矫形术，并采用异体腓骨移植和克氏针固定来恢复长度和稳定性（图 1-11）。患者术后的门诊 X 线片显示骨愈合，第二趾的长度和稳定性得到恢复（图 1-12）。

严重的蹞外翻会引起其他小趾持续和反复的脱位。这主要发生第二趾手术中。最常见的是，接受前足重建的患者出现蹞外翻导致小趾脱位，而且经常会出现内翻畸形。当计划对小趾进行翻修时，必须用截骨术或跖趾关节融合术来解决蹞趾的问题，以确保蹞趾不会使翻修手术失败。笔者用病例进行说明：一名 48 岁的女性患者，在外院进行蹞外翻和第二锤状趾矫形术，术后复发前来就诊。她在初次手术后数周发现畸形完全复发，伴第一跖趾关节疼痛，第二趾浮趾，第三跖趾关节跖板疼痛及第五趾囊炎（图 1-13）。由于患者

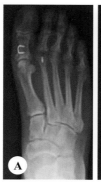
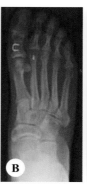
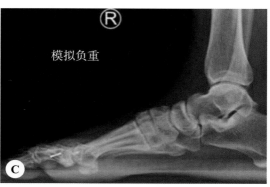

◀ 图 1-9　患者，54 岁，女性，在第二跖趾关节异体骨跖骨术后，术后 6 周的负重 X 线片。同时还进行了 Akin 截骨术，并在第二跖骨头放置了 1 个小的锚钉固定移植的异体肌腱

A. 正位；B. 斜位；C. 模拟负重 X 线片

足底疼痛剧烈和软组织条件较差，我们进行了讨论并决定行改良的 Hoffman 手术。患者最终接受了第一跖趾关节融合术，第二、第三锤状趾近节趾间关节成形术和改良的 Hoffman 跖骨头切除术，以及第五跖骨头部分切除术（图 1-14）。笔者曾确实考虑过第四、第五跖骨头切除术，但她的这些足趾没有任何足底疼痛，而且还有一定的跖趾关节稳定性。此外，患者外侧的足趾比中间的足趾活动度更好，不太可能出现转移性跖骨痛。作者就这一可能的风险对患者进行了询问，最终认为

单独切除第二、第三趾可以解决问题。患者在围术期和术后都没有出现并发症，6 周后拔除克氏针并逐步过渡到步行靴，术后 1 年多没有复发，功能和疼痛都有明显改善（图 1-15）。

### （六）足趾的血液供应

小足趾手术常见的并发症——坏死的主要原因为丧失血液供应。笔者在完成所有足趾内固定之后和软组织重建（肌腱转移）之前，通常会松开止血带。这可以在关闭切口之前给足趾提供更

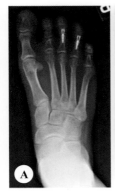
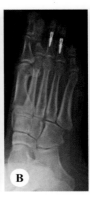
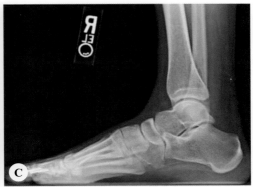

◀ 图 1-10 患者，45 岁，女性，在之前的手术干预后，出现了第二趾外翻，术前拍摄了右足的负重 X 线片
A. 前后位；B. 斜位；C. 侧位

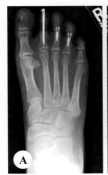
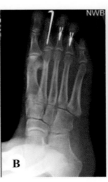
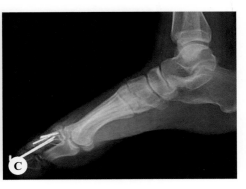

◀ 图 1-11 患者，45 岁，女性，在进行了外翻趾矫形和植骨重建后，术后即刻拍摄的非负重 X 线片
A. 正位；B. 斜位；C. 侧位（右）

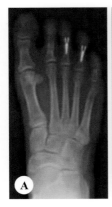
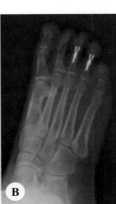
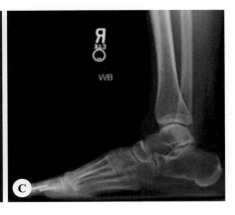

◀ 图 1-12 患者，45 岁，女性，接受了踇外翻趾矫形和植骨重建术，术后最终的负重 X 线片
A. 正位；B. 斜位；C. 侧位

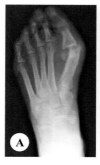 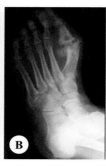 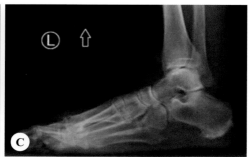

◀ 图 1-13 患者，48 岁，女性，该患者在先前锤状趾矫形术后出现第一跖趾关节疼痛和第二锤状趾复发。翻修术前左足的负重 X 线片

A. 正位；B. 斜位；C. 侧位

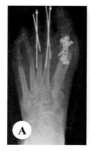 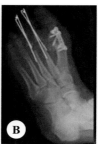 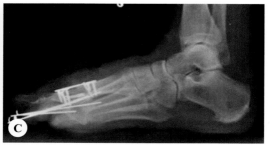

◀ 图 1-14 患者，48 岁，女性，接受了第一跖趾关节融合术，第二、第三锤状趾近节趾间关节成形术和改良的 Hoffman 跖骨头切除术，以及第五跖骨头部分切除术，术后即刻的左足的非负重 X 线片

A. 正位；B. 斜位；C. 侧位

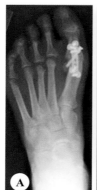 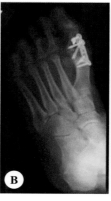 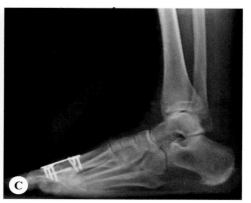

◀ 图 1-15 患者，48 岁，女性，接受了第一跖趾关节融合术，第二、第三锤状趾近节趾间关节成形术和改良的 Hoffman 跖骨头切除术，以及第五跖骨头部分切除术，术后 1 年的左足非负重 X 线片

A. 正位；B. 斜位；C. 侧位

长时间的血供。如果足趾没有恢复红润，笔者会采取循序渐进的方法来恢复其血供。首先，调节手术床使患者处于头高足低位，并请麻醉师将患者血压控制在恰当的高水平。其次，用生理盐水温纱布包裹足趾和小腿以减少寒冷引起的血管收缩。如果上述处理 5～10min 后仍无改善就取出克氏针：先将克氏针部分拔出至跖趾关节面，如果没有改善再完全取出克氏针。最后，如果血液供应没有恢复，可以在足趾上涂抹硝酸甘油膏以促进残余血管扩张，关闭切口，但可以暴露足趾以随时监测和涂抹药膏。随后，立即将手术室中的情况和患者及家属进行谈话，并告知可能会发生足趾坏死和后续截趾。

总之，小足趾手术的并发症很常见，可导致严重后果。要成功处理这些并发症，外科医生要充分认识影响手术结果的患者相关因素和外科医生相关因素。

**临床要点**

➤ 详细了解手术前状况对小足趾手术结果的影响至关重要。

➤ 一旦发生并发症，最重要的是确定问题的主要病因，以确保任何进一步的手术干预都是成功的。

➤ 术前详细手术规划和细致的手术操作技术是小趾翻修手术成功的关键。

## 参 考 文 献

[1] Belatti DA, Phisitkul P. Economic burden of foot and ankle surgery in the US Medicare population. Foot Ankle Int 2014;35(4):334–40.

[2] Dunn JE, Link CL, Felson DT, et al. Prevalence of foot and ankle conditions in a multiethnic community sample of older adults. Am J Epidemiol 2004;159(5): 491–8.

[3] Pietrzak WS, Lessek TP, Perns SV. A bioabsorbable fixation implant for use in proximal interphalangeal joint (Hammer Toe) arthrodesis: biomechanical testing in a synthetic bone substrate. J Foot Ankle Surg 2006;45(5):288–94.

[4] Alvine FG, Garvin KL. Peg and dowel fusion of the proximal interphalangeal joint. Foot Ankle 1980;1(2):90–4.

[5] Angirasa AK, Barrett MJ, Silvester D. SmartToe® implant compared with Kirschner wire fixation for hammer digit corrective surgery: a review of 28 patients. J Foot Ankle Surg 2012;51(6):711–3.

[6] Catena F, Doty JF, Jastifer J, et al. Prospective study of hammertoe correction with an intramedullary implant. Foot Ankle Int 2014; 35(4):319–25.

[7] Khan F, Kimura S, Ahmad T, et al. Use of Smart Toe(©) implant for small toe arthrodesis: A smart concept? Foot Ankle Surg 2015;21(2):108–12.

[8] Klammer G, Baumann G, Moor BK, et al. Early complications and recurrence rates after Kirschner wire transfixion in lesser toe surgery: a prospective randomized study. Foot Ankle Int 2012;33(2):105–12.

[9] Obrador C, Losa-Iglesias M, Becerro-de-Bengoa-Vallejo R, et al. Comparative study of intramedullary hammertoe fixation. Foot Ankle Int 2018;39(4):415–25.

[10] Sung W, Weil L, Weil LS. Retrospective comparative study of operative repair of hammertoe deformity. Foot Ankle Specialist 2014;7(3):184–91.

[11] Witt BL, Hyer CF. Treatment of hammertoe deformity using a one-piece intramedullary device: a case series. J Foot Ankle Surg 2012;51(4):450–6.

[12] Backhouse MR, Vinall-Collier KA, Redmond AC, et al. Interpreting outcome following foot surgery in people with rheumatoid arthritis. J Foot Ankle Res 2016;9:20. https://doi.org/10.1186/s13047–016–0153–6.

[13] Bettin CC, Gower K, McCormick K, et al. Cigarette smoking increases complication rate in forefoot surgery. Foot Ankle Int 2015;36(5): 488–93.

[14] Cavo MJ, Fox JP, Markert R, et al. Association between diabetes, obesity, and short-term outcomes among patients surgically treated for ankle fracture. J Bone Joint Surg Am 2015;97(12):987–94.

[15] Coughlin MJ, Dorris J, Polk E. Operative repair of the fixed hammertoe deformity. Foot Ankle Int 2000;21(2):94–104.

[16] Liang Z, Rong K, Gu W, et al. Surgical site infection following elective orthopaedic surgeries in geriatric patients: Incidence and associated risk factors. Int Wound J 2019;16(3):773–80.

[17] Maidman SD, Nash AE, Fantry A, et al. Effect of psychotropic medications on hammertoe reconstruction outcomes. Foot Ankle Orthop 2020;5(3). 2473011420944133.

[18] Maidman SD, Nash AE, Manz WJ, et al. Comorbidities associated with poor outcomes following operative hammertoe correction in a geriatric population. Foot Ankle Orthop 2020;5(4). 2473011420946726.

[19] Nakagawa R, Yamaguchi S, Kimura S, et al. Association of anxiety and depression with pain and quality of life in patients with chronic foot and ankle diseases. Foot Ankle Int 2017;38(11):1192–8.

[20] Kurkis G, Erwood A, Maidman SD, et al. Mobility limitation after surgery for degenerative pathology of the ankle, hindfoot, and midfoot vs total hip arthroplasty. Foot Ankle Int 2020;41(5):501–7.

[21] Manz WJ, Patton R, Oladeji PO, et al. Elective foot & ankle

[22] procedures in the elderly: worth the mobility gain American Academy of Orthopedic Surgeons Annual Meeting 2021 2021. San Diego, CA.

[22] Reece AT, Stone MH, Young AB. Toe fusion using Kirschner wire. A study of the postoperative infection rate and related problems. J R Coll Surg Edinb 1987; 32(3):158–9.

[23] Wukich DK, Crim BE, Frykberg RG, et al. Neuropathy and poorly controlled diabetes increase the rate of surgical site infection after foot and ankle surgery. J Bone Joint Surg Am 2014;96(10):832.

[24] McKenzie JC, Rogero RG, Khawam S, et al. Incidence and risk factors for pin site infection of exposed Kirschner wires following elective forefoot surgery. Foot Ankle Int 2019;40(10):1154–9.

[25] Adams PD, Ritz J, Kather R, et al. The differential effects of surgical harm in elderly populations. Does the adage: "they tolerate the operation, but not the complications" hold true? Am J Surg 2014;208(4):656–62.

[26] Johnson PW, Collins MS, Wenger DE. Diagnostic utility of T1–weighted MRI characteristics in evaluation of osteomyelitis of the foot. Am J Roentgenol 2009; 192(1):96–100.

[27] Michail M, Jude E, Liaskos C, et al. The performance of serum inflammatory markers for the diagnosis and follow-up of patients with osteomyelitis. Int J Lower Extremity Wounds 2013;12(2):94–9.

[28] Van Asten SA, Nichols A, La Fontaine J, et al. The value of inflammatory markers to diagnose and monitor diabetic foot osteomyelitis. Int Wound J 2017; 14(1):40–5.

[29] Pineda C, Vargas A, Rodríguez AV. Imaging of osteomyelitis: current concepts. Infect Dis Clin North Am 2006;20(4):789–825.

[30] Tsang KW, Morrison WB. Update: imaging of lower extremity infection. Semin Musculoskelet Radiol 2016;20(2):175–91.

[31] Anwar M, Sundar MS. Results of second toe amputation: for overriding second toe with asymptomatic hallux valgus and as a salvage procedure following failed hammer-toe surgery. Foot Ankle Surg 2002;8(2):85–8.

[32] Gallentine JW, DeOrio JK. Removal of the second toe for severe hammertoe deformity in elderly patients. Foot Ankle Int 2005;26(5):353–8.

[33] Faglia E, Clerici G, Caminiti M, et al. Feasibility and effectiveness of internal pedal amputation of phalanx or metatarsal head in diabetic patients with forefoot osteomyelitis. J Foot Ankle Surg 2012;51(5):593–8.

[34] Reize P, Leichtle CI, Leichtle UG, et al. Long-term results after metatarsal head resection in the treatment of rheumatoid arthritis. Foot Ankle Int 2006;27(8): 586–90.

[35] Van Deursen RWM, Simoneau GG. Foot and ankle sensory neuropathy, proprioception, and postural stability. J Orthop Sports Phys Ther 1999;29(12):718–26.

[36] Suder NC, Wukich DK. Prevalence of diabetic neuropathy in patients undergoing foot and ankle surgery. Foot Ankle Specialist 2012;5(2):97–101.

[37] Turner-Stokes L, Goebel A. Complex regional pain syndrome in adults: concise guidance. Clin Med (Lond) 2011;11(6):596–600.

[38] de Mos M, Huygen F, Van Der Hoeven-Borgman M, et al. Referral and treatment patterns for complex regional pain syndrome in the Netherlands. Acta Anaesthesiol Scand 2009;53(6):816–25.

[39] Goebel A, Turner-Stokes LF. Complex regional pain syndrome in adults: UK guidelines for diagnosis, referral and management in primary and secondary care. London: Royal College of Physicians; 2018.

[40] Żyluk A, Puchalski P. Effectiveness of complex regional pain syndrome treatment: A systematic review. Neurol Neurochir Pol

2018;52(3):326–33.

[41] Horita M, Nishida K, Hashizume K, et al. Outcomes of resection and jointpreserving arthroplasty for forefoot deformities for rheumatoid arthritis. Foot Ankle Int 2018;39(3):292–9.

[42] Kessler RC, Berglund P, Demler O, et al. Lifetime prevalence and age-of-onset distributions of DSM-IV disorders in the National Comorbidity Survey Replication. Arch Gen Psychiatry 2005;62(6):593–602.

[43] Sonnenberg CM, Deeg DJ, Comijs HC, et al. Trends in antidepressant use in the older population: results from the LASA-study over a period of 10 years. J Affect Disord 2008;111(2–3):299–305.

[44] Steffen A, Thom J, Jacobi F, et al. Trends in prevalence of depression in Germany between 2009 and 2017 based on nationwide ambulatory claims data. J Affect Disord 2020;271:239–47.

[45] Auerbach AD, Vittinghoff E, Maselli J, et al. Perioperative use of selective serotonin reuptake inhibitors and risks for adverse outcomes of surgery. JAMA Intern Med 2013;173(12):1075–81.

[46] Stundner O, Kirksey M, Chiu YL, et al. Demographics and perioperative outcome in patients with depression and anxiety undergoing total joint arthroplasty: a population-based study. Psychosomatics 2013;54(2):149–57.

[47] Vranceanu AM, Safren S, Zhao M, et al. Disability and psychologic distress in patients with nonspecific and specific arm pain. Clin Orthop Relat Res 2008; 466(11):2820–6.

[48] Zambito Marsala S, Pistacchi M, Tocco P, et al. Pain perception in major depressive disorder: a neurophysiological case-control study. J Neurol Sci 2015; 357(1–2):19–21.

[49] Bengnér U, Johnell O, Redlund-Johnell I. Epidemiology of ankle fracture 1950 and 1980. Increasing incidence in elderly women. Acta Orthop Scand 1986; 57(1):35–7.

[50] Guggenbuhl P, Meadeb J, Chalès G. Osteoporotic fractures of the proximal humerus, pelvis, and ankle: epidemiology and diagnosis. Joint Bone Spine 2005; 72(5):372–5.

[51] Liu LL, Leung JM. Predicting adverse postoperative outcomes in patients aged 80 years or older. J Am Geriatr Soc 2000;48(4):405–12.

[52] Mueller CM, Boden SA, Boden AL, et al. Complication rates and short-term outcomes after operative hammertoe correction in older patients. Foot Ankle Int 2018;39(6):681–8.

[53] Menz HB, Lord SR. The contribution of foot problems to mobility impairment and falls in community-dwelling older people. J Am Geriatr Soc 2001;49(12):1651–6.

[54] Kramer WC, Parman M, Marks RM. Hammertoe correction with K-wire fixation. Foot Ankle Int 2015;36(5):494–502.

[55] O'Kane C, Kilmartin T. Review of proximal interphalangeal joint excisional arthroplasty for the correction of second hammer toe deformity in 100 cases. Foot Ankle Int 2005;26(4):320–5.

[56] Orapin J, Schon LC. Revision Surgery for the Failed Hammer Toe. In: Berkowitz MJ, Clare MP, Fortin PT, et al, editors. Revision surgery of the foot and ankle: surgical strategies and techniques. Cham: Springer International Publishing; 2020. p. 63–83.

[57] Yassin M, Garti A, Heller E, et al. Hammertoe correction with K-wire fixation compared with percutaneous correction. Foot Ankle Specialist 2017;10(5):421–7.

[58] Conklin MJ, Smith RW. Treatment of the atypical lesser toe deformity

with basal hemiphalangectomy. Foot Ankle Int 1994;15(11):585–94.

[59] Daly PJ, Johnson KA. Treatment of painful subluxation or dislocation at the second and third metatarsophalangeal joints by partial proximal phalanx excision and subtotal webbing. Clin Orthop Relat Res 1992;(278):164–70.

[60] Solan MC, Davies MS. Revision surgery of the lesser toes. Foot Ankle Clin 2011; 16(4):621–45.

[61] Barbari SG, Brevig K. Correction of clawtoes by the Girdlestone-Taylor flexorextensor transfer procedure. Foot Ankle 1984;5(2):67–73.

[62] Kirchner JS, Wagner E. Girdlestone-Taylor flexor extensor tendon transfer. Tech Foot Ankle Surg 2004;3(2):91–9.

[63] Gilheany M. Tendon Lengthening Procedures. In: Cook EA, Cook JJ, editors. Hammertoes: a case-based approach. Cham: Springer International Publishing; 2019. p. 181–96.

[64] Hollawell SM, Kane BJ, Paternina JP, et al. Lesser metatarsophalangeal joint pathology addressed with arthrodesis: a case series. J Foot Ankle Surg 2019;58(2): 387–91.

[65] Joseph R, Schroeder K, Greenberg M. A retrospective analysis of lesser metatarsophalangeal joint fusion as a treatment option for hammertoe pathology associated with metatarsophalangeal joint instability. J Foot Ankle Surg 2012;51(1): 57–62.

[66] Co AY, Ruch JA, Malay DS. Radiographic analysis of transverse plane digital alignment after surgical repair of the second metatarsophalangeal joint. J Foot Ankle Surg 2006;45(6):380–99.

[67] Mendicino RW, Statler TK, Saltrick KR, et al. Predislocation syndrome: A review and retrospective analysis of eight patients. J Foot Ankle Surg 2001;40(4): 214–24.

[68] Wax A, Leland R. Freiberg disease and avascular necrosis of the metatarsal heads. Foot Ankle Clin 2019;24(1):69–82.

[69] Stautberg EF, Klein SE, McCormick JJ, et al. Outcome of lesser metatarsophalangeal joint interpositional arthroplasty with tendon allograft. Foot Ankle Int 2020; 41(3):313–9.

[70] Flint WW, Macias DM, Jastifer JR, et al. Plantar plate repair for lesser metatarsophalangeal joint instability. Foot Ankle Int 2017;38(3): 234–42.

[71] Gregg J, Silberstein M, Clark C, et al. Plantar plate repair and Weil osteotomy for metatarsophalangeal joint instability. Foot Ankle Surg 2007;13(3):116–21.

[72] Nery C, Coughlin MJ, Baumfeld D, et al. Lesser metatarsophalangeal joint instability: prospective evaluation and repair of plantar plate and capsular insufficiency. Foot Ankle Int 2012;33(4):301–11.

[73] Nery C, Raduan FC, Catena F, et al. Plantar plate radiofrequency and Weil osteotomy for subtle metatarsophalangeal joint instablity. J Orthop Surg Res 2015; 10(1):180.

[74] Highlander P, VonHerbulis E, Gonzalez A, et al. Complications of the weil osteotomy. Foot Ankle Specialist. 2011;4(3):165–70.

[75] Coughlin MJ. Lesser toe abnormalities. Instr Course Lect 2003;52:421–44.

[76] Lamm BM, Ades JK. Gradual digital lengthening with autologous bone graft and external fixation for correction of flail toe in a patient with Raynaud's disease. J Foot Ankle Surg 2009;48(4):488–94.

[77] Myerson MS, Filippi J. Bone block lengthening of the proximal interphalangeal joint for managing the floppy toe deformity. Foot Ankle Clin 2010;15(4):663–8.

# 第2章 踇趾强直手术并发症
## Complications of Hallux Rigidus Surgery

MAJ Patrick D. Grimm　Todd A.Irwin　著

**本章要点**

- 多种手术方法可以治疗踇趾强直，但每种术式都有其并发症及成功率。
- 在保留关节手术失败后，通常存在足够的骨量用于挽救性关节融合术。
- 据报道，关节融合术的效果良好，但需要细致的技术来避免骨不连和畸形愈合。
- 与融合或保留关节术相比，关节置换术虽然保留了关节活动，但报道的并发症发生率更高，并带来了额外的挑战——骨丢失。
- 为了解决踇趾僵硬手术失败时的骨丢失问题，笔者建议采用自体骨结构移植进行骨块牵张关节融合术。

**关键词**

踇趾强直，并发症，关节唇切除术，关节融合术，关节周围截骨术，人工软骨植入物，半关节置换术

踇趾跖趾关节退化性关节病称为踇趾强直，会导致僵硬、疼痛和功能受限。据报道，60岁以上患者中的发病率为 2.5%[1]。最常用的分类系统由 Coughlin 和 Shurnas 提出，根据临床和影像学结果评估疾病的严重程度[2]。保留关节技术，如关节唇切除术和（或）关节周围截骨术，通常用于症状较轻患者（Ⅰ级或Ⅱ级）。尽管影像学严重程度并不总是与更严重的关节炎改变（Ⅲ级或Ⅳ级）相一致，通常建议采用更积极的方法，使用关节置换术或关节融合术[3]。无论选择何种外科手术，主刀医生必须意识到相关的并发症，适当地建议患者，并使用策略来避免和治疗并发症。

## 一、保留关节技术的并发症

### （一）关节唇切除术

关节唇切除术的目的是去除第一跖趾关节的背侧骨赘和退变软骨，从而恢复运动并减轻疼痛。通常，去除跖骨头部背侧表面的 25%~33% 以实现该目标。可通过背侧、内侧或背外侧入路进行关节唇切除术[4, 5]。经皮微创（minimally invasive, MIS）技术也已被应用[6]。先前的文献综述发现，开放式关节唇切除术的成功率为 74%（范围为 40%~100%）[7]。最近，对 165 名患者的长期随访发现 70.4% 的成功率（定义为最后一次随访时间无疼痛），约 6% 的患者在术后平均 3.6 年进行翻

修手术[8]。关节唇切除术后的并发症包括以下内容：①需要翻修手术的进行性关节炎；②切除不足/持续性背侧撞击；③伤口延迟愈合；④术后感染；⑤背内侧皮神经神经炎（neuritis of dorsal medial cutaneous nerve，DMCN）。

在许多病例中，关节唇切除术后可能会发生关节炎进展。然而大多数系列报道中，需要翻修手术的患者比例相对较低。对23项临床研究中706例足的系统回顾发现，翻修手术率为8.8%[9]。在关节唇切除术后复发性症状性关节炎的治疗选择包括翻修性关节唇切除术（伴或不伴截骨术）、关节置换术或关节融合术（图2-1）。手术治疗潜在的担忧是初次关节唇切除术后骨量减少。然而，考虑到通常切除的骨量相对较少，这似乎不会影响后来的关节融合手术。如果在初次手术中进行了过度积极的切除，除了使用更坚固的固定，翻修手术中外科医生可能需要考虑植骨来填充这一间隙[10]。据作者所知，在文献中没有专门回顾关节唇切除术后关节融合术或关节置换术结果的报道。因此，对于有适应证的患者，关节唇切除术仍然是一个很好的选择，如果需要也并不影响后期的翻修手术。

## （二）微创技术

经皮微创技术多用于背侧关节唇切除术的潜在益处，如减少软组织破坏、术后早期动员和更快恢复。该技术于2008年首次介绍，使用楔形磨钻通过经皮小切口切除背侧骨赘。对用经皮微创技术方法治疗98只足进行回顾性分析，报道了2例伤口感染、2例伤口延迟愈合、2例短暂性神经感觉异常和2例背内侧皮神经神经炎区域永久性麻木[11]。有趣的是，12%的队列患者接受了再次手术，其中4例接受了再次关节唇切除术，1例接受了开放性游离体取出，7例（8%）接受了跖趾关节（metatarsophalangeal，MTP）融合术以缓解持续疼痛。研究者引用经皮微创技术的学习曲线作为不完全性关节唇切除术的主要因素。一项回顾性比较研究发现，与开放队列相比，经皮微创技术队列的并发症发生率（11.3% vs. 2.6%）和再手术发生率（12.8% vs. 2.6%）均更高[12]。经皮微创技术方法特有的并发症包括未通过经皮切口取出的残余骨颗粒和踇长伸肌撕裂。经皮微创技术组的附加手术包括踇趾跖趾关节融合术、开放关节唇切除术、再次经皮微创技术关节唇切除术、关节置换术和踇外翻矫正术。需要进一步的前瞻

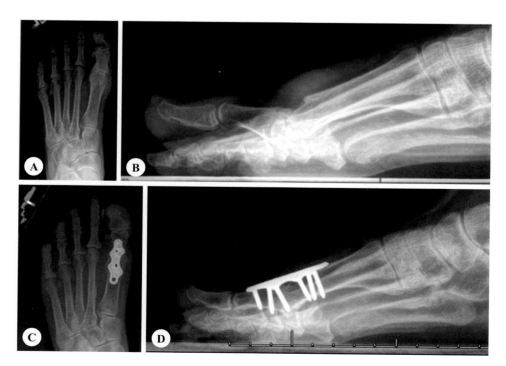

◀ 图2-1 背侧关节唇切除术后13个月的前后位和侧位站立X线片
A和B.关节炎进展；C和D.翻修关节融合术后6个月的改变

性随机研究来阐明经皮微创技术在背侧关节唇切除术中的效果。

### （三）术后并发症

#### 1. 感染

感染是关节唇切除术后罕见的并发症。据报道，1%～6% 的病例中只需要使用一个疗程的抗生素治疗的浅表感染，与择期足部和踝关节手术中浅表手术部位感染的发生率一致[4, 13-16]。Brodsky 及其同事报道了 1 例在关节唇切除术后发生骨髓炎的病例，该病例采用挽救性髂嵴骨移植和踇趾关节融合术进行治疗[17]。

#### 2. 神经损伤

腓浅神经背内侧皮支在关节内侧基底入路时存在危险。Easley 及其同事报道了采用内侧基底入路的 62 名患者中有 4 名出现短暂的踇趾感觉异常[4]。如果在入路过程中神经被切断或损伤，可能会出现症状性神经瘤。神经损伤风险是与任何踇指手术相关的，同样适用于与任何踇趾僵硬手术相关的。通常，术后 3～6 个月不建议进行干预，因为许多神经炎病例是自限性的。对于有症状的神经瘤，已有许多治疗方法推荐，包括加巴喷丁或普瑞巴林的全身药理学治疗；用麻醉药进行局部药物治疗；广泛的外科干预措施，如简单的神经切除术、神经切除术、骨或肌肉转位术，以及自体神经移植术[18-22]。尚未进行前瞻性比较研究，以确定解决这一罕见但令人困扰的问题的最佳方法。

#### 3. 功能性踇趾强直

由于第一跖骨头的抬高和（或）足底筋膜和连接跟腱 / 腓肠三头肌复合体的过度张力，在负重条件下踇趾背屈受到限制[23]。这些患者通常在非负重情况可以全关节活动踇趾跖趾关节，但在站立时严重受限。这是一个需要认识的重要临床疾病，因为这些关节退行性改变的患者还合并第一跖骨太高和（或）腓肠肌挛缩症，可能仅从关节唇切除术而得到的缓解有限。在临床检查中，通过比较处于踝关节中立位（膝关节伸直）和足跖屈位的踇趾背屈差异，可以诊断出功能性踇趾强直。当踝关节处于中立位时，与足跖屈位相比，踇趾背屈较小时，检查被视为功能性踇趾强直阳性[19]。然而，在骨赘形成继发的背屈机械阻滞的情况下，无论踝关节位置如何，检查可能几乎没有差异。对于检查中出现腓肠肌挛缩的患者，可以单独或结合踇趾跖趾关节水平的进行腓肠三头肌部分延长手术。应检查第一跖骨的长度（相对于第二跖骨）或升高（第一跖骨和第二跖骨背侧皮质在承重片上的分叉）的承重位照片。当这些结果出现时，学者们建议行腓肠肌退缩术、第一跖骨截骨术或两者兼而有之[24]。

根据旋转中心和角度，可以考虑沿内侧柱进行各种截骨或甚至近端融合。例如第一跗跖（tarsometatarsal，TMT）关节融合术可以在第一跗跖不稳定和踇趾跖骨抬高的情况下进行。然而，本讨论将仅限于下一节所述的远端关节周围截骨术。据作者所知，没有研究具体阐明了功能性踇趾僵直是如何导致早期切除术失败的。无论如何，在评估患者踇趾僵硬时应全面临床检查，如腓肠肌挛缩的评估及负重侧位片 X 线的评估。

## 二、关节周围截骨术

### （一）近端跖骨

一些研究者主张将近节跖骨延长截骨术与关节唇切除术结合使用，以实现踇趾跖趾关节的更大背屈[14, 25, 26]。尽管大多数人描述了单一背屈截骨术，但其他人描述了背内侧闭合楔形截骨术的良好效果，该截骨术也实现了冠状面矫正[27]。系统回顾 374 例足行关节唇切除术联合近节跖骨背屈截骨术中，18 例（4.8%）因内固定取出（n=4）或关节炎进展而进行了翻修手术[28]。2 例延迟愈合且无骨不连发生[28]。O'Malley 及其同事报道了在晚期踇趾强直病例中使用关节唇切除术和背屈截骨术的结果。在该系列的 81 名患者中，4 名患者因持续疼痛接受了关节融合术，3 名患者需要症状性内固定取出，1 名患者出现了口服抗生素治疗的手术部位感染[14]。未发生不愈合。

对于将来可能需要进行关节融合术的患者，先前的近节蹬趾背屈截骨术可能会导致过度背屈位置的融合[10]。在这些情况下，在使用钢板之前，足趾必须保持在中立位，可能需要植骨来填充背侧间隙。总的来说，从现有文献来看，近节趾骨截骨术联合关节唇切除术是蹬趾僵直的一种安全的治疗方法，尽管增加了手术时间症状性内固定的发病率、挑战性和并发症发生率，而这些在单一的关节唇切除术中未曾发现。据作者所知，还没有一项对比单一的关节唇切除术与近节趾骨截骨切除术已完成的前瞻性研究。

### （二）远端跖骨

已经描述了几种远端第一跖骨截骨术，或可以通过对关节减压、关节面重排和（或）第一跖列掌曲。这一技术存在多种变化；本文讨论了背部闭合楔形截骨术（Watermann 术式）和改良的远端 V 形截骨术（Youngswick/Watermann Green 术式）两种。

背侧闭合楔形截骨术既可使关节减压，又可将正常的足底关节软骨重新放置于更背侧的位置。最近的一项前瞻性研究发现，在这些接受了切换术和闭合楔形背屈截骨术治疗的 42 例晚期蹬趾强直（Ⅲ/Ⅳ级）队列患者中，患者的疼痛和背屈明显改善。报道的并发症包括浅表感染（4.8%）、转移性跖骨痛（4.8%）、神经损伤导致的不完全感觉丧失（7.1%），以及关节炎进展需要融合（9.5%）[29]。

Youngswick 描述的远端 V 形截骨术是一种

旨在使关节减压，同时允许跖骨头骨块向足底平移[30]。作为半关节置换术和关节周围截骨术治疗蹬趾强直的比较研究的一部分，Roukis 和 Townley 前瞻性地评估了 16 名患者的 1 年临床和影像学随访[31]。他们得出结论，与 Youngswick（和类似的 Watermann-Green）截骨术相关的第一跖列医源性缩短导致了内侧柱不稳定、第二趾内翻和第一跖骨持续抬高的影像学证据。尽管这些变化的临床效果并不明显，但考虑到短期随访中的影像学变化，学者们对关节周围截骨术的应用提出了质疑（图 2-2）。

总之，文献中几乎没有确凿证据支持使用关节周围截骨术治疗蹬趾强直。通过避免医源性缩短和第一跖列的跖屈（即转移性跖骨痛和籽骨炎）的后果，近端趾骨截骨术的总并发症率可能低于远端跖骨截骨手术。尽管报道较少，这些远端跖骨截骨术也可能发生缺血性坏死。鉴于此类手术的益处尚不明确，作者无法推荐常规使用关节周围截骨术治疗蹬趾强直。

对于每种技术，关节融合术仍然可选择的翻修手术，这可能会因骨量减少和矢状面成角而变得复杂，在钢板应用之前必须考虑这些问题。为了在这些翻修病例中实现可靠的融合，可能需要塑形和（或）骨移植。

### 三、运动保留技术的并发症

已经描述了多种治疗蹬趾僵硬的方法，这些方法在某种程度上牺牲了第一跖趾关节，但保留了运动。本节讨论与以下手术相关的并发症，如

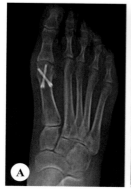
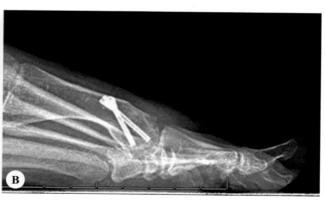

◀ 图 2-2　跖屈 V 形截骨术后 2 年的 X 线片显示第一跖趾关节炎的进展

A. 前后位；B. 侧位

Keller 切除关节成形术、间置关节成形术、半关节置换术和全趾关节置换术等。

### （一）Keller 切除关节成形术

Keller 切除关节成形术包括在跚趾强直的情况下切除近节指骨的近端部分。传统上，这一手术主要适应人群为老年人、低需求患者。切除关节成形术后最常见的并发症是上翘畸形、复发性轴状面畸形（外翻 > 内翻）、跖骨疼痛和连枷趾（图 2-3）[32-34]。Putti 及其同事报道了 46 例足行 Keller 切除关节成形术后 1～7 年随访的结果。65% 的病例出现并发症，包括 39% 的跖骨疼痛和 20% 的神经损伤。没有发现跚趾上翘或跚趾内翻的病例，只有 4.3% 的病例需要翻修手术[33]。

Schneider 及其同事报道了 87 名患者的长期随访（平均 23 年）结果。尽管只有 1 名患者因这种畸形而需要翻修手术，但 23% 的患者出现了上翘畸形。另外 23% 的患者出现了跖骨疼痛，主要发生在第二跖骨头下方，尽管没有病例因该问题需要行翻修手术。

### （二）间置关节成形术

间置关节成形术是一个广泛的术语，涉及在跚趾僵硬的情况下对第一跖趾关节进行清创术，并插入间置结构，如自体移植或同种异体组织。通常同时进行改良的 Keller 切除关节成形术。因此，报道的并发症与 Keller 切除关节成形术相似，包括足趾上翘、转移性跖骨痛及关节炎进展引起的持续疼痛（图 2-4）。对 15 篇关于间置关节成形术的文章进行了系统回顾和 Meta 分析。尽管功能结局评分显著改善，但并发症包括跖骨疼痛 13.9%、失去地面接触 9.7%、骨坏死 5.4%、蹬腿力量下降 4.2%[35]。Aynardi 及其同事[36] 评估了 133 名患者，这些患者中行关节囊间置术（77/133）或同种异体移植间置术（56/133）。平均 62 个月的临床结果非常好，只有 10.5% 的患者报道了良好或较差的结果。该文献仅报道了 5 例失败（3.8%），其中 3 例转为关节融合术，1 例行同种异体间置关节成形翻修术，1 例行软组织松解。4.5% 的患者（6/133）发生上翘畸形，17.3%（23/133）的患者

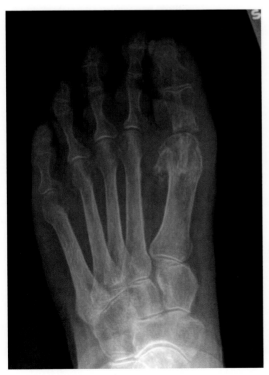

▲ 图 2-3　Keller 切除关节成形术后 3 个月的站立前后位 X 线片示残留的跚外翻畸形

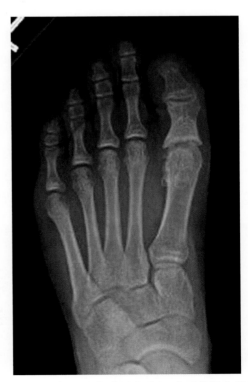

▲ 图 2-4　间置关节成形术后 14 个月的站立前后位 X 线片显示关节炎的进展和近节趾骨的侵蚀

发生转移性跖骨痛。

### （三）带植入物的第一跖趾关节置换术

已经多次尝试用金属植入物置换部分或整个姆趾跖趾关节。这些尝试的结果好坏参半。置换姆趾跖趾关节与其他下肢关节的最大区别是膝和踝等关节置换在于关节相对于承重表面的方向，以及通过相对较小的关节传递较大的力量。尽管膝和踝关节基本上平行于承重表面，但姆趾跖趾关节垂直于承重表面。因此，这会在骨与植入物界面处产生剪切力。

### （四）半关节置换术

半关节置换术是指更换关节的一侧。大多数植入物的设计目的是置换姆趾跖趾关节的趾骨侧，而较少的植入物用于关节的跖骨侧。Raikin 及其同事回顾了 21 例近节指骨金属半关节置换术，作为关节融合术对比研究的一部分[37]。在半关节置换术队列中，24%（5/21）的植入物失败，4 例转为关节融合术，1 例翻修。值得注意的是，在平均 79 个月的随访中，剩余的 8 个假体显示了假体柄足底切出的放射学证据（图 2–5）。所有 27 名关节融合术患者均实现了融合，融合组的功能评分明显更好。Konkel 及其同事报道了使用不同的植入物的 23 名患者接受类似手术平均 6 年随访结果[38]。尽管这项研究报道 88% 的临床结果满意度良好或优秀，但复发性背侧骨赘的发生率为 68%，并有一些下沉到跖骨头部。对近节趾骨半关节置换术与关节融合术进行的系统回顾和 Meta 分析显示，尽管关节融合术的疼痛评分较低，但两组患

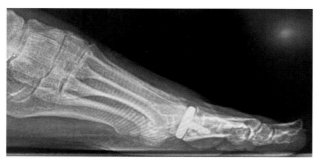

▲ 图 2–5　站立侧位 X 线片显示近节趾骨半关节置换术后下沉，并显示植入物柄向足底移位

者的临床结果均良好[39]。

临床上，姆趾强直的大部分病理学表现多在跖骨侧，植入物被设计用于跖骨头部的表面重建。大多数可用的研究都与 HemiCAP 植入物相关（arthrosurface，franklin，MA）。Hilario 及其同事在 45 例足显示出良好的临床结果评分，翻修率仅为 4.4%（1 例行融合术，1 例行关节唇切除术）[40]。Mermerkaya 报道了 57 名 HemiCAP 患者队列中平均 81 个月的随访[41]。尽管临床结果评分和第一跖趾关节活动范围显著改善，但 12.3% 的患者在术后平均 11 个月因持续疼痛而需要进行关节融合术。最近，Jorsboe 及其同事在 6 年的随访中回顾了 116 例足部病例的功能结果评分、疼痛程度和第一跖趾关节活动范围再次得到改善[42]。然而植入物生存率从 2 年时的 87%，下降到 4 年时的 83%，再到 6 年时的 81%。所有行关节融合术翻修的患者都是源于疼痛（图 2–6 A 至 D）。

植入人工关节置换需要考虑的一个主要问题是否能挽救已失败的手术。放置植入物需要去除大量的自身骨组织。此外，植入物最终会对剩余的骨骼造成进一步磨损，导致进一步的骨丢失和更难的挽救性关节融合术。

### （五）全趾关节置换术

一些研究已经评估了姆趾跖趾关节的全关节置换术。2017 年进行的一项比较全的关节置换术和关节融合术的系统综述得出结论，关节融合术优于全关节置换。关节融合术的翻修率为 3.9%，全关节置换术的翻修率为 11%[43]。在回顾其他几个较小的队列研究时，翻修率分别为 15%、26%、16%、24% 和 24%，其中约一半转为融合[44-48]。目前，作者并未根据上述结果实施此手术。

### （六）人工软骨内植物

已经研究了替代材料来保留姆趾跖趾关节的活动范围，并尽量避免行关节融合术。人工软骨植入物于 2016 年在美国（密歇根州卡拉马祖市的史赛克公司）开发并获得美国食品药品管理局（Food and Drug Administration，FDA）批准。该设

备由于其简单、易于植入和保留运动而广泛应用。然而，自其引入以来，早期并发症的报道使其使用备受争议。

进行早期临床试验的小组发表了一项至少5 年的随访的中期研究结果，尽管应该注意到研究人员报道了财务披露和 Cartiva 公司的支持[49]。与术前相比，临床结果在 2 年内显著改善，维持约 5.8 年。2 年后，9.2% 的患者转为关节融合术，5.8 年时假体生存率为 84.9%。由于这次中期回顾研究，一些早期的研究结果发表了好坏参半的结果。Cassinelli 及其同事在 18.5 个月的平均随访中报道了 64 例人工软骨植入物[50]。38% 的患者不满意 / 非常不满意，再次手术率为 20%，转为关节融合率为 8%。值得注意的是，23% 的患者在人工软骨植入物植入前进行过跗趾手术，52% 的患者

因持续不适而进行了术后皮质类固醇注射。Eble及其同事对 103 名患者进行了平均 26.2 个月的随访，其中 50.5% 的患者同时进行了 Moberg 近节趾骨截骨术[51]。身体功能和疼痛评分显著改善，之前接受过手术的患者疼痛评分更高（n=10），接受Moberg 截骨术的患者疼痛得分更低。只有 2 名患者需要翻修手术。来自同一机构的第 2 项最新研究比较了接受关节唇切除术和 Moberg 截骨术的患者，72 例使用了人工软骨植入物，94 例未使用人工软骨植入物（Cartiva）。在 1～2 年的随访中，单独接受关节唇切除术和 Moberg 截骨治疗的组具有同等或更好的临床结果，术后并发症较少[52]。最近 Shimozono 报道了平均 20.9 个月随访结果：临床失败率为 36%、下沉率为 90%，植入物放射透亮线为 50%，尽管是一个非常小的队列（11 名患

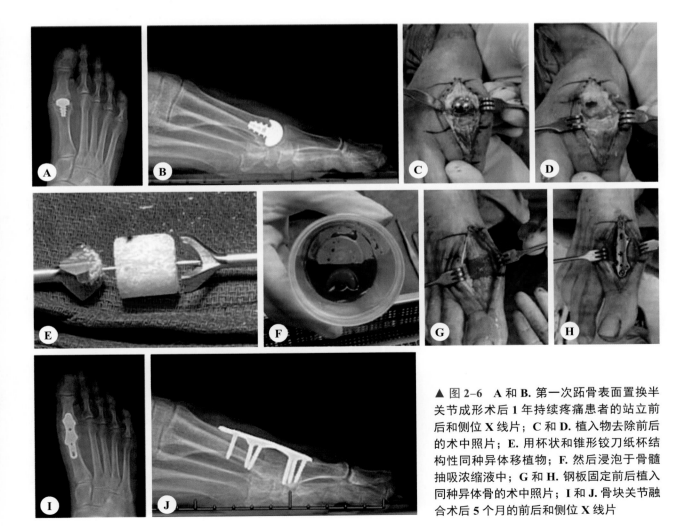

▲ 图 2-6　A 和 B. 第一次跖骨表面置换半关节成形术后 1 年持续疼痛患者的站立前后和侧位 X 线片；C 和 D. 植入物去除前后的术中照片；E. 用杯状和锥形铰刀纸杯结构性同种异体移植物；F. 然后浸泡于骨髓抽吸浓缩液中；G 和 H. 钢板固定前后植入同种异体骨的术中照片；I 和 J. 骨块关节融合术后 5 个月的前后和侧位 X 线片

者，10 名有完善的 X 线片）[53]。3 例患者需要翻修手术。

基于上述结果和我们自己使用此类植入物临床经验，作者建议在考虑使用人工软骨植入物治疗踇趾强直时需谨慎。对于拒绝关节融合术且未接受过手术的患者，人工软骨植入物可能是一个合理的选择，尽管必须充分讨论患者的期望值，外科医生应该考虑同时进行 Moberg 截骨术。尽管人工软骨植入物植入术后可能需要再次进行关节融合术，但学者们发现在翻修时存在严重的骨量丢失问题（图 2-7）。

## 四、关节融合术后并发症

大多数外科医生仍然认为关节融合术是最终治疗方法的金标准。与任何关节融合术一样，最常见的并发症是骨不连和畸形愈合。第一跖趾关节融合术的并发症包括随后的趾间关节炎、籽骨疼痛和内固定凸出。

## （一）不愈合

在评估第一跖趾关节融合术的多个研究中报道了骨不连的发生率（图 2-8）。Chraim 及其同事评估了 60 名患者，平均随访 47.3 个月，其中 6.7% 的患者根据 X 线片被认为存在骨不连[54]。有趣的是，所有骨不连患者均无症状，不需要翻修手术。Cichero 报道了 2 种不同的固定技术的 280 例关节融合手术，尽管没有报道平均随访[55]。发现总的骨不连率为 7.9%，与背侧钢板之外的拉力螺钉技术相比，通过背侧钢板背板的拉力螺钉技术患者的骨不连接发生率更高。在迄今为止规模最大的第一跖趾关节融合的研究中，Kannan 及其同事在一项多中心研究中评估了 385 例患者的 409 例关节融合术[56]。总的骨不连率为 8.6%，尽管同样只有 29.4% 的骨不连患者（共 10 例）需要翻修手术。在这项研究中，与其他诊断相比，踇外翻的诊断增加了骨不连的概率。这项研究的主要局限性是平均随访时间短（7.7 周），这可能会影响需要翻

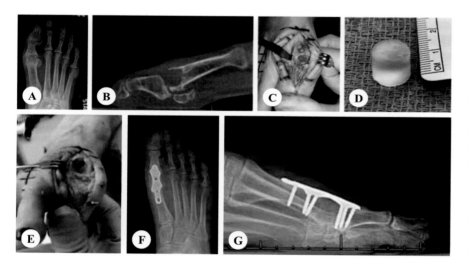

◀ 图 2-7　A 和 B. 放置人工软骨植入物 10 个月后的立位前后位照片和矢状 CT 扫描显示关节炎进展和大量骨丢失；C. 术中照片显示植入物下沉到第一跖骨和反应性骨中；D. 植入物尾端早期磨损；E. 植入物取出后明显的骨腔隙；F 和 G. 使用自体松质骨移植进行关节置换术后 3 个月的前后位和侧位 X 线片显示牢固的关节融合

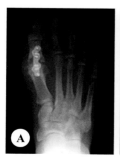

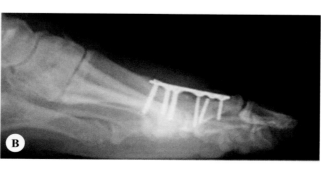

◀ 图 2-8　第一跖趾关节融合术后 4 个月的 X 线片显示骨不连和内固定断裂
A. 前后位；B. 侧位

修手术的不愈合率。

症状性骨不连需要关节融合术进行翻修。外科医生应该有一个较低的感染检查阈值，尤其是有伤口愈合问题病史的患者。有多次手术失败或既往组织愈合病史应充分考虑代谢内分泌情况，如维生素 D 缺乏、激素失衡等。修订时进行关节融合术时，必须彻底清除所有纤维组织和无法活动的骨骼。确保良好的骨贴壁是至关重要的，作者成功地用自体骨移植和生物骨移植的组合，以及坚固的背板固定来填充缺损。

### （二）畸形愈合

Fitzgerald 及其同事发表了一篇自 1969 年开始随访 100 例第一跖趾关节进行融合手术至少 10 年随访的经典文章[57]。尽管目前该手术技术已经过时，但只有 16 例患者的足趾"位置错误"（畸形愈合），其中 9 例为旋前，6 例为外翻不足。Roukis 发现 2818 例融合手术中使用更先进的固定技术进行的系统性回顾，畸形愈合率为 6.1%，而 87.1% 的畸形愈合是由于踇趾背侧定位所致[58]。尽管有大量关于第一跖趾关节融合术的文章，但发现分析畸形愈合的文章相对较少。

根据上述综述回顾和作者的经验，文献中可能未充分报道不愈合率。相对于第一跖骨将踇趾背屈 20°～25° 的传统教学可能会导致踇趾过度背屈，这可能会导致籽骨压力增加和封闭鞋内足趾内侧摩擦的激惹。此外，随着第一次跖趾融合的钢板，大多数有 0°、5°，甚至 10° 的背屈，这可能导致背屈畸形愈合。为了避免这种并发症，作者建议术中将踇趾放置于远端趾骨轻轻接触的踝关节中立位平板上。如果畸形愈合是有症状的，可以根据症状通过开放或闭合楔形截骨术或必要的籽骨切除术来挽救。

### （三）趾间关节炎

在前面提到的同一项 10 年随访研究中，25% 的患者显示了趾间关节炎的放射学证据，尽管只有 10% 的患者出现了症状[57]。Shah 及其同事专门评估了 107 例足中的第一跖趾关节融合后的趾间

关节炎，平均随访 22.9 周[59]。尽管随访率受限，但 6 个月后患者未出现恶化的趾间关节炎。关于非类风湿患者第一跖趾关节融合术后趾间关节炎的文献有限。

第一次跖趾融合后趾间关节炎的治疗选择包括非手术治疗措施，如带 Morton 延长的碳纤维板、摇杆底鞋和注射治疗。如果非手术治疗失败，在症状较轻时，可以进行趾间关节的背侧关节唇切除术，而在更晚期可能需要进行趾间关节关节融合术。

## 五、挽救性手术：骨块牵引的第一跖趾关节融合术

由于第一跖趾关节的严重骨丢失，最常见的是继发于前述的人工关节置换术，可能需要进行骨块牵张关节融合术，以保持第一跖列的长度并实现关节融合。文献中大多数研究的患者数量都较少。Myerson 及其同事报道了 24 例行骨块牵张关节融合术患者，其愈合率为 79.1%，同种异体骨移植与自体骨移植相比的愈合率有所提高[60]。最近，Burke 及其同事发现在 38 例足使用髂骨楔形结构同种异体骨移植，骨不连率仅为 5%[61]。Mao 及其同事对 12 项研究进行了 Meta 分析，总的愈合率和患者满意度为 83%[62]。挽救性手术中使用结构性骨移植为 B 级推荐（公平证据）而不使用结构性骨移植为 C 级推荐（证据不足）。

作者同意使用背侧钢板的结构性骨移植来进行挽救性骨块关节融合。作者建议使用杯形和锥形铰刀制备并浸泡在骨髓抽吸浓缩液中的自体结构骨移植物（图 2-6 E 至 J）。

### 结论

踇趾强直是一种常见的临床疾病，可导致疼痛、僵硬和功能受限。手术治疗的选择范围很广，但都可以分为 3 大类：关节保留、运动保留或关节融合。尽管付出了大量的努力和研究，但并没有一种"完美"的手术，每种技术都有其独特的并发症。外科医生的挑战是需将治疗与疾病的严

重程度和患者的功能需求一并考虑。无论选择何种手术，外科医生都必须就潜在的并发症向患者进行充分咨询，采用合理的手术技术，并对术后出现的问题保持警惕。作者认为，对于大多数治疗失败的病例，关节融合术仍然是首选的挽救手术。在某些情况下，残余骨量不足需要使用骨块牵张关节融合术与自体骨结构移植。将来，定制植入物可能会在治疗这种具有挑战性的并发症中发挥作用。

### 临床要点

➢ 根据疾病的临床和影像学严重程度及患者的功能需求，从众多的跖趾僵硬手术技术中谨慎选择。

➢ 无论是否有联合近节趾骨截骨术，关节唇切除术通常能为合适的患者提供持久的症状缓解。

➢ 关节固定术是治疗严重疾病的可靠方法，也是失败手术后的挽救措施。

➢ 在进行关节融合术时，要注意手术技术和足趾位置，以避免不愈合或畸形愈合。

➢ 在跖趾关节僵直手术失败后出现骨丢失的情况下，使用骨块牵引关节融合术来恢复第一跖列的足够长度。

➢ 如果使用了保留运动的技术，无论是否植入假体，都应告知患者该技术与关节融合术相比，患并发症的风险更高。

## 参考文献

[1] Gould N, Schneider W, Ashikaga T. Epidemiological Survey of Foot Problems in the Continental United States: 1978–1979. Foot Ankle 1980;1(1):8–10.

[2] Coughlin MJ, Shurnas PS. Hallux rigidus. Grading and long-term results of operative treatment. J Bone Joint Surg Am 2003;85(11):2072–88.

[3] Nixon DC, Lorbeer KF, McCormick JJ, et al. Hallux Rigidus Grade Does Not Correlate With Foot and Ankle Ability Measure Score. J Am Acad Orthop Surg 2017;25(9):648–53.

[4] Easley ME, Davis WH, Anderson RB. Intermediate to Long-term Follow-up of Medial-approach Dorsal Cheilectomy for Hallux Rigidus. Foot Ankle Int 1999; 20(3):147–52.

[5] Lin J, Murphy GA. Treatment of Hallux Rigidus with Cheilectomy Using a Dorsolateral Approach. Foot Ankle Int 2009;30(2):115–9.

[6] Mesa-Ramos M, Mesa-Ramos F, Carpintero P. Evaluation of the treatment of hallux rigidus by percutaneous surgery. Acta Orthop Belg 2008;74(2):222–6.

[7] Maffulli N, Papalia R, Palumbo A, et al. Quantitative review of operative management of hallux rigidus. Br Med Bull 2011;98(1):75–98.

[8] Sidon E, Rogero R, Bell T, et al. Long-term Follow-up of Cheilectomy for Treatment of Hallux Rigidus. Foot Ankle Int 2019;40(10):1114–21.

[9] Roukis TS. The Need for Surgical Revision After Isolated Cheilectomy for Hallux Rigidus: A Systematic Review. J Foot Ankle Surg 2010;49(5):465–70.

[10] Tomlinson M. Pain After Cheilectomy of the First Metatarsophalangeal Joint. Foot Ankle Clin 2014;19(3):349–60.

[11] Teoh KH, Tan WT, Atiyah Z, et al. Clinical Outcomes Following Minimally Invasive Dorsal Cheilectomy for Hallux Rigidus. Foot Ankle Int 2019;40(2):195–201.

[12] Stevens R, Bursnall M, Chadwick C, et al. Comparison of Complication and Reoperation Rates for Minimally Invasive Versus Open Cheilectomy of the First Metatarsophalangeal Joint. Foot Ankle Int 2020;41(1):31–6.

[13] Coughlin MJ, Shurnas PS. Grading and long-term results of operative treatment. VO U M E.:17.

[14] O'Malley MJ, Basran HS, Gu Y, et al. Treatment of Advanced Stages of Hallux Rigidus with Cheilectomy and Phalangeal Osteotomy. J Bone Jt Surg 2013; 95(7):606–10.

[15] Wukich DK, McMillen RL, Lowery NJ, et al. Surgical site infections after foot and ankle surgery: a comparison of patients with and without diabetes. Diabetes Care 2011;2211–3.

[16] Meng J, Zhu Y, Li Y, et al. Incidence and risk factors for surgical site infection following elective foot and ankle surgery: a retrospective study. J Orthop Surg 2020;15. https://doi.org/10.1186/s13018-020-01972-4.

[17] Brodsky JW, Ptaszek AJ, Morris SG. Salvage First MTP Arthrodesis Utilizing ICBG: Clinical Evaluation and Outcome. Foot Ankle Int 2000;21(4):290–6.

[18] Miller SD. Nerve Disorders of the Hallux. Foot Ankle Clin 2009;14(1):67–75.

[19] Chiodo CP, Miller SD. Surgical Treatment of Superficial Peroneal Neuroma. Foot Ankle Int 2004;25(10):689–94.

[20] Gould JS, Naranje SM, McGwin G, et al. Use of Collagen Conduits in Management of Painful Neuromas of the Foot and Ankle. Foot Ankle Int 2013;34(7): 932–40.

[21] Souza JM, Purnell CA, Cheesborough JE, et al. Treatment of Foot and Ankle Neuroma Pain With Processed Nerve Allografts. Foot Ankle Int 2016;37(10): 1098–105.

[22] Shim JS, Lee JH, Han SH, et al. Neuroma of Medial Dorsal Cutaneous Nerve of Superficial Peroneal Nerve After Ankle Arthroscopy. PM&R. 2014;6(9):849–52.

[23] Maceira E, Monteagudo M. Functional Hallux Rigidus and the Achilles- Calcaneus-Plantar System. Foot Ankle Clin 2014;19(4): 669–99.

[24] Shariff R, Myerson MS. The Use of Osteotomy in the Management of Hallux Rigidus. Foot Ankle Clin 2015;20(3):493–502.

[25] Lau JTC, Daniels TR. Outcomes Following Cheilectomy and Interpositional Arthroplasty in Hallux Rigidus. Foot Ankle Int 2001;22(6):462–70.

[26] Thomas PJ, Smith RW. Proximal Phalanx Osteotomy for the Surgical Treatment of Hallux Rigidus. Foot Ankle Int 1999;20(1):3–12.

[27] Maes DJA, De Vil J, Kalmar AF, et al. Clinical and Radiological Outcomes of Hallux Rigidus Treated With Cheilectomy and a Moberg-

Akin Osteotomy. Foot Ankle Int 2020;41(3):294–302.

[28] Roukis TS. Outcomes after Cheilectomy with Phalangeal Dorsiflexory Osteotomy for Hallux Rigidus: A Systematic Review. J Foot Ankle Surg 2010;49(5):479–87.

[29] Cho B-K, Park K-J, Park J-K, et al. Outcomes of the Distal Metatarsal Dorsiflexion Osteotomy for Advanced Hallux Rigidus. Foot Ankle Int 2017;38(5):541–50.

[30] Youngswick FD. Modifications of the Austin bunionectomy for treatment of metatarsus primus elevatus associated with hallux limitus. J Foot Surg 1982;21(2): 114–6.

[31] Roukis TS, Townley CO. BIOPRO resurfacing endoprosthesis versus periarticular osteotomy for hallux rigidus: short-term follow-up and analysis. J Foot Ankle Surg 2003;42(6):350–8.

[32] Schneider W, Kadnar G, Kranzl A, et al. Long-Term Results Following Keller Resection Arthroplasty for Hallux Rigidus. Foot Ankle Int 2011;32(10):933–9.

[33] Putti AB, Pande S, Adam RF, et al. Keller's arthroplasty in adults with hallux valgus and hallux rigidus. Foot Ankle Surg 2012;18(1):34–8.

[34] Machacek F, Easley ME, Gruber F, et al. Salvage of a failed Keller resection arthroplasty. J Bone Joint Surg Am 2004;86(6):1131–8.

[35] Patel HA, Kalra R, Johnson JL, et al. Is interposition arthroplasty a viable option for treatment of moderate to severe hallux rigidus?—A systematic review and meta-analysis. Foot Ankle Surg 2019;25(5): 571–9.

[36] Aynardi MC, Atwater L, Dein EJ, et al. Outcomes After Interpositional Arthroplasty of the First Metatarsophalangeal Joint. Foot Ankle Int 2017;38(5):514–8.

[37] Raikin SM, Ahmad J, Pour AE, et al. Comparison of Arthrodesis and Metallic Hemiarthroplasty of the Hallux Metatarsophalangeal Joint. J Bone Jt Surg 2007;89(9):1979–85.

[38] Konkel KF, Menger AG, Retzlaff SA. Results of Metallic Hemi-Great Toe Implant for Grade III and Early Grade IV Hallux Rigidus. Foot Ankle Int 2009;30(7): 653–60.

[39] de Bot RTAL, Veldman HD, Eurlings R, et al. Metallic hemiarthroplasty or arthrodesis of the first metatarsophalangeal joint as treatment for hallux rigidus: A systematic review and meta-analysis. Foot Ankle Surg 2021. S1268–S7731(21)00041.

[40] Hilario H, Garrett A, Motley T, et al. Ten-Year Follow-Up of Metatarsal Head Resurfacing Implants for Treatment of Hallux Rigidus. J Foot Ankle Surg 2017;56(5): 1052–7.

[41] Mermerkaya MU, Alkan E, Ayvaz M. Evaluation of Metatarsal Head Resurfacing Hemiarthroplasty in the Surgical Treatment of Hallux Rigidus: A Retrospective Study and Mid- to Long-Term Follow-up. Foot Ankle Spec 2018;11(1):22–31.

[42] Jørsboe PH, Pedersen MS, Benyahia M, et al. Mid-Term Functionality and Survival of 116 HemiCAP® Implants for Hallux Rigidus. J Foot Ankle Surg Off Publ Am Coll Foot Ankle Surg 2021;60(2):322–7.

[43] Stevens J, de Bot RTAL, Hermus JPS, et al. Clinical Outcome Following Total Joint Replacement and Arthrodesis for Hallux Rigidus: A Systematic Review. JBJS Rev 2017;5(11):e2.

[44] Gibson JNA, Thomson CE. Arthrodesis or Total Replacement Arthroplasty for Hallux Rigidus: A Randomized Controlled Trial. Foot Ankle Int 2005;26(9):680–90.

[45] Dawson-Bowling S, Adimonye A, Cohen A, et al. MOJE Ceramic Metatarsophalangeal Arthroplasty: Disappointing Clinical Results at Two to Eight Years. Foot Ankle Int 2012;33(7):560–4.

[46] Nagy MT, Walker CR, Sirikonda SP. Second-Generation Ceramic First Metatarsophalangeal Joint Replacement for Hallux Rigidus. Foot Ankle Int 2014;35(7): 690–8.

[47] Titchener AG, Duncan NS, Rajan RA. Outcome following first metatarsophalangeal joint replacement using TOEFIT-PLUS™: A mid term alert. Foot Ankle Surg Off J Eur Soc Foot Ankle Surg 2015;21(2):119–24.

[48] Horisberger M, Haeni D, Henninger HB, et al. Total Arthroplasty of the Metatarsophalangeal Joint of the Hallux. Foot Ankle Int 2016;37(7):755–65.

[49] Glazebrook M, Blundell CM, O'Dowd D, et al. Midterm Outcomes of a Synthetic Cartilage Implant for the First Metatarsophalangeal Joint in Advanced Hallux Rigidus. Foot Ankle Int 2019;40(4):374–83.

[50] Cassinelli SJ, Chen S, Charlton TP, et al. Early Outcomes and Complications of Synthetic Cartilage Implant for Treatment of Hallux Rigidus in the United States. Foot Ankle Int 2019;40(10):1140–8.

[51] Eble SK, Hansen OB, Chrea B, et al. Clinical Outcomes of the Polyvinyl Alcohol (PVA) Hydrogel Implant for Hallux Rigidus. Foot Ankle Int 2020;41(9):1056–64.

[52] Chrea B, Eble SK, Day J, et al. Comparison Between Polyvinyl Alcohol Implant and Cheilectomy With Moberg Osteotomy for Hallux Rigidus. Foot Ankle Int 2020;41(9):1031–40.

[53] Shimozono Y, Hurley ET, Kennedy JG. Early Failures of Polyvinyl Alcohol Hydrogel Implant for the Treatment of Hallux Rigidus. Foot Ankle Int 2021;42(3):340–6.

[54] Chraim M, Bock P, Alrabai HM, et al. Long-term outcome of first metatarsophalangeal joint fusion in the treatment of severe hallux rigidus. Int Orthop 2016;40(11): 2401–8.

[55] Cichero MJ, Yates BJ, Joyce ASD, et al. Different fixation constructs and the risk of non-union following first metatarsophalangeal joint arthrodesis. Foot Ankle Surg 2020;25. S1268–S7731(20)30221–30226.

[56] Kannan S, Bennett A, Chong HH, et al. A Multicenter Retrospective Cohort Study of First Metatarsophalangeal Joint Arthrodesis. J Foot Ankle Surg Off Publ Am Coll Foot Ankle Surg 2021;60(3):436–9.

[57] Fitzgerald JA. A review of long-term results of arthrodesis of the first metatarsophalangeal joint. J Bone Joint Surg Br 1969;51(3):488–93.

[58] Roukis TS. Nonunion after arthrodesis of the first metatarsalphalangeal joint: a systematic review. J Foot Ankle Surg Off Publ Am Coll Foot Ankle Surg 2011; 50(6):710–3.

[59] Shah NN, Richardson MP, Chu AK, et al. Rate of Development of Hallucal Interphalangeal Degenerative Joint Disease After First Metatarsophalangeal Joint Arthrodesis: A Retrospective Radiographic Analysis. Foot Ankle Spec 2019; 12(4):357–62.

[60] Myerson MS, Schon LC, McGuigan FX, et al. Result of Arthrodesis of the Hallux Metatarsophalangeal Joint Using Bone Graft for Restoration of Length. Foot Ankle Int 2000;21(4):297–306.

[61] Burke JE, Shi GG, Wilke BK, et al. Allograft Interposition Bone Graft for First Metatarsal Phalangeal Arthrodesis: Salvage After Bone Loss and Shortening of the First Ray. Foot Ankle Int 2021.10711007211001032.

[62] Mao DW, Zheng C, Amatullah NN, et al. Salvage arthrodesis for failed first metatarsophalangeal joint arthroplasty: A network meta-analysis. Foot Ankle Surg Off J Eur Soc Foot Ankle Surg 2020;26(6):614–23.

# 第 3 章　足踝手术并发症管理
## Managing Complications of Foot and Ankle Surgery: Hallux Valgus

Hans-Jörg Trnka　著

## 本章要点

- 系统性文献回顾显示，2.1% 跗外翻手术因为并发症需要翻修。
- 青少年跗外翻患者的复发率高于成年患者。
- 术后即发跗内翻的概率上升至 13%。
- 随着第一跖骨近端截骨术数量增多，其背屈畸形风险的发生概率也增高。

## 关键词

跗外翻，并发症，跗内翻，骨缺血性坏死，畸形愈合，跗外翻复发

目前，跗外翻最常见且影响足功能，导致足症状的一类畸形。东京杏林大学的 Kato 和 Watanabe 认为现代的生活方式是导致跗外翻发展的重要影响因素[1]。尽管欧洲在 19 世纪就对跗外翻矫形术进行过报道，然而 Kato 和 Watanabe 直到 1981 年才报道过跗外翻手术病例，因为 1972 年之前他们科室因为缺少有症状的跗外翻患者，并没有做过此类手术。1978 年，研究发现绳文时代（公元前 6000 至公元前 300 年）日本古人的足印没有跗外翻。上千年以来，日本传统的足饰是由木屐和将跗趾与其他足趾分开的分趾袜组成。随着西方皮鞋制造商增多，传统木屐工厂减少，跗外翻手术数量明显上升。

早期对于跗外翻矫形术的报道可追溯到 19 世纪中期。随着第一例跗外翻手术的报道，第一例跗外翻并发症的报道也相继而出。直到 1986 年，Riedel 把跖痛症描述为 Hueter 跖骨头切除术的并发症。事实上，Helal[2] 在 1981 年统计过，超过 150 多种技术应用于跗外翻治疗，从而导致大量的并发症发生。

对于并发症的报道，其发生率为 10%～55%[3]。大部分研究表明，早期的并发症占据其并发症的绝大多数，比如伤口及骨质的延迟愈合，伤口感染。

Barg 及其同事[4] 对于跗外翻外科术后后期预后不满意的文献做了一项系统性的研究。研究纳入了 1968—2016 年的 229 篇学术报道。跗外翻的手术中，52.6% 的患者接受的是远端截骨术，10.1% 的患者接受的是近端截骨术，8.0% 的患者接受的是跖骨干的截骨手术。因为并发症而需要翻修的患者平均为 2.1%。

Lagaay 及其同事[5] 就跗外翻初次手术后因并发症需要翻修病例进行了多中心回顾性研究。共纳入 646 例跗外翻手术患者，其中 270 例手术患者接受的是改良的 Chevron-Austin 截骨术，342 例手术患者接受的是改良的 Lapidus 截骨术，34 例

手术患者接受的是闭合的跖骨基底部截骨术，所有的患者因并发症而进行翻修手术均进行统计及对比。其中并发症包括姆外翻复发、获得性姆内翻、疼结形成、骨质不愈合、术后感染、截骨远端骨折块移位。3 种术式术后翻修率在统计学上无明显差异。接受 Chevron-Austin 截骨术的患者翻修率为 5.56%，接受闭合跖骨基底部截骨的患者翻修率为 8.82%，接受改良的 Lapidus 截骨术的患者翻修率为 8.19%。

在这篇文章中，作者概括了姆外翻畸形复发、姆内翻、畸形愈合及骨缺血性坏死（avascular necrosis，AVN）等并发症。

## 一、姆外翻畸形复发

Peabody 在 1931 年阐述过，接受过他手术的姆外翻畸形患者，矫形效果完美，没有复发。从那以后，有报道称姆外翻术后复发率达到 30%[6]。Austin 和 Leventen[7] 报道，对行 Chevron 截骨术的 300 例患者进行回顾，其中有 10% 的患者有复发。

Barg 及其同事[4] 报道过一项 Meta 分析，他们认为行近端跖骨截骨术的病例复发率为 9.3%（4.6%~15.5%），然而行跖跗关节融合术的病例复发率最低，为 1.7%（0.1%~5.1%）。

对于姆外翻术后复发主要的争议点是何时可定义为姆外翻复发。现在能接受的观点是，姆外翻角大于 20°[8] 并且第一、第二跖间角大于 10°，可定义为姆外翻复发。

现普遍认为导致姆外翻术后复发的原因是多因素的。有一点需要鉴别的是患者本身原因导致复发还是手术的原因导致复发[8-10]。因患者本身原因导致复发主要的原因是骨质发育不成熟，第一跖跗关节活动过大或者第一跖跗关节炎。第一跖骨远端关节面倾斜角（distal metatarsal articular angle，DMAA）增大而导致的复发被归纳为解剖因素。术后医从性不好及过多地穿高跟鞋导致的复发被归纳为社会因素。全身神经及肌肉功能失调而导致复发被归纳为全身性因素。外科手术因素是手术术式选择问题，手术技术因素包括固定

的方式，外科医生术中的处理情况[10]。

Scranton 及其同事在 1984 年[11] 发表过一篇报道，文章阐述了 31 名青少年病例，共行了 50 例姆外翻手术。其中 36% 的患者存在关节的过度活动，32% 存在第一跖列较长，他们矫形术后复发的概率分别为 56% 和 50%。

与手术相关的因素也是姆外翻复发的原因。不合适的手术方式的选择是一个严肃问题。一种手术方式无法很好地解决所有类型的姆外翻畸形。Roger Mann 在他的教材中试图建立一种算法，去区分不同阶段的姆外翻畸形。Axel Wanivenhaus 及其同事[12] 发表了澳洲足踝外科协会关于姆外翻手术决策的共识。为了防止姆外翻术后的复发及其并发症产生，他们认为，跖骨远端的截骨术（Chevron 和 Kramer）适用于轻度和中度的姆外翻畸形；跖骨干部（Scarf）截骨术和跖骨近端截骨术（新月形截骨术、Ludloff 截骨术、近端的 Chevron 截骨术）适用于重度的姆外翻畸形；Lapidus 关节融合术适用于存在第一跖跗关节炎，第一跖跗关节过度活动及跖间角超过 20° 的重度姆外翻畸形。

如果跖间角能得到较好的纠正，单纯困扰的是姆外翻角度较大，Akin 截骨术是不错的选项。在很多病例中，内侧关节囊的修复和紧缩术需要应用。特别是对于一些老年患者，因为姆外翻畸形而导致第二趾受压，小切口的 Akin 截骨术是不错的选择。

对于因 DMAA 角度增大所致的轻度姆外翻复发情况，推荐的是远端的类似于 Chevron 截骨术。内侧合适的楔形骨块切除并固定，从而纠正增大的 DMAA 角度（图 3-1）。

Scarf 截骨术是纠正姆外翻复发的非常有力的技术。Bock 及其同事[13] 在 2010 年报道过 35 例患者，有 39 只足行 Scarf 截骨术纠正姆外翻复发畸形。他们分别是 16 例（14 名患者）所行的 Keller 关节成形术，15 例（13 名患者）单纯的姆囊炎切除术，6 例跖骨远端截骨术（Chevron 和 Kammer）和 2 例 Scarf 截骨术。所有的跖趾关节活动及趾间关节活动的临床及影像学参数，均得到明显改善

（图 3-2）。Scarf 截骨术的禁忌证是已存在的跖趾关节炎、姆僵硬、姆趾活动度小于 40°，扬趾畸形及 Keller 关节成形术后第一趾的不稳定，第一跖趾关节不稳定，周围神经病变，血管疾病和 Charcot 关节。

　　大多数严重的姆外翻复发的病例中合并了第一跖跗关节不稳定，是行 Lapidus 关节融合术最佳的适应证。Lapidus 关节融合术最大的优势是近端跖跗关节融合具有较长的力臂，从而能够纠正较大的跖间角。另外，关节的融合能够避免第一跖列的旋转及移位[14]。然而，Lapidus 关节融合术纠正姆外翻术后复发其潜在的问题是，骨愈合的时间较其他跖骨截骨术要长。另外，还有一个问题是 Lapidus 关节融合术会导致第一跖骨过多短缩，从而导致转移性跖骨痛。Coetzee 及其同事认为，小于 0.5cm 的短缩可以忽略，短缩 0.5～1cm 可通过第一跖骨跖屈代偿。短缩超过 1cm 可通过考虑行 Weil 截骨术去短缩其他的跖骨[14]（图 3-3）。

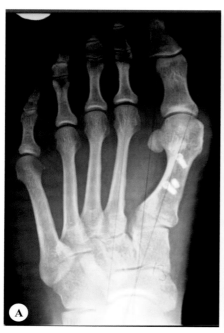
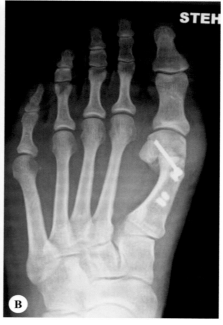

◀ 图 3-1　患者，31 岁，女性，Scarf 截骨术后姆外翻复发，进行了 Chevron 截骨切除矫形术

A. 术前足正位片；B. 术后足正位片

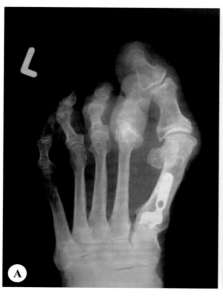
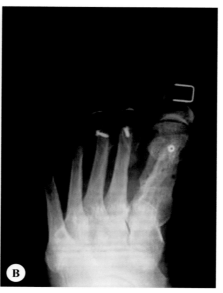

◀ 图 3-2　患者，64 岁，女性，近端截骨矫形术后姆外翻复发并伴发转移性跖骨痛。患者行 Scarf 截骨术，Akin 截骨术，第二、第三跖骨远端的 Weil 截骨术，第二、第三近端趾间关节成形术

A. 术前足正位片；B. 术后足正位片

对于严重的姆外翻术后复发另一种手术方式是行第一跖趾关节融合，其指征是姆外翻合并姆僵硬（关节炎），或者是跖骨头脱位。

Silver 介绍过，行经皮用磨钻的姆囊炎切除术常常导致严重的姆外翻畸形复发[15]。过多的内侧跖骨头的切除会导致内侧关节囊的不稳定，从而导致关节的不匹配。这些病例的难点既要有足够多的骨接触又要避免跖骨头过多切除（图 3-4）。

Keller-Brandes 术是另一种导致严重的姆外翻畸形复发的术式。对于严重跖骨内翻病例及年轻活动较多并行关节成形术的患者具有很高的复发率[16]。对于失败的 Keller 手术的翻修对于外科医生具有很大的挑战。Coughlin[17] 曾阐述过："失败的手术能补救的机会很少，我们所依赖的关节面切除术已经做过了。"

第一跖趾关节融合的内固定技术对于处理姆外翻复发经常具有挑战。虽然背屈形钢板合并融合端加压螺钉能收获满意的效果，然而经过小切口骨赘切除或者是行了 Keller 关节成形术病例，近端趾骨基底部较短难以达到满意的融合效果。在这些病例中，作者的经验是应用 2~3 枚 1.8~2.0mm 克氏针于厚的骨质处固定能提高融合的效率。

Garcia-Ortez 及其同事[18] 将 29 例原发手术行跖趾关节融合的病例与 34 例姆外翻术后复发而行跖趾关节融合的病例进行对比。他们发现应用钢板和拉力螺钉治疗与交叉螺钉治疗，这两类方式融合率没有明显的不同。

Machacek 及其同事[16] 将 Keller-Brandes 术失败后病例行第一跖趾关节融合和多次关节成形术进行对比。29 例中有 23 例行第一跖趾关节融合术，患者获得满意效果，而 18 例病例中有 11 例行多次关节成形术均无满意的效果。据 McKeever 最近的报道，正确的位置及有效的融合是关键，何种手术方式并不是最重要的[16]。Coughlin[17] 回顾 11 例 Keller-Brandes 术失败后做了 16 例跖趾关节融合术的患者，应用克氏针融合非常可靠，所有的患者效果非常满意。

## 二、姆内翻

据报道，姆外翻术后导致姆内翻发病率为 2%~13%[19]。姆内翻的发生是因为软组织及骨质的不平衡，而导致常规的维持跖趾关节的肌腱力量向内翻畸形。姆外翻术后导致姆内翻的原因有：腓侧籽骨的移位、内侧关节囊的过度紧缩、内侧骨质的过度去除、第一跖骨远端关节面角度过度纠正、外侧及跖侧软组织过度松解、术后过度的绷带包扎。姆内翻的患者通常自诉外形难看，很

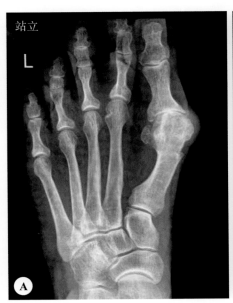

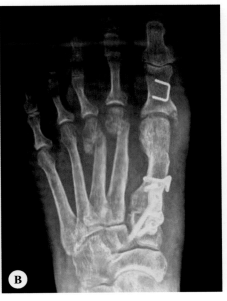

◀ 图 3-3　患者，62 岁，女性，姆外翻行 Kramer 截骨术畸形复发并伴转移性跖骨痛。该病例行了翻修手术，Lapidus 融合术，Akin 截骨术，第二、第三跖骨远端小切口截骨术
A. 术前的足正位片；B. 术后的足正位片

难穿鞋及疼痛。

　　蹬内翻畸形需要区分柔软型和僵硬型。另外，检查趾间关节活动状态，关节间隙是否变小，以评估活动畸形、关节炎及骨畸形。Trnka 及其同事[20] 随访过 16 名患者中的 19 例蹬内翻，认为只有严重的蹬内翻角（16°～24°）的蹬内翻畸形患者才存在临床问题，影像学上蹬内翻不严重的患者不存在临床问题。

　　如果蹬内翻畸形早期发现，软组织问题所导致的蹬内翻只需予以紧缩的绷带纠正至外翻位置即可。跖骨头的移位需早期发现，根据 Skalley 及其同事[21] 的非手术治疗经验，54 名患者中只有 12 例（22%）在这种情况下能成功。

　　对于蹬内翻畸形的治疗指南很重要，Bevernage 和 Leemrijse[22] 正试图去建立类似的标准。

　　对于轻度畸形的蹬内翻，第一步是松解内侧关节囊，可以予以 V-Y 延长术。如果内侧关节囊松解后，前足应力试验蹬内翻的位置能够纠正，其他的治疗就不需要。另一部是重建外侧关节囊的稳定性。可以动态地肌腱转位和静态的肌腱加

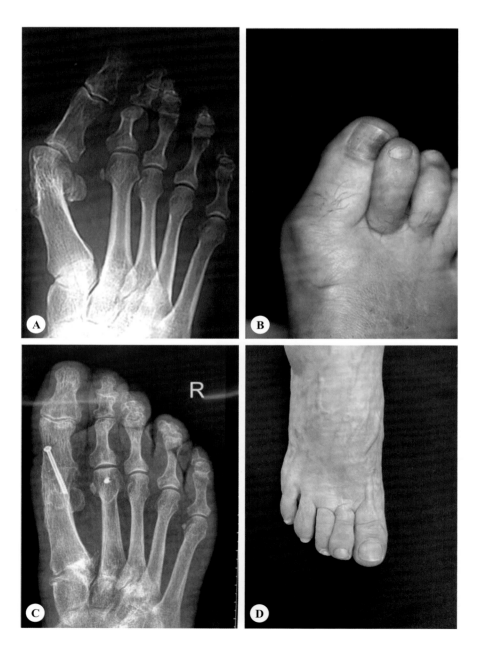

◀ 图 3-4　患者，45 岁，女性，小切口蹬囊炎切除术后蹬外翻畸形复发，行第一跖趾关节融合翻修术后 22 年复查
A. 术前足正位 X 线片；B. 术前足部外观照；C. 术后足正位 X 线片；D. 术后足部外观照

固，从而替代不完整的外侧韧带复合体（图 3-5）。

　　蹞展肌、蹞短伸肌及蹞长伸肌的转位可应用于蹞内翻畸形的治疗。肌腱转位具有动态纠正畸形的能力。

　　Hawkins 描述过蹞展肌转位术[23]。肌腱从近端趾骨基底部松解下来，通过跖间韧带，锚定至近端趾骨外侧基底部。

　　当应用蹞长伸肌腱进行转位时，可将其整体或者是部分进行转位。肌腱自远端的附着点松解，于第一跖间韧带下方导入，在近端趾骨的跖外侧面予以附着连接[24]。

　　韧带固定术能够提供静态的纠正力。在这些病例中，蹞短伸肌腱及蹞展肌腱均可以应用。蹞展肌转位一般只需要其 1/3 的宽度，于内侧籽骨处彻底松解，穿入两条骨隧道，近端趾骨由内向外穿入，再于第一跖骨由外向内穿入，予以固定。还有的选项是蹞短伸肌腱，于腱鞘中将其横断，将其移至外侧，向跖侧穿入跖间韧带，固定于第一跖骨由外向内的骨隧道中。

　　Plovanich 及其同事[25]对软组织松解及肌腱转位的可持续性进行了综述，8 篇研究表明，有 16.2% 的并发症概率（11/68）及 4.4% 的复发概率（3/68）（图 3-5）。

　　小的带线纽扣装置可作为肌腱移植以稳定外侧关节囊的一种可靠选择[26]。在趾骨近端及第一跖骨建立骨隧道，该装置从近端开始依次通过骨隧道至矩形的纽扣固定于近端趾骨处。待足畸形恢复后，牵拉带扣线并将其固定于第一跖骨近端

内侧的圆形纽扣上。

　　如果蹞内翻畸形是因为跖骨过度纠正致跖间角至 0° 或负角度，或者是远端截骨外移过多，或者是跖骨远端的畸形愈合，截骨手术是必要的。

　　Bilotti[27]、Choi[28] 和 Lee[29] 描述过反向 Chevron 截骨术。Choi 及其同事回顾了 19 例获得性蹞内翻而行跖骨远端反向 Chevron 截骨术的患者。19 名患者中，有 11 例（58%）能得到非常满意的效果，7 例（37%）能得到满意的效果，1 例（5%）不满意。这些患者在 AOFAS 评分及平均蹞外翻角（Hallux valgus angle，HVA）均得到满意的改善，HVA 从术前的 –11.6°（–26°～15°）改善至术后最后一次随访的 4.7°（–2°～20°，$P < 0.1$）（图 3-6）。

　　Kannegieter[30] 回顾了 Scarf 截骨术结合反向 Akin 截骨术治疗蹞内翻，即分步骤进行软组织松解后行截骨术。5 名患者进行了平均 38 个月的随访，可见蹞外翻角改善了 10°～11°，跖间角改善了 5°～9°，术后均得到满意的效果。

　　僵硬型的蹞内翻畸形可通过第一跖趾关节融合进行处理。少许病例需要行趾骨外侧闭合楔形截骨（反向 Akin 截骨术）。根据个人经验，第一跖趾关节融合需要坚强的内固定。趾骨头的骨质少并稀松，单纯的螺钉固定容易失效。在这些病例中，背侧的钢板结合斜形的加压螺钉能得到满意的固定效果（图 3-7）。

## 三、畸形愈合

　　蹞外翻的截骨手术及 Lapidus 融合术易导致获

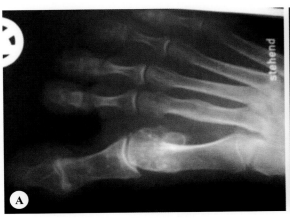
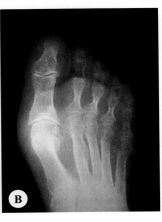

◀ 图 3-5　患者，61 岁，女性，因 Austin 截骨术而导致柔软性的蹞内翻，行内侧软组织松解及外侧软组织折叠紧缩术
A. 术前的足正位片；B. 术后的 X 线片

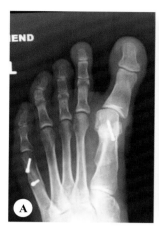
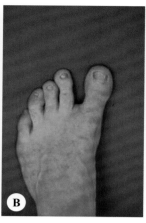
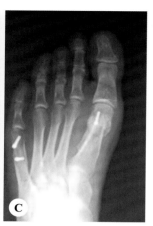

◀ 图 3-6 患者，46 岁，女性，行 **Scarf** 截骨术后致柔软性跗内翻和转移性跖骨痛。行反向 **Chevron** 截骨术（予以骨块重建内侧结构），联合反向 **Akin** 截骨术及第二、第三跖骨截骨短缩术

A. 术前的足正位片；B. 术前的外观照；C. 术后的 X 线片

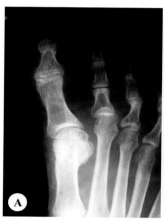
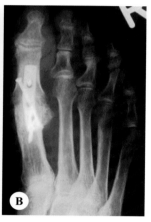

▲ 图 3-7 患者，69 岁，女性，**Chevron** 截骨术后僵硬型跗内翻

A. 术前足正位片；B. 跖趾关节融合进行翻修

得性的第一跖骨背伸及跖屈的畸形愈合。特别是跖骨远端的截骨术，跖骨头关节面的内外翻容易发生。任何截骨术均容易导致跖骨的短缩，但是第一跖骨短缩过多容易导致较大的问题，最终致转移性跖骨痛。

第一跖骨头轻度的跖屈是为了代偿截骨术而导致第一跖骨短缩。然而跖骨头过多的跖屈会导致籽骨疼痛及第一跖趾关节炎产生。予以跖骨头矫形器及术中将第一跖骨头下方切除可以缓解这一症状。在很多严重畸形的病例中，第一跖骨背侧闭合楔形截骨能得到满意的结果。

足第一序列抬高在临床上很常见。背伸畸形会导致转移性跖骨痛，甚至是跖楔关节炎。跖骨近端截骨术很高概率导致背伸畸形愈合。报道

里描述有 28% 的发病率[31]。在这些病例中，跖骨背侧开放楔形截骨伴植骨是治疗的一种选择（图 3-8）。

远端跖骨头截骨术后，关节面的内翻及外翻畸形，会导致跖趾关节不匹配、疼痛且跖屈活动度的丢失。这些病例中，远端截骨矫形术显得很有必要。术前计划对于畸形的分级评估及需要纠正的角度是必要的。从背侧至跖侧的新月形或 V 形截骨可以应用（图 3-9）。

大部分跗外翻手术致第一跖骨短缩发生率并不明确。Trnka[32] 报道过近端跖骨闭合楔形截骨术患者平均短缩 5mm。第一跖骨短缩也会导致其他的并发症，比如跖骨背伸畸形愈合。短缩程度不同可予以短缩其他跖骨（Weil 截骨术）或者延长第一跖骨予以处理。Goldberg 和 Singh[33] 建议阶梯式 Scarf 延长截骨术。截骨端进行分离可延长 1cm 的长度；Singh 在随访的 16 名患者中得以证实[34]。10mm 的延长能够成功地缓解症状，延长 8mm 只能缓解 50% 的症状。

## 四、骨缺血性坏死

早期报道第一跖骨远端截骨术合并外侧软组织松解会增大骨缺血性坏死的概率。Jahss、Mann 和 Meier 认为骨缺血性坏死常合并外侧软组织松解术，其坏死率高达 40%[35-37]。

Mann 和 Meier 报道的是小样本的骨缺血坏死率。Wallace[38] 研究过 13 952 例截骨术后骨缺血坏

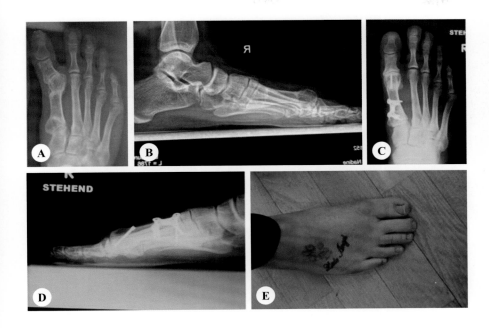

◀ 图 3-8　患者，21 岁，女性，因行跖骨微创双截骨术而致跖骨远端背伸畸形愈合及踇内翻畸形
A. 术前足正位 X 线片；B. 术前足侧位 X 线片；C. 行反向 Chevron 截骨术（跖骨远端内侧予以骨块重建）及跖侧截骨翻修；D. 术后侧位 X 线片；E. 随访时外观照

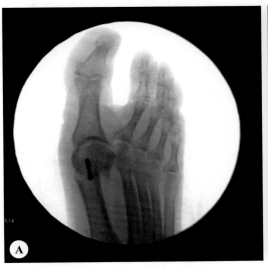

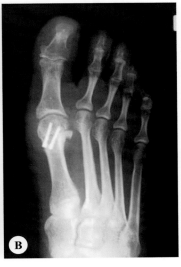

◀ 图 3-9　患者，50 岁，女性，行 Austin 截骨术后跖骨头外翻畸形愈合 2 个月，行远端旋转截骨术治疗
A. 术前 X 线片；B. 术后随访 X 线片

死率。坏死率为 0.11%，Chevron/Austin 截骨的坏死率为 0.164%。

部分缺血性坏死病例通常是无症状的，但会导致继发性的关节炎。疼痛及大面积的缺血坏死需要外科手术干预。关节植骨融合术是一种选择[39]（图 3-10）。

### 结论

踇外翻畸形矫形术在外科手术中很常见。手术量多并发症也常见。并发症的治疗需要术前计划及选择正确的手术方式。一旦并发症发生，无论是畸形复发、踇内翻、畸形愈合、骨缺血性坏死，进行手术计划时需考虑患者的个体需求。

### 临床要点

➢ 选择合适的治疗方式是避免踇外翻术后并发症的第一步。

➢ 一种手术方式不能解决所有的踇外翻畸形。

➢ Lapidus 融合术和第一跖趾关节融合术是治疗踇外翻术后复发的最终方式。

➢ 踇外翻角小于 15° 的柔软型获得性踇内翻畸

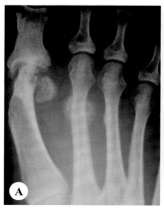
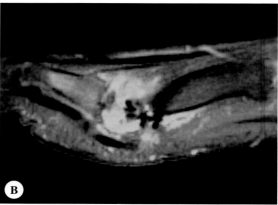

◀ 图 3-10　患者，47岁，女性，行 Chevron 截骨术后骨缺血性坏死，行髂骨骨块植骨融合翻修术

A. 术前 X 线片；B. 术前 MRI；C. 术后 1 年随访 X 线片；D. 术后 1 年随访外观照

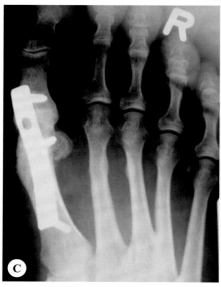
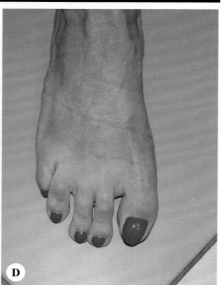

形可通过反向 Chevron 截骨术及软组织松解术予以纠正。

➤ 蹞外翻角大于 15° 的僵硬型获得性蹞内翻畸

形，第一跖趾关节融合术是其选择。

➤ 第一跖骨畸形愈合，首要的目标是纠正畸形本身，而不是处理其他跖骨。

# 参考文献

[1] Kato T, Watanabe S. The etiology of hallux valgus in Japan. Clin Orthop 1981;157: 78–81.

[2] Helal B, Gupta SK, Gojaseni P. Surgery for adolescent hallux valgus. Acta Orthop Scand 1974;45:271–95.

[3] Lehman DE. Salvage of complications of hallux valgus surgery. Foot Ankle Clin 2003;8:15–35.

[4] Barg A, Harmer JR, Presson AP, et al. Unfavorable outcomes following surgical treatment of hallux valgus deformity: a systematic literature review. J Bone Joint Surg Am 2018;100:1563–73.

[5] Lagaay PM, Hamilton GA, Ford LA, et al. Rates of revision surgery using Chevron- Austin osteotomy, Lapidus arthrodesis, and closing base wedge osteotomy for correction of hallux valgus deformity. J Foot Ankle Surg 2008;47:267–72.

[6] Bock P, Lanz U, Kroner A, et al. The Scarf osteotomy: a salvage procedure for recurrent hallux valgus in selected cases. Clin Orthop Relat Res 2010;468: 2177–87.

[7] Austin DW, Leventen EO. A new osteotomy for hallux valgus: a horizontally directed "V" displacement osteotomy of the metatarsal head for hallux valgus and primus varus. Clin Orthop 1981;157:25–30.

[8] Baravarian B, Ben-Ad R. Revision hallux valgus: causes and correction options. Clin Podiatr Med Surg 2014;31:291–8.

[9] Belczyk R, Stapleton JJ, Grossman JP, et al. Complications and revisional hallux valgus surgery. Clin Podiatr Med Surg 2009;26:475–84. Table of Contents.

[10] Raikin SM, Miller AG, Daniel J. Recurrence of hallux valgus: a review. Foot Ankle Clin 2014;19:259–74.

[11] Scranton PE Jr. Adolescent bunions: diagnosis and management. Pediatr Ann 1982;11:518–20.

[12] Wanivenhaus A, Bock P, Gruber F, et al. [Deformity-associated treatment of the hallux valgus complex]. Orthopade 2009;38:1117–26.

[13] Bock P, Kluger R, Kristen KH, et al. The scarf osteotomy with minimally invasive lateral release for treatment of hallux valgus deformity: intermediate and longterm results. J Bone Joint Surg Am 2015;97:1238–45.

[14] Coetzee JC, Resig SG, Kuskowski M, et al. The Lapidus procedure as salvage after failed surgical treatment of hallux valgus: a prospective cohort study. J Bone Joint Surg Am 2003;85–A:60–5.

[15] Steinbock G, Leder K. [The Akin-New method for surgery of hallux valgus. 1-year results of a covered surgical method]. Z Orthop Ihre Grenzgeb 1988;126:420–4.

[16] Machacek F Jr, Easley ME, Gruber F, et al. Salvage of a failed Keller resection arthroplasty. J Bone Joint Surg Am 2004;86:1131–8.

[17] Coughlin MJ, Mann RA. Arthrodesis of the first metatarsophalangeal joint as salvage for the failed Keller procedure. J Bone Joint Surg Am 1987;69:68–75.

[18] Garcia-Ortiz MT, Talavera-Gosalbez JJ, Moril-Penalver L, et al. First metatarsophalangeal arthrodesis after failed distal chevron osteotomy for hallux valgus. Foot Ankle Int 2021;42:425–30.

[19] Donley BG. Acquired hallux varus. Foot Ankle Int 1997;18:586–92.

[20] Trnka HJ, Zettl R, Hungerford M, et al. Acquired hallux varus and clinical tolerability. Foot Ankle Int 1997;18:593–7.

[21] Skalley TC, Myerson MS. The operative treatment of acquired hallux varus. Clin Orthop Relat Res 1994;306:183–91.

[22] Bevernage BD, Leemrijse T. Hallux varus: classification and treatment. Foot Ankle Clin 2009;14:51–65.

[23] Hawkins FB. Acquired hallux varus: cause, prevention and correction. Clin Orthop Relat Res 1971;76:169–76.

[24] Crawford MD, Patel J, Giza E. Iatrogenic hallux varus treatment algorithm. Foot Ankle Clin 2014;19:371–84.

[25] Plovanich EJ, Donnenwerth MP, Abicht BP, et al. Failure after soft-tissue release with tendon transfer for flexible iatrogenic hallux varus: a systematic review. J Foot Ankle Surg 2012;51:195–7.

[26] Pappas AJ, Anderson RB. Management of acquired hallux varus with an Endobutton. Tech Foot Ankle Surg 2008;7:134–8.

[27] Bilotti MA, Caprioli R, Testa J, et al. Reverse Austin osteotomy for correction of hallux varus. J Foot Surg 1987;26:51–5.

[28] Choi KJ, Lee HS, Yoon YS, et al. Distal metatarsal osteotomy for hallux varus following surgery for hallux valgus. J Bone Joint Surg Br 2011;93:1079–83.

[29] Lee K, Park Y, Young K. Reverse distal chevron osteotomy to treat iatrogenic hallux varus after overcorrection of the intermetatarsal 1–2 angle: technical tip. Foot Ankle Int 2011;32:89–91.

[30] Kannegieter E, Kilmartin TE. The combined reverse scarf and opening wedge osteotomy of the proximal phalanx for the treatment of iatrogenic hallux varus. Foot (Edinb ) 2011;21:88–91.

[31] Zettl R, Trnka HJ, Easley M, et al. Moderate to severe hallux valgus deformity: correction with proximal crescentic osteotomy and distal soft-tissue release. Arch Orthop Trauma Surg 2000;120:397–402.

[32] Trnka HJ, Muhlbauer M, Zembsch A, et al. Basal closing wedge osteotomy for correction of hallux valgus and metatarsus primus varus: 10– to 22–year followup. Foot Ankle Int 1999;20:171–7.

[33] Goldberg A, Singh D. Treatment of shortening following hallux valgus surgery. Foot Ankle Clin 2014;19:309–16.

[34] Singh D, Dudkiewicz I. Lengthening of the shortened first metatarsal after Wilson's osteotomy for hallux valgus. J Bone Joint Surg Br 2009;91:1583–6.

[35] Jahss MH. Hallux valgus: further considerations–the first metatarsal head. Foot Ankle 1981;2:1–4.

[36] Mann RA. Complications associated with the Chevron osteotomy. Foot Ankle 1982;3:125–9.

[37] Meier PJ, Kenzora JE. The risks and benefits of distal first metatarsal osteotomies. Foot Ankle 1985;6:7–17.

[38] Wallace GF, Bellacosa R, Mancuso JE. Avascular necrosis following distal first metatarsal osteotomies: a survey. J Foot Ankle Surg 1994;33:167–72.

[39] Petroutsas J, Easley M, Trnka HJ. Modified bone block distraction arthrodesis of the hallux metatarsophalangeal joint. Foot Ankle Int 2006;27:299–302.

# 第 4 章 Lisfranc 损伤及中足损伤术后失败的补救
## Salvage of Failed Lisfranc/Midfoot Injuries

Michael Swords　Arthur Manoli II　Arthur Manoli III　著

### 本章要点

- Lisfranc 损伤一般比较轻微，但是漏诊后会导致明显的残疾。
- 漏诊的损伤会导致疼痛，功能丧失及足部的畸形。
- 成功的补救手术应解决导致手术失败的所有因素。

### 关键词

Lisfranc 损伤，跗跖关节，骨折，关节融合，晚期治疗

Lisfranc 损伤或中足损伤失败的处理会导致一系列不同的临床症状。这种损伤一般比较少见，占所有骨折及脱位患者 0.1%～0.4% [1]。Lisfranc 损伤也被称为跗跖关节（tarsometatarsal，TMT）损伤，一般比较轻微，早期漏诊及误诊率占所有病例的 20% [2-4]。另外，一些移位比较小的损伤，经常被非手术治疗，最终可能会发展成晚期的不稳定。导致 Lisfranc 损伤范围很广，可以是轻微的韧带扭伤，也可以是严重的高能量撞击伤。以往的学术研究证实，予以 Lisfranc 损伤病例行切开复位内固定（open reduction internal fixation，ORIF）手术或者是初期的关节融合术（primary arthrodesis，PA）可使其解剖复位，从而达到好的效果 [5-7]。复位不良，缺乏必要的稳定性，软组织较差而导致伤口愈合问题及感染，均会导致治疗的失败。Zwipp [8] 评估了因 Lisfranc 损伤导致其畸形及创伤后关节炎的原因。1/3 病例是因为漏诊，其他 2/3 的病例是因为闭合复位失败或是不恰当的使用克氏针技术 [8]。创伤后关节炎也存在发生概率，即使心解剖

复位及专家级的手术处理。很多的术后康复处理不当也会导致失败或发生并发症。

## 一、导致康复不好的术后不恰当行为

### （一）不遵从负重的限制

在计划进行跗跖关节损伤术后翻修时，Frank 与患者讨论，归结于术后失败的原因是术后的不恰当行为。许多外科医生注意到一些活跃的患者并没有遵从术后限制，但也存在其他的因素。患者可能缺少条件去遵从严格的负重限制，因为经济压力，因伤而失去薪水，需要做家务，或是缺乏合适的环境而无法遵从术后的恢复项目。如果条件无法满足，术后不负重就无法遵从，从而会导致并发症及欠佳的治疗效果。外科手术此时就应该延期，直到患者可以协调资源和获得帮助，从而能够遵从术后的限制要求，或等到有朋友或是家人能够提供照顾，到一个合适的可以遵从术后医嘱的环境或去专门的康复中心。一些康复中心可提供个性化的物理治疗，职业康复，大众康

复及其他要求。这些工作需要时间，而且对于术后结果的好坏起重要的作用。

### （二）术后早期不遵从功能锻炼

挽救和翻修手术经常是通过原切口进行的。术后的皮肤活动度较差，相对于正常的皮肤其耐受肿胀能力较差。因此，相对于相同位置正常的足，其翻修术后切口并发症概率更高。大量对患者的宣教是有必要的，可以指导患者遵从术后康复方案，从而减轻术后肿胀。患者需要明白，在执行促进伤口愈合的方案中，他们自己起到很重要的作用。术后制动可以避免肿胀的发生。术后可以立即予以一个包裹良好的支具制动。不同于管状石膏及骨折靴，支具可以承受肢体术后肿胀的变化。

### （三）使用尼古丁

可以尽一切可能地尝试让患者术后停止尼古丁的摄入。术前患者的筛查需要完善，包括患者原始损伤的治疗，从而明确晚期的翻修手术是否

必要；记录及归类相关的风险是有必要的。尼古丁的使用被证实会增加术后并发症风险的概率，包括伤口的延迟愈合，骨折的不愈合，浅表及深部的感染[9-12]（图 4-1）。另外，较差的功能评分往往合并了尼古丁的使用[13, 14]。不同于急性创伤的处理，晚期挽救或重建手术允许患者有足够的时间去改善其行为方式。相对于其他人群，吸烟在创伤骨科人群中非常常见[9, 10, 15, 16]。自述吸烟状况在创伤骨科患者中认为比较真实，只有13%的患者误报其吸烟状况[17]。没有保险而误报吸烟史患者是其他患者误报数量的3倍。如果患者吸烟，需告知患者其手术风险的概率会增高。简短地告知患者戒烟后的收益与频繁告知效果相当[18]。创伤后及任何相关并发症的管理，频繁地介入健康护理干预，与提醒戒烟的重要性需保持一致。Matuszewksi 及其同事[19]发现，48%的创伤患者戒除尼古丁能明显得到收益。尽管有尼古丁测试，但作者并不使用其作为术前评估。正确的尼古丁用药记录、恰当地规劝戒烟适用于所有患者。

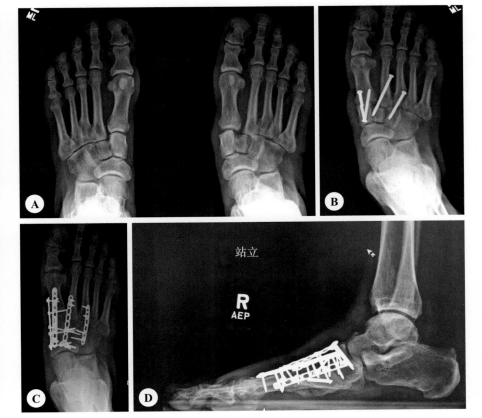

◀ 图 4-1　患者，42 岁，男性，因机动车事故致右足损伤
A. 行切开复位内固定术；B. 因患者每天吸两包烟，出现不愈合；C 和 D. 随后成功进行了翻修手术，措施包括复位、钢板固定、植骨，并要求患者戒烟

## 二、评估要素

### （一）病史

对于 Lisfranc 或跖跗关节损伤需要行翻修手术的患者，早期全面的评估非常重要，能正确指导成功的翻修手术策略。整个病史采集是评估的一部分。因为 Lisfranc 损伤少见，有时比较轻微，所以经常漏诊。如果让患者回想其足感觉不正常的过程，很多患者都能清晰地回想其受伤的时间及受伤机制。功能的改变非常明显，比如不能负重，或者一般活动很轻微，但剧烈活动时会持续疼痛。对于询问足的形状是否改变也很重要。不稳定会导致足形状的改变，包括丧失足弓、前足外展、鞋子合脚度改变、新的胼胝形成。并发症的询问，包括神经病史、糖尿病史及循环功能障碍都需被采集。如果患者有早期手术，需要其早期手术的影像学资料，包括术前术后的资料、手术记录及内植物的相关信息，这些在病史里都很重要。

### （二）体格检查

所有的患者需要对其足和踝部进行一个标准的评估。一些严重的患者，其畸形是非常明显的，这在平时并不常见。通常，检查结果是很轻微的，并且需要认真地检查。患者需要站立时观察。从前方观察时，我们需要结合前后位 X 线片观察其内侧柱是否处于正确的力线；第一跖列相对于后足是平行还是外展；第一跖骨线旋转是否与足的长轴一致。当观察足内侧时，相对于健侧评估患侧足弓高度非常重要。从后方观察后足，力线很重要。不稳定的内侧柱会导致平足的出现，从而继发后足外翻。在一些病例中，中足不稳定的患者不能行单足站立提踵的动作，可能因为胫后肌腱或是弹簧韧带复合体的功能丧失。从外侧观察时，第一、二跖跗关节应该是一致的，Meary 角可以予以评估并与对侧足相对比。

活动过度或者不稳定的第一序列是足伤后期失稳的主要诱因（图 4-2）。检查其稳定性，一只手稳定其足的距舟关节，另一只手垂直地向跖侧活动第一跖趾关节；需要与对侧对比。除了足弓的活动，捻发音或摩擦感存在提示既往损伤。

任何异常的皮肤，特别是创伤后及手术伤口需要记录。完善的手术计划都要考虑术前存在的皮肤瘢痕。

### （三）影像学检查

#### 1. X 线检查

X 线检查很重要，它需要包括标准的负重前后位，侧位及斜位。射线需向尾部倾斜 20° 从而能拍摄到中足关节的影像。需认识正常的关节对位关系从而能够识别出力线不正常的情况。另外，需仔细地阅读 X 线，检查是否存在跖骨基底部撕脱类型的骨折，包括骰骨及跟骨前结节的压缩骨折，这些损伤也有导致中足不稳定的可能（图 4-3）。

(1) X 线前后位的正常关系

• 第一跖骨内侧缘需与内侧楔骨的内侧缘通过跖跗关节时对齐。

• 第一跖骨外侧缘与内侧楔骨的外侧缘对齐。

• 第二跖骨的内侧缘需与中间楔骨的内侧缘对齐。

• 第一跖骨与第二跖骨基底部的间隙应该与健侧足间隙一致。

(2) X 线斜位的正常关系

• 第三跖骨基底部的内侧缘需与外侧楔骨的内侧缘对齐。

• 第四楔骨的内侧缘需与骰骨的内侧缘对齐。

• 跟骰关节及骰骨与第四、第五跖骨的对应关系不能有移位或者撕脱性损伤。

(3) X 线侧位的正常关系

• 第一跖骨的上方皮质需与相对应的楔骨上方皮质对齐。

• 第一跖骨需与内侧楔骨对应，其关节间隙应存在并平衡，第一跖跗关节跖侧不能出现开口。

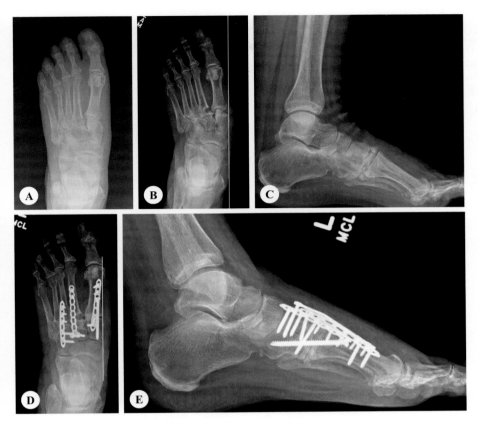

◀ 图 4-2　患者，72 岁，女性，滑倒并摔伤致足部骨折

A. 第一、第三跖跗关节轻微移位，合并第二跖骨基底部骨折；B 和 C. 给予患者非手术治疗，从而导致不稳定并移位，而致关节炎及足外翻；D 至 E. 翻修手术予以复位：三皮质髂骨楔形植骨于第一跖趾关节，第二跖骨不愈合处予以植骨，予以接骨板固定融合第一、第二、第三跖跗关节

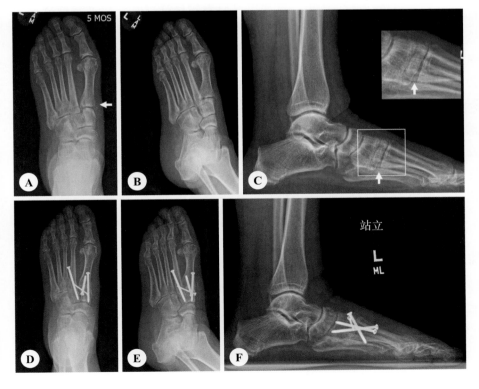

◀ 图 4-3　患者，30 岁，女性，受伤 5 个月的 X 线片

A. 正位 X 线片，图中箭示小的撕脱性骨折导致的不稳定；B. 斜位；C. 侧位 X 线片，图中箭示第一跖跗关节足底的间隙，同样导致的不稳定。D 至 F. 翻修手术予以复位并关节融合第一、第二和第三跖跗关节

### 2. MRI 检查

晚期的 MRI 检查可以证实韧带损伤、关节周围水肿、关节炎及陈旧性骨折的迹象。MRI 不适合评估是否存在不稳定的情况，因为其不能行负重位检查。另外，原手术的内植物会影响 MRI 检查，从而无法观察到某些部位。

### 3. CT 检查

对 Lisfranc 损伤术后翻修的评估及计划，CT 是非常有效的手段。CT 可评估其骨折、不愈合、关节损伤及关节炎，关节对位不良是最好的手段。最初的损伤随着时间的推移而丧失序列对位，而致不稳定的结果，在 CT 上均可发现。现代的负重位 CT 检查技术可以更好地评估负重位的情况。因为足是一个动态的结构，各结构对位的关节在有负荷下会明显不同，负重位 CT 的检查非常重要。

## 三、愈合概率

大多数研究关注的愈合概率区域是中足 Lapidus 融合术后的融合。Thompson 及其同事[20] 报道了两颗交叉螺钉固定融合第一跖跗关节，并予以植骨存在 4% 的不愈合率。这些患者均是优先选出来予以最优的治疗手段。尽管外科医生处理同样的关节，在不同的人群予以 Lisfranc 损伤翻修手术的方案都会存在一定的限制。理论上，翻修手术的患者有着更高的并发症风险，包括不愈合。一期手术不愈合、创伤性软组织损伤、多切口、力线对位不良及自身骨缺失均增加了不愈合风险。

## 四、固定装置的稳定性

需对第一跖跗关节固定后的稳定性评估，包括 Lisfranc 的结构及跗外翻后行 Lapidus 融合术后结构。如果没有骨质的丢失，背侧接骨板固定及两枚交叉螺钉固定并不存在差异性[21]。内侧基底部的接骨板固定是优于两枚交叉螺钉的固定[22]。尽管其符合生物力学，但其通常会激惹胫前肌腱的附着处。内侧和跖侧接骨板均比背侧接

骨板更具生物力学优势[23]。切开复位予以钢板或螺钉固定，不管是高能量还是低能量损伤，相比于克氏针固定，均具有更好的维持复位稳定性的优势[24]。

## 五、翻修手术前的处理关键

患者行翻修手术均需处理畸形或是不稳定，不管是漏诊还是原手术并发症导致的。软组织并发症、内植物的影响、感染在翻修手术前均需要分级处理。

### （一）内植物的保留

一些病例中，在内植物保留得少且不担心感染的情况下，内植物在翻修手术中还是被移除。如果考虑感染的可能，在进行翻修手术前，对患者的评估及治疗很重要。如果原手术内植物较多，移除内植物在手术计划中特别重要。去除内固定过程中，一些必要的骨与软组织活动是评估感染的必要手段。如果去除内植物后出现不稳定，重建恢复后可予以双边外固定支架固定。如果内固定移除后存在骨缺损，在移除内植物后行翻修手术前行 CT 检查，可准确评估其临床问题（图 4-4）。

### （二）软组织问题

如果患者在初次手术或受伤时便存在软组织问题，那在翻修手术前需确定合适的手术计划。浅表的软组织并发症可通过换药及负压装置引流予以处理。在行翻修手术前，皮肤愈合良好非常重要。如果软组织问题比较复杂或者全层皮瓣需要联合软组织复查及固定，需联合整形外科医生一同处理。

#### 1. 固定的目标

• 增强功能。
• 提供稳定性。
• 改善穿鞋的舒适性。

#### 2. 外科重建

在很多病例中，挽救手术包括相关的跖跗关节的融合。目标是重建正常的解剖关节，为中前

足在步态中提供可靠的连接。

### （三）切口

手术切口常为足背侧双切口，一个背内侧的切口及一个背外侧切口，或者是一个内侧切口联合背外侧切口。

背内侧切口进入的间隙在姆长伸肌和姆短伸肌之间进入。如果重建需要合并舟楔关节。切口需要延伸至近端。需要较好地护理防止伤口愈合过程中软组织问题。这个切口需要能观察到第一和第二跖跗关节。可以向背侧牵拉足背血管神经束来暴露第二跖跗关节，或者也可以在血管神经束顶部将其分开，将其向第二跖跗关节外侧牵拉。

背外侧切口用于显露及重建第三跖跗关节，如果有必要，第四跖跗关节也可以显露。可以在 C 臂透视斜位下予以工具标志确定切口的位置。需小心进入切口以避免损伤足背侧肌腱的结构。腓浅神经的终末端常在此切口碰到，需小心保护。

当行背内侧切口存在伤口愈合并发症的情况时，内侧切口是较好的选择。在个体存在感染史、切口愈合问题及术后瘢痕影响时，此切口具备优势。第一和第二跖跗关节可通过此切口处理，内侧基底部内植物，包括接骨板，可通过此切口固定。如果需行背侧拉力螺钉或位置螺钉时，在此切口复位后可经皮行内固定术（图 4-5）。

外侧切口在一些病例中可以暴露跟骰关节。如果原始损伤合并骰骨及跟骨前结节骨折，会出

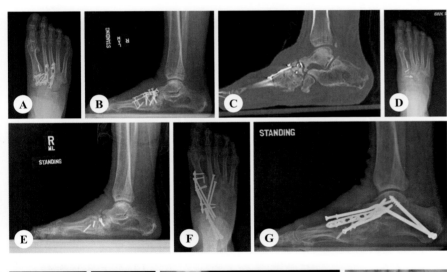

◀ 图 4-4　在移除内植物后，翻修手术前行 CT 检查，可以显示 Lisfranc 损伤后固定失败及不愈合 A. 正位；B. 侧位；C. CT 检查显示内固定破皮质而导致距舟关节明显畸形，存在内固定移除后足弓塌陷，严重的距舟关节及舟楔关节炎；D. 正位；E. 侧位，术后 CT 检查显示患者翻修手术治疗予以复位延长内侧柱并予以融合，距下关节融合；F. 正位；G. 侧位

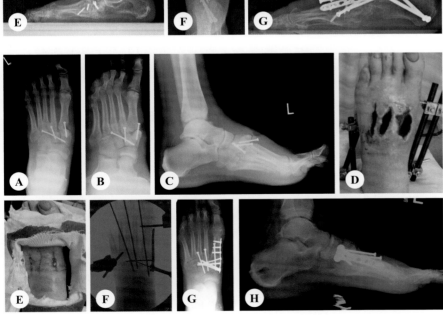

◀ 图 4-5　正位（A）、斜位（B）和侧位（C）显示机动车事故导致 Lisfranc 损伤后手术复位不良而致不愈合。患者还存在伤口感染的问题（D）。患者予以内固定去除，清创，负压引流，外固定支架固定及抗生素治疗伤口感染（E）。中足的融合手术是延迟至伤口愈合的基础上行内侧接骨板固定融合第一跖跗关节，及第二、第三跖跗关节小切口螺钉固定（F）。正位（G）和侧位（H）显示成功行融合手术后恢复正常的序列

现创伤后关节炎，需要在翻修手术时行跟骰关节融合。另外，一些病例存在外侧柱短缩，需要进行结构性植骨重建外侧柱长度。植骨物可通过垂直的截骨口植入骰骨及跟骨前结节内。如果必须融合跟骰关节，在融合手术时可植骨。

## 六、作者推荐的技术

大部分的翻修手术是予以融合术去处理不稳定和合并序列对位不良。大部分病例中是运用背内侧切口及背外侧切口。切开暴露至第一跖跗关节后，需评估内侧楔骨与足舟骨，内侧楔骨与中间楔骨的稳定性。目标是将足不稳定的结构复位并固定至稳定。小的骨剥可以插入各关节内予以复位。增大的关节间隙意味着不稳定。每一块楔骨是呈连续排列的关节面，从而对应着足舟骨远端的关节面，如果存在不稳定，需要解剖复位并克氏针固定。如果存在骨缺失，可予以全螺纹的螺钉维持其力线及长度。之后再评估楔骨间关节的情况，如果存在不稳定需复位固定。

以上关节复位并稳定后，开始复位跖跗关节。首先复位第一跖跗关节。第二跖跗关节软骨的边缘可见非常明显的表现，其软骨线背侧并向下延伸至内侧关节面，这可作为评估其直接复位的标志。关节复位后可予以克氏针临时固定。点状复位钳一边的尖端通过经皮切口放置内侧楔骨，另一个尖端放置在第二跖骨基底部的外侧。复位钳可以帮助复位，使第二跖骨基底部复位至第一跖骨基底部和内侧楔骨处。复位后同样予以克氏针固定。通过背外侧切口暴露第三跖跗关节，活动其跖骨基底部并复位至正常的楔骨序列中。如果需要，同样可以用点状复位钳。所有的关节复位后，每个关节需行融合术。克氏针移除后，可运用小的复位凿去除软骨。去除背侧软骨边缘防止背侧愈合不良，提供背伸活动检查其复位质量。软骨下骨予以羽毛化处理，多处钻孔予以提供血管愈合反应。关节面处理后，再次予以克氏针临时固定；这些操作反复在各关节进行，从而使力线和序列得到好的维持。

所有的关节处理准备好后，从第一跖跗关节开始固定，从而稳定内侧柱。完成后，予以第二跖跗关节内固定。手术固定从内至外延伸至所有需要固定的关节。第四和第五跖跗关节是动态的，需在步态行走中适应不同的平面。所有的处理方式是为了避免融合这些重要的关节。如果有必要，第四、第五跖跗关节可予以临时固定，一般用克氏针固定，几乎不用螺钉或者桥接板，术后大概固定8周。待患者开始足负重时，去除这些内固定物。如果继发性创伤关节炎出现在第四、第五跖跗关节，双关节背侧的关节唇切除可以提高其下床后足的背伸功能。术后的护理避免跖侧关节囊及韧带断裂。这种损伤非常典型，一般不会发生于复位翻修术后，但关节炎进展到一定程度后有可能发生。

结构性植骨一般用于骨丢失而导致长度及力线损失的患者；可以用于关节处理，予以嵌塞植入、内固定移除或感染的患者。有必要结构性植骨者可以行跖侧及背侧的固定。

关节固定可以运用螺钉、接骨板或两者结合运用。对于正常的骨质，对侧骨质较坚硬，螺钉的固定非常有效。如果因为骨缺失而导致明显的不稳定、关节处理，结构性植骨非常必要。锁定螺钉适用于骨皮质缺损、骨质疏松、短节段固定及螺钉固定的补充。接骨板固定特别适用于骨质疏松患者，需要结构性植骨患者，关节周围骨折或者愈合不良，原手术用螺钉固定而翻修的患者。

## 七、Lisfranc 翻修术后结果

对 Lisfranc 损伤的长期疗效结果评估具有挑战，因为其损伤机制及治疗方式均有着很大的不同。对于 Lisfranc 损伤患者随访时间平均为10.9年（2.4~23.9 年），发现患者创伤后关节炎影像学发生概率为72.1%，出现症状的患者为54.1%[25]。这些研究里，损伤的处理包括内固定及关节融合。对这些患者进行美国矫形足踝学会（American Orthopaedic Foot and Ankle Society，AOFAS）评

分，足部功能指数（Foot Function Index，FFI）评分及视觉模拟量表（visual analog scale，VAS）疼痛评分均无差异。导致关节炎的风险因素包括非解剖复位、Myerson C 型的损伤及有吸烟史的患者。

## 八、延迟开放复位内固定术的结果

一项关于军队中低能量损伤的患者运用复位内固定及关节融合研究显示无统计学差异。另外，3 周内及 3 周后行手术治疗也显示无统计学差异。个别患者行内固定术因创伤性关节炎二期需要行融合术，其发生率较低，说明解剖复位的重要性[26]。

内固定术后 6 周，成功取决于术中不需要过多的分离软组织，没有因为位置不良而导致关节软骨毁损，以及 Lisfranc 韧带没有因距骨圆形边缘而未达到较好的稳定[27]。另外，晚期复位的成功取决于是否存在关节对合不良的范围及能否成功地复位陈旧性骨折愈合不良[6, 28, 29]。

## 九、关节融合术后的结果

在一些文献中认为，对于急性 Lisfranc 损伤一期可以行关节融合术[30-33]。尽管这种处理方式可避免后期因创伤性关节炎再次关节融合。畸形愈合和不愈合仍是潜在的并发症。不管是切开复位内固定还是关节融合术，均需行解剖复位力线[3, 5, 33, 34]。

不管何时外科介入，重建的目标必须恢复正常的解剖位置。

一项前瞻随机研究对比关节融合与切开复位内固定对于受伤 3 个月内的 Lisfranc 损伤疗效分析，认为关节融合组（92%）比切开复位内固定组（65%）在 AOFAS 评分及恢复伤前的状态均具有优势[29]。目前，越来越多的文献评估关节融合治疗初次 Lisfranc 各种类型损伤[30-33, 35]。关节融合治疗的患者其关节融合的结果无长期随访结果。在长期随访中，前足融合长期耐受而致邻近关节可观察到关节炎的症状[36]。

Komenda 及其同事[37] 观察 32 名患者，其中足损伤后因难以忍受的疼痛而行跖跗关节的融合术。关节融合术后在患者受伤平均 35 个月（6～108 个月）进行。患者随访平均时长为 50 个月（24～105 个月）。平均术前评分 44 分上升至术后评分 88 分。调查者没有发现在关节融合的范围中前足的其他损伤，损伤机制与工作相关损伤的功能恢复有相关性。

Sangeorzan 及其同事[34] 报道了 16 例因 Lisfranc 损伤晚期出现畸形的患者，予以关节融合术矫正畸形。所有的患者均存在原发性疼痛，其中 12 名患者因术前足外展而导致进展性平足畸形。11 名患者得到好及优秀的治疗效果。优秀的复位能使患者获得满意的结果。工作时受伤，或者从伤后到手术治疗耽误了较长时间的患者愈合后的效果较差。

Rammelt 及其同事[3] 报道过 22 名患者受伤后平均 22 个月出现畸形愈合的疼痛。这些畸形愈合的患者均行跖跗关节矫形融合术。20 名患者随访平均 36 个月。存在 1 名不愈合及 1 名部分愈合患者。术前 AOFAS 评分平均 17.9 分（0～55 分），术后评分提升至 76.2 分。尽管患者在功能上有很大的提升，但这些评分并没有急诊经切开复位内固定的患者高。

Feng 及其同事[38] 报道的一系列病例中，16 只足 Lisfranc 损伤漏诊后予以分步重建术。从受伤到手术，平均时长为 4.8 个月（3～8 个月）。第一步是行横跨中足的外固定术，每天牵引 1～2mm；第二步行切开复位内固定术并予以桥接钢板固定，没有进行融合。所有的病例均行解剖复位。所有的患者随访至少 1 年。平均 AOFAS 评分为 75.8 分（43～98 分）。VAS 疼痛评分在最终的随访期为 3.1 分。

### 总结

Lisfranc 损伤常因为疼痛或者畸形需要行翻修手术。在翻修手术中，关节融合术是最可靠的手术方式。手术的解剖复位，不管是原始损伤还是后期的翻修手术，均可提升其预后结果。

### 临床要点

➢ CT 检查是行 Lisfranc 损伤翻修手术计划的必要检查。

➢ 关节融合术是失败的 Lisfranc 损伤及中足损伤行翻修术中最可靠的方式。

➢ 戒烟可降低 Lisfranc 损伤翻修术后并发症发生的概率。

## 参考文献

[1] Court-Brown CM, Caesar B. Epidemiology of adult fractures: A review. Injury 2006;37(8):691–7.

[2] Goossens M, De Stoop N. Lisfranc's fracture-dislocations: etiology, radiology, and results of treatment. A review of 20 cases. Clin Orthop 1983;(176):154–62.

[3] Rammelt S, Schneiders W, Schikore H, et al. Primary open reduction and fixation compared with delayed corrective arthrodesis in the treatment of tarsometatarsal (Lisfranc) fracture dislocation. J Bone Joint Surg Br 2008;90–B(11):1499–506.

[4] Sherief TI, Mucci B, Greiss M. Lisfranc injury: how frequently does it get missed? And how can we improve? Injury 2007;38(7):856–60.

[5] Kuo RS, Tejwani NC, Digiovanni CW, et al. Outcome after open reduction and internal fixation of Lisfranc joint injuries. J Bone Joint Surg Am 2000;82(11): 1609–18.

[6] Arntz CT, Veith RG, Hansen ST. Fractures and fracture-dislocations of the tarsometatarsal joint. J Bone Joint Surg Am 1988;70(2):173–81.

[7] Lattermann C, Goldstein JL, Wukich DK, et al. Practical management of Lisfranc injuries in athletes. Clin J Sport Med 2007;17(4):311–5.

[8] Zwipp H, Rammelt S, Holch M, et al. [Lisfranc arthrodesis after malunited fracture healing]. Unfallchirurg 1999;102(12):918–23.

[9] Castillo RC, Bosse MJ, MacKenzie EJ, et al, LEAP Study Group. Impact of smoking on fracture healing and risk of complications in limb-threatening open tibia fractures. J Orthop Trauma 2005;19(3): 151–7.

[10] Scolaro JA, Schenker ML, Yannascoli S, et al. Cigarette smoking increases complications following fracture: a systematic review. J Bone Joint Surg Am 2014; 96(8):674–81.

[11] Al-Hadithy N, Sewell MD, Bhavikatti M, et al. The effect of smoking on fracture healing and on various orthopaedic procedures. Acta Orthop Belg 2012;78(3):285–90.

[12] Nåsell H, Ottosson C, Tö rnqvist H, et al. The impact of smoking on complications after operatively treated ankle fractures–a follow-up study of 906 patients. J Orthop Trauma 2011;25(12):748–55.

[13] Truntzer J, Comer G, Kendra M, et al. Perioperative smoking cessation and clinical care pathway for orthopaedic surgery. JBJS Rev 2017;5(8):e11.

[14] Yu S, Garvin KL, Healy WL, et al. Preventing hospital readmissions and limiting the complications associated with total joint arthroplasty. Instr Course Lect 2016;65:199–210.

[15] Stephens BF, Murphy A, Mihalko WM. The effects of nutritional deficiencies, smoking, and systemic disease on orthopaedic outcomes. J Bone Joint Surg Am 2013;95(23):2152–7.

[16] Lee JJ, Patel R, Biermann JS, et al. The musculoskeletal effects of cigarette smoking. J Bone Joint Surg Am 2013;95(9):850–9.

[17] Matuszewski PE, Raffetto M, Joseph K, et al. Can you believe your patients if they say they have quit smoking? J Orthop Trauma 2021;35(7):352–5.

[18] Matuszewski PE, Joseph K, O'Hara NN, et al. Prospective randomized trial on smoking cessation in orthopaedic trauma patients: results from the let's stop (smoking in trauma orthopaedic patients) now trial. J Orthop Trauma 2021; 35(7):345–51.

[19] Matuszewski PE, Boulton CL, O'Toole RV. Orthopaedic trauma patients and smoking: Knowledge deficits and interest in quitting. Injury 2016;47(6):1206–11.

[20] Thompson IM, Bohay DR, Anderson JG. Fusion rate of first tarsometatarsal arthrodesis in the modified Lapidus procedure and flatfoot reconstruction. Foot Ankle Int 2005;26(9):698–703.

[21] Gruber F, Sinkov VS, Bae S-Y, et al. Crossed screws versus dorsomedial locking plate with compression screw for first metatarsocuneiform arthrodesis: a cadaver study. Foot Ankle Int 2008;29(9):927–30.

[22] Klos K, Gueorguiev B, Mückley T, et al. Stability of medial locking plate and compression screw versus two crossed screws for lapidus arthrodesis. Foot Ankle Int 2010;31(2):158–63.

[23] Drummond D, Motley T, Kosmopoulos V, et al. Stability of Locking Plate and Compression Screws for Lapidus Arthrodesis: A Biomechanical Comparison of Plate Position. J Foot Ankle Surg 2018;57(3):466–70.

[24] Schepers T, Oprel PP, Van Lieshout EMM. Influence of approach and implant on reduction accuracy and stability in lisfranc fracture-dislocation at the tarsometatarsal joint. Foot Ankle Int 2013;34(5): 705–10.

[25] Dubois-Ferrière V, Lübbeke A, Chowdhary A, et al. Clinical outcomes and development of symptomatic osteoarthritis 2 to 24 years after surgical treatment of tarsometatarsal joint complex injuries. J Bone Jt Surg 2016;98(9):713–20.

[26] Hawkinson MP, Tennent DJ, Belisle J, Osborn P. Outcomes of Lisfranc Injuries in an Active Duty Military Population.:5.

[27] Trevino SG, Kodros S. Controversies in tarsometatarsal injuries. Orthop Clin North Am 1995;26(2):229–38.

[28] Chiodo CP, Myerson MS. Developments and advances in the diagnosis and treatment of injuries to the tarsometatarsal joint. Orthop Clin North Am 2001;32(1): 11–20.

[29] Ly TV, Coetzee JC. Treatment of primarily ligamentous Lisfranc joint injuries: primary arthrodesis compared with open reduction and internal fixation. A prospective, randomized study. J Bone Joint Surg Am 2006;88(3):514–20.

[30] Levy CJ, Yatsonsky D, Moral MZ, et al. Arthrodesis or Open Reduction Internal Fixation for Lisfranc Injuries: A Meta-analysis. Foot Ankle Spec 2020. https:// doi.org/10.1177/1938640020971419.19 3864002097141.

[31] Qiao Y, Li J, Shen H, et al. Comparison of arthrodesis and non-fusion to treat lisfranc injuries. Orthop Surg 2017;9(1):62–8.

[32] Smith N, Stone C, Furey A. Does Open Reduction and Internal Fixation versus Primary Arthrodesis Improve Patient Outcomes for Lisfranc Trauma? A Systematic Review and Meta-analysis. Clin Orthop 2016;474(6):1445–52.

[33] Weatherford BM, Bohay DR, Anderson JG. Open reduction and internal fixation versus primary arthrodesis for lisfranc injuries. Foot Ankle Clin 2017;22(1):1–14.

[34] Sangeorzan BJ, Verth RG, Hansen ST. Salvage of Lisfranc's Tarsometatarsal Joint by Arthrodesis. Foot Ankle 1990;10(4):193–200.

[35] MacMahon A, Kim P, Levine DS, et al. Return to sports and physical activities after primary partial arthrodesis for lisfranc injuries in young patients. Foot Ankle Int 2016;37(4):355–62.

[36] Coester LM, Saltzman CL, Leupold J, et al. Long-term results following ankle arthrodesis for post-traumatic arthritis. J Bone Joint Surg Am 2001;83(2):219–28.

[37] Komenda GA, Myerson MS, Biddinger KR. Results of arthrodesis of the tarsometatarsal joints after traumatic injury. J Bone Joint Surg Am 1996;78(11):1665–76.

[38] Feng P, Li Y, Li J, et al. Staged management of missed lisfranc injuries: a report of short-term results. Orthop Surg 2017;9(1):54–61.

# 第5章 足部和踝部手术并发症的处理：
## 进行性扁平足畸形的重建
### Managing Complications of Foot and Ankle Surgery: Reconstruction of the Progressive Collapsing Foot Deformity

Mitchel R. Obey    Jeffrey E. Johnson    Jonathon D. Backus    著

## 本章要点

- 进行性扁平足畸形是一种复杂的疾病，在临床和技术上对评估和治疗具有挑战性。成功的治疗始于适当的分期和选择必要的手术技术，以彻底矫正畸形。
- 全面的体格检查，包括肌力测试、站立和动态评估畸形。充分的影像学检查，如踝关节和足部的负重 X 线片或负重 CT 是制订术前计划的重要举措。
- 术中仔细评估畸形矫正程度和运动功能对于充分改善畸形，避免并发症（如矫治过度或矫治不足）十分有帮助。
- 据报道，平足手术矫正术后并发症高达 20%。这些并发症大多继发于局部神经血管损伤、骨延迟愈合、骨不连或畸形矫正不充分。
- 随着最近外科技术、植入物和生物型材料的进步，并发症发生率有所改善。然而，对于特定高危人群，如吸烟者、糖尿病患者、结缔组织病患者、特发性骨关节炎患者和致病原因尚不明确的畸形患者，术后并发症仍然普遍存在，需要对这些人群进行额外的评估和风险分级。

## 关键词

进行性扁平足，胫后肌腱功能不全，成人获得性扁平足，截骨术，融合，并发症，骨不连，畸形愈合

## 缩略语

| PCFD | progressive collapsing foot deformity | 进行性扁平足畸形 |
| PTTD | posterior tibial tendon dysfunction | 胫后肌腱功能不全 |

进行性扁平足畸形（progressive collapsing foot deformity，PCFD）是一种常见的足部塌陷畸形，该畸形与内侧纵弓多平面进行性塌陷有关[1, 2]。这种塌陷导致了典型的扁平足畸形，其特征是后跟外翻、中足外展、前足旋后，以及由于踝关节韧带复合体薄弱引起的踝关节外翻。早期研

究阐述了进行性扁平足的致病因素，整个文献中被提及最多的主要集中在胫后肌腱功能不全（posterior tibial tendon dysfunction，PTTD）[2-9]。然而，过去 10 年在步态分析、MRI 进展和负重位 CT（weight-bearing computed tomographic，WBCT）成像的协助下，对于畸形的进一步了解发现，除胫后肌腱（posterior tibial tendon，PTT）外，该疾病还累及其他组织，包括弹簧韧带复合体、三角韧带和距下关节内的骨间韧带。这些组织的改变也许并不是由于畸形导致，而是继发于畸形后的应力改变。

　　第一个 PTTD 分类系统是 1989 年由 Johnson 和 Strom 提出[10]，描述了疾病每个分期序贯解剖和临床特征改变，同时提出潜在的治疗策略。他们的分类系统是许多改进的分类系统的基础。然而，随着对这种病变广泛畸形理解的提高，并且对于致畸过程的观察往往缺乏连贯性，最近引入了一个新的分类系统，使临床医生能够更好地描述畸形的分类，并提供治疗建议（表 5-1）[11]。

　　在大多数情况下，患者最初接受非手术治疗，包括固定、足部矫形器、支具、物理治疗和非甾体抗炎药物，效果良好[12-16]。然而，当非手术治疗无效时，手术干预是必要的，有几种有效的手术治疗方案[3, 15]。一般来说，外科治疗的选择受多种因素的影响，包括疾病的分期、畸形程度、关节的灵活性、每个部位的畸形程度、患者的皮肤状况、血管状况，以及整体健康状况。考虑到决策过程中需要考虑畸形影响范围广泛而复杂，选择"正确的"方案可能是困难的，这超出了本文的范围。在这篇文章中，作者讨论了成人平足重建的常见手术治疗方案并强调在每个过程中遇到的并发症，并提供并发症的处理方案。

## 一、胫骨后肌腱清理术

　　对于疾病早期且没有明显临床畸形的患者，可以对 PTT 进行肌腱滑膜切除、修复或清创[17]。该手术一般不会单独进行，因为大多数患者都有

**表 5-1　进行性扁平足畸形的分期共识**

| 分　类 | 畸形分期 | |
| --- | --- | --- |
| | I 期（柔软型） | II 期（僵硬型） |
| | 畸形 / 所在 | 临床 / 影像学表现 |
| A 类 | 后足外翻 | • 后足力线外翻<br>• 增大的后足力矩、力线角度，足和踝的偏移 |
| B 类 | 中足 / 前足外展畸形 | • 距骨头覆盖减少<br>• 增加的距舟覆盖角<br>• 跗骨窦撞击 |
| C 类 | 前足内翻畸形 / 内侧柱不稳定 | • 距骨第一跖骨角增大<br>• 第一跗跖关节 / 舟楔关节跖侧间隙<br>• 临床性的前足内翻 |
| D 类 | 距骨周围脱位 / 半脱位 | 显著的距下关节半脱位 / 腓骨下撞击 |
| E 类 | 踝关节不稳定 | 踝关节的外翻倾斜 |

引自 Myerson MS, Thordarson DB, Johnson JE, et al. Classification and nomenclature: progressive collapsing foot deformity. Foot Ankle Int. 2020;41(10):1271-6.

一定程度的腓肠肌 - 比目鱼肌挛缩、后足外翻外展畸形。因此，畸形矫正和腓肠肌 - 比目鱼肌复合体延长常被附加到肌腱清创术中。单纯清创已被提倡用于血清阴性炎症性关节病的年轻患者，该疾病的主要挑战是药物和支具治疗无效[18]。在一项对 19 例因腱鞘炎而接受滑膜切除术和清创患者的研究中，研究人员发现 74% 的患者疼痛完全缓解，84% 的患者感觉"好多了"，并经历了 PTT 功能的恢复[19]。在大多数案例中，PTT 清理手术是单独进行的。然而，在以前的研究中报道了单独的 PTT 清理术有显著的长期失败率[3, 15]。手术可以在开放或关节镜下进行，选择应根据外科医生的喜好和技术倾向。还应考虑联合进行辅助手术，如趾长屈肌（flexor digitorum longus，FDL）转位和腓肠肌或腓肠肌 - 比目鱼肌复合体的延长。

**1. 适应证**
- 胫后肌腱鞘炎，不伴有肌腱退变。

**2. 禁忌证**
- 明显的畸形。
- 胫后肌腱或弹簧韧带复合体受累。

**3. 并发症**
- 反复的肌腱炎症，进行性畸形和疼痛。
- 内侧神经血管结构损伤。
- 姆长屈肌（flexor hallicus longus，FHL）或趾长屈肌（FDL）损伤。
- 继发性 PTT 破裂或半脱位。
- 感染和伤口并发症。

PTT 滑膜清创术后主要并发症发生率较低。然而，手术的成功在很大程度上取决于患者。如果手术操作不当或指征不正确，可出现反复发作的腱鞘炎、疼痛和进行性畸形。PTT 位于踝关节水平的胫后动脉（posterior tibial artery，PTA）、静脉和神经附近，虽然肌腱在这些结构的表面，但在解剖时必须小心避免损伤。同样，FHL、FDL 在踝管中彼此靠近，手术中可能发生肌腱识别错误。FHL 位于神经血管束深处，因此与 FHL 相比，对 FDL 的医源性损伤更常见。两肌腱任一的损害可能会导致足趾或姆趾功能的丧失，影响足部推进动力[20]。充分的检查和清创往往需要打开，将 PTT 固定在内踝后方的槽内屈肌支持带。这种结构的修复失败可能导致肌腱前半脱位（图 5-1）。很多外科医师选择保留远端支持带 1~2cm 的部分完整，在此完整部位的上方及下方对肌腱进行清创，以防止这种并发症。最后，PTT 的二次破裂可能发生在过于激进的清创或术中无意的撕裂伤[20]。

## 二、趾长屈肌腱转位

姆趾长屈肌移位在 1974 年首次被描述用于治疗马蹄外翻畸形，当时研究人员观察到仅使用 PTT 力量无法充分恢复内侧弓[21]。研究人员发现，FDL 转位结合弹簧韧带重叠紧缩和跟腱 - 跟腱延长术效果有所改善。尽管还有其他选择，但考虑到 FDL 和 PTT 之间的牵引力线相似，FDL 移位已成为治疗 PTT 功能不全的首选肌腱[3, 22]。早年的研究着力于足部和踝部周围肌肉的肌力平衡和差异，发现 FDL 的力量比 PTT 弱近 3 倍[23]。通常建议将 FDL 移位与辅助手术结合进行，如跟骨内移截骨术或外侧柱延长（lateral column lengthening，LCL）术，以提高矫正效果，并通过恢复之前由胫后肌肌腱提供的经过内踝和后足的内翻导向力矩，保护移位后的肌腱不受后足外翻或外展畸形所增加的生物力学应力的影响[24]。影像学研究也表明，术后 FDL 可能肥大[25]，但不太可能肥大到足以抵消腓骨短肌的牵拉。在移植 FDL 时有两种常用的技术，包括将 FDL 转位到完整的 PTT 或远端残端，以及将 FDL 附着点固定于足舟骨。两种方法的结果通常都很好，治疗的选择通常取决于外科医生的偏好。

**1. 适应证**
- 柔软型 PCFD 的 I 期 A~C 类的畸形伴 PTT 功能障碍或破裂。
- 踝关节外翻畸形的三角韧带修复 / 重建辅助手术（PCFD I 期 D 类或 E 类）或弹簧韧带重建，以帮助平衡和恢复由于 PTTD 和（或）当胫距关节早期外翻倾斜时，经过踝关节和后足的外翻力矩。

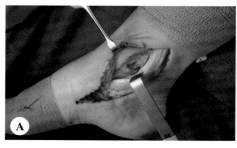
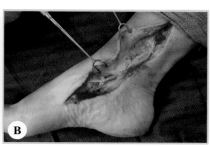

◀ 图 5-1　A. 患者，35 岁，女性，胫后肌腱前方半脱位伴进行性肌腱病变行单独的肌腱清创术后。注意肌腱慢性前半脱位造成的内踝上的侵蚀；B. 肌腱半脱位修复包括切除功能障碍的胫后肌腱，趾长屈肌肌腱重建转移到足舟骨，修复支持带

图片由 Jeffrey E Johnson，MD 提供

**2. 禁忌证**

• 僵硬型平足畸形。通常僵硬型畸形需要关节融合术或截骨术来矫正。FDL 转移可以用作辅助手段，但不能作为主要的矫正手段。

**3. 并发症**

• 反复畸形和疼痛。

• 移植物固定失效和（或）肌腱固定处的舟骨骨折。

• 分离肌腱时内侧神经血管结构或 FHL 损伤。

• 趾屈肌力减弱或消失。

• 感染和伤口并发症。

FDL 移位后最常见的并发症是术前症状和功能障碍的缓解不足或复发。这种并发症通常与经骨手术对畸形矫正不充分有关[22]。尽管大多数研究报道的结果都是积极的，但 1992 年的一项矫正柔软型 PCFD 的研究报道了相对较高的失败率（20 名患者中有 6 例），在平均 15 个月的时间里，PTT 清创伴 FDL 对侧吻合（但不采用截骨或融合进行骨结构矫正）。由于持续的症状和功能障碍，这些患者随后都接受了三关节融合术[26]。因此，大多数外科医生倾向于行肌腱转位，以及通过截骨术或选择性的关节融合术来矫正畸形。根据可供移位的肌腱长度，该技术可以通过经舟状结节的骨内隧道将 FDL 肌腱缝合回自身或把 FDL 与周围软组织或剩余的 PTT 残端（肌腱 - 肌腱修复）缝合，或通过界面螺钉固定来完成。最初，只有设计用于前交叉韧带（anterior cruciate ligament，ACL）重建的大直径生物可吸收螺钉可用。这些螺钉需要相对于肌腱直径较大的钻孔[27, 28]，这可能导致移植骨拔出和（或）骨隧道骨折的并发症。针对这一问题，为足踝手术设计了更小的螺钉，从而降低了并发症的发生率。作者未看到在肌腱显露过程中有任何损伤内侧神经血管结构的报道。然而，亨利结节舟骨下有血管丛，需仔细显露以避免出血。胫神经的内侧足底支也位于 FDL 远端浅表处，在手术入路时可能损伤。最后，在 FDL 转位后，足趾屈曲无力程度减轻并不显著，特别是当 FDL 肌腱切断术是在亨利结节近端的地方进行

时，因为 FDL 的功能通常由于 FDL、FHL、跗短屈肌和足底方肌的远端附着而得到充分保留。一些外科医生在亨利结节处将远端 FDL 肌腱与 FHL 肌腱进行肌腱融合，目的是帮助保持一定的足趾屈曲能力。

## 三、跟骨内移截骨术

跟骨内移截骨术（medial displacement calcaneal osteotomy，MDCO）于 1893 年由 Gleich 首次提出，现已被证明是矫正平足畸形后足外翻畸形的有效方法。生物力学上，它转移了跟腱的牵引力线，从而减少了其对畸形发展的作用[29, 30]。除了矫正后足外翻，它还有助于减轻内侧韧带结构（PTT 和三角 / 弹簧韧带）的负荷，理论上可以防止或减缓它们的退变。由于这些原因，在某些情况下，当关节恢复对线不足以完全矫正畸形时，MDCO 被添加到距下关节融合术或三关节融合术中，以帮助矫正后足外翻畸形[31]。在后足外翻畸形的大体模型中，跟腱的力量已被证明会增加平足畸形的进展，而使用 MDCO 可显著降低平足畸形的进展[30]。然而在以往的研究中，MDCO 并没有被证明能有效矫正伴随的前足外展和距骨周围半脱位畸形[32, 33]。此前的几位研究人员报道了该手术后的正面结论，然而它们阐述可能无法被共识，因为 MDCO 很少单独实施[3, 30, 32-34]。

**1. 适应证**

• 柔软型 PCFD Ⅰ期 A 类。

• 辅助其他手术矫正Ⅰ期 B 类、D 类和 E 类 PCFD 并伴随后足外翻。

• 既往 MDCO 或后足关节融合术矫治不足后残留后足外翻。

**2. 禁忌证**

• 孤立的前足外展畸形，无后足外翻。

• 距下关节炎和距下关节运动疼痛 / 受限时单独使用。

**3. 并发症**

• 腓肠神经损伤。

- 内侧神经血管结构（胫后动脉、胫神经）损伤。

- 骨延迟愈合、骨不连或截骨矫形丢失。

- 畸形复发或矫治不足。

- 感染和伤口并发症。

腓肠神经横过跟骨外侧为足外侧提供皮肤感觉，在手术入路过程中，腓肠神经的分支可能会受伤。作者建议先切开皮肤，然后钝性分离皮下组织，以保护腓肠神经。同样，当通过内侧皮质完成截骨术时，内侧神经血管结构也有危险，尤其是截骨术位于结节前部时。在一项大体研究中，研究了内侧神经血管解剖及其与跟骨截骨的关系，发现平均有 4 个神经血管结构穿过截骨部位[35]。足底外侧神经（lateral plantar nerve，LPN）和 PTA 是最常见的结构。对于 LPN，86% 的大体标本与跟骨感觉支交叉，95% 的大体标本与 LPN 第二支（Baxter 神经）交叉。在所有标本中，与足底内侧神经均无交叉，但在结节内侧移位的情况下，足底内侧神经可受压或牵拉移位。

- 骨延迟愈合和骨不连是 MDCO 术后相对罕见的并发症，在大多数情况下，它们是在有基础疾病或危险因素（即糖尿病、吸烟、营养不良）的患者中观察到的[29]。围术期优化患者管理，良好的手术技术，避免截骨部位骨热坏死是十分重要的。在最近的一项回顾性研究中，160 名接受 MDCO 治疗的平足矫正患者中，研究人员报道了 7% 与截骨部位愈合有关的并发症，3% 与伤口裂开有关，2% 与手术部位感染有关[36]。同时吸烟且体重指数（body mass index，BMI）较高的患者发生并发症的风险较高。最后，当使用微创手术（minimally invasive surgica，MIS）技术与动力切割工具时，重要的是要避免长时间使用截骨工具，因为它会导致骨热坏死和随后的截骨面骨不连。建议使用冲洗液，以防止锯片 – 骨界面过热[36]。采用 MIS 技术在外侧足跟处使用一个较小的切口可以避免牵开器对腓肠神经的牵拉损伤，这种损伤可能发生在切口较长的术式。

## 四、Evans 外侧柱延长截骨术

- Evans 截骨术或 LCL 截骨术，在 1975 年首次作为儿童"跟骨外翻畸形"的外科治疗技术被提出[37]。通常情况下，截骨术在跟骨前方颈部进行，同时插入一个梯形的异体 / 自体移植物骨 / 金属块或钢板，将截骨固定在其延长的位置。内侧和外侧柱失衡的概念，最初是由 Evans 于 1961 年在对复发性马蹄足研究中提出的，并应用于马蹄内翻足的治疗中。他认为，在这两种不同的足部情况下，柱的不匹配是畸形的重要驱动因素。正如在 1975 年的文章中所述，Evans 将扁平足畸形归因于外侧柱相对于内侧柱的缩短，为了实现矫正，外侧柱需要"平衡"[37, 38]。因此，我们描述了一种延伸外侧柱的技术，这为这些青少年患者提供了一种新的外科治疗选择。尽管后续的观察注意到成人 PCFD 患者的外侧柱在解剖学上没有缩短，但由于距骨与跟骨相关的旋转半脱位，在功能上和 X 线片上具有缩短表现，而这种半脱位的矫正在柔软型足部畸形的 LCL 术式中得以改善[39]。因此，在当代成人平足畸形矫正中，LCL 被用于矫正前足外展和改善距骨头覆盖不良[40-44]。

最后，LCL 术很少单独进行，更多的是与其他骨和软组织手术联合使用。

### 1. 适应证
- PCFD Ⅰ期 B 类伴距骨头未覆盖。

### 2. 禁忌证
- 僵硬、疼痛的扁平足畸形。

- 先前存在的跟立方（calcaneocuboid，CC）骨关节炎。

### 3. 并发症
- 骨不连、畸形愈合或截骨矫正丢失。

- 腓肠神经和腓骨肌腱损伤。

- 锯片造成 FHL 肌腱或足底内侧神经损伤。

- 错误截骨导致距下关节复合体损伤。

- 跟骰关节损伤。

- 跟骨前结节截骨块背侧移位。

- 跟骰关节炎。

- 第五跖骨应力性骨折。
- 矫形过度导致距下关节外翻首先和外侧柱负荷过度。
- 畸形矫正不足和复发。
- 感染。

文献报道的骨不连发生率为 1.40%～5.26%，其中包括进行内固定和未进行内固定的截骨术[45-48]（图 5-2）。这种低发生率被认为是由于跟骨血供良好的解剖结构，以及截骨部位植骨的自然加压[38]。最近一项对 172 名患者的系统综述发现，接受 Evans LCL 截骨术的患者的骨不连发生率低于 9.5%。移植物大于 8mm 且使用同种异体骨的患者骨不连发生率较高（同种异体骨组 14.5% 骨不连，自体骨组 9.3% 骨不连）[49]。

为了尽量减少骨不连率，我们对 Evans LCL进行了 Z 形截骨改良[50]。在这个方法中，在跟骨的颈部形成一个 Z 形截骨面。从跟骰关节后10～12mm 开始，垂直切开距骨颈背侧的 1/3。在截骨面的顶端，作一水平截骨面，终点恰好在跟骨腓侧结节的前方。再向着跟骨下方皮质做一个垂直截骨面[50, 51]。为了进行这种截骨术，腓侧结构首先需要牵拉向跖侧和后方以进行前方和水平截骨，然后通过额外的皮下游离将它们与腓肠神经向背侧牵开，以完成下方截骨。这种额外的暴露和剥离有损伤这些结构的风险。然而，通过旋转并且延长距骨颈部，这种截骨术通过使用更小的楔子，实现减少外侧柱过载。这种截骨术也因为截骨面接触更多被认为可以改善截骨部的愈合率[52]。在一项对 111 例标准 Evans LCL 与 Z 形截骨术患者的回顾性研究中，Z 形截骨术组骨不连率明显较低，愈合时间更快。然而，足和足踝结局评分（Foot and Ankle Outcome Scores，FAOS）和外侧柱疼痛在两组中是相同的。标准 Evans 组有1 例浅表感染，而 Z 形截骨组有 2 例。在 Z 形截

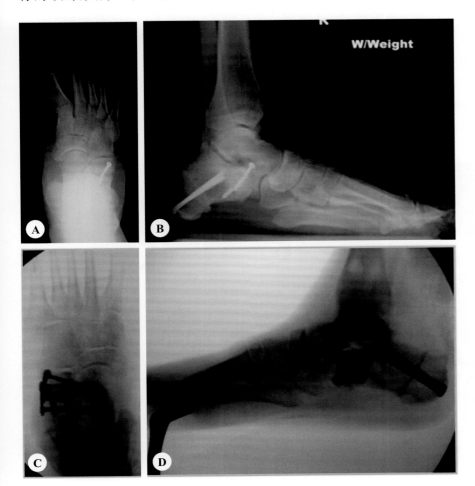

◀ 图 5-2　患者，58 岁，男性，行
**Evans 外侧柱延长截骨术 + 异体骨植骨**
A 和 B. 术后 6 个月跟骨骨不连的正侧位 X 线片；C 和 D. 自体骨植骨钢板内固定术后 X 线片（图片由Jeffrey E Johnson，MD 提供）

骨组中，2 名患者行腓骨肌腱滑膜切除术，3 名患者在切除腓骨肌腱滑膜的同时进行腓骨肌腱撕裂修复[52]。

在接受标准 Evans 截骨术的 49 例中，腓肠神经损伤的发生率为 11%，而腓肠肌腱损伤的发生率较低[43]。截骨多在距跟骰关节 12～17mm 处进行，周围普遍可见腓肠神经和腓骨短肌腱[38]。相比之下，腓骨长肌腱通常只有在截骨距离关节小于 10mm 时才会有风险。姆长屈肌腱位于跟骨远端内侧，如果锯片穿过跟骨的内侧皮质，姆长屈肌腱可能会被损伤。使用骨刀完成截骨术将有助于避免这种并发症。无论截骨位置如何，仔细地进行皮下分离、识别和适当的保护这些结构可以避免它们的损伤。

一些临床医师在实施 Evans LCL 时选择使用多孔金属楔形板。使用这种装置的优点包括减少手术时间、可让外科医生在术中评估矫正畸形的最佳植入物大小的试模，以及不会像使用自体骨一样出现供区并发症。关于这些植入物的疗效文献有限。然而，多孔金属楔形板的畸形矫正程度和骨不连发生率与自体骨和同种异体骨相当。此外，两项研究均未发现严重并发症[53, 54]。

既往的解剖学研究也阐明了截骨误入距下关节或损伤载距突的风险。在截骨术中误入一个跟骨关节面（前侧或内侧）的风险在 37%～44%[55-57]。因此，关于与跟骰关节相联系的截骨起点和方向，存在不同的建议。然而，即使前关节面受累，距下关节不匹配或不稳定的风险仍然很低，因为外侧韧带位于截骨面的后方[57]。

跟骨前结节背侧半脱位也很常见，在研究中发生率为 11.8%～100%[43, 58]。背侧半脱位的原因可能是本已缩短的软组织被过度拉伸，随后随着延长而变得紧张。跟骨前部软组织剥离过多也可能导致跟骨前结节半脱位、缺血性坏死或截骨不愈合。使用骨刀完成内侧皮质的切开或在完成截骨前钉住跟骰关节可以减少背侧半脱位。

外侧柱负荷过度、疼痛和第五跖骨应力性骨折也可能发生，这些可能与分布在整个外侧柱和跟骰关节的应力的增加有关（图 5-3）。高达 11.2% 的患者中，关节内压力的增加与跟骰关节炎、第五跖骨应力性骨折和侧柱疼痛的发生有关[38, 59]。移植物的大小可能在外侧柱过负荷中起作用，在大多数研究报道中，移植物大小在 8～10mm[46, 60, 61]。然而，在前期的一项大体研究中，直到移植物的大小为 >8mm，跟骰关节压力才被观察到增加，因此，如果需要移植物 >8mm，

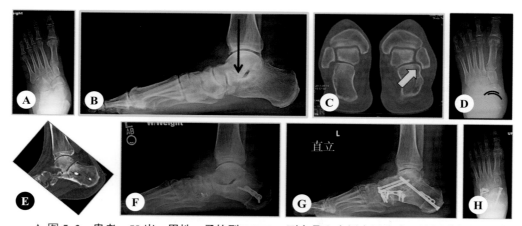

▲ 图 5-3 患者，58 岁，男性，柔软型 PCFD，副舟骨和内侧中足疼痛，外侧跗窦疼痛

A 至 C. 注意距下关节半脱位、外侧距跟和跟腓撞击分别用黑色和黄色箭头标记；D 至 F. 同一患者切除副舟骨后并行 FDL 转位、Evans 外侧柱延长和 MDCO 的 X 线片和 CT 结果。尽管术后畸形得到明显矫正，患者持续跗骨窦疼痛以及距跟撞击和关节炎；G 和 H. 补救性三联关节融合术用于矫正距下关节残余半脱位及治疗骨关节炎疼痛。FDL. 趾长屈肌；MDCO. 跟骨内移截骨术；PCFD. 进行性扁平足畸形（图片由 Jeffrey E Johnson，MD 提供）

建议将截骨与其他术式相结合[60]。更小尺寸的移植物也可用于矫正前足外展和减少外侧柱负荷过多。

最后，未实现矫正、矫治不足和矫治过度都是这种截骨术的可能后果。由于跟骨骨质疏松导致的矫治不足可能发生在特定的患者中，一些截骨技术和移植物固定的改进已经被描述[38]。这包括改变截骨术的形状（如阶梯截骨或 Z 形截骨术）和更强的固定技术，如楔形锁定钢板[38]。矫治过度和矫治不足的情况并不多见，但在手术室中通常可以处理（图 5-4）。矫治过度常与痉挛性扁平足有关[62]，而矫治不足常见于僵硬型外翻足（跗骨联合），这就强调了患者适应证的选择和手术技术的重要性。根据作者的经验，矫治过度在临床上伴随着患者疼痛、畸形和外侧柱过负荷的一个更为困难的问题。因此，我们建议宁可矫治不足，并在需要充分矫正畸形时添加一个辅助 MDCO 术式。

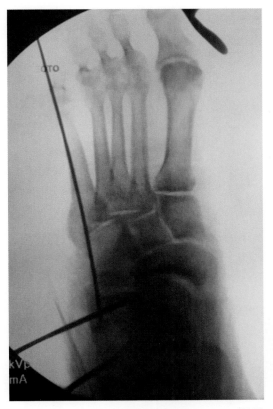

▲ 图 5-4　术中正位图像显示由于 Evans 跟骨延长截骨术过度牵张导致的距骨 - 臼关节矫治过度。注意距舟关节半脱位伴内侧间隙和半脱位。术中发现了这一点，移植物的大小也减小了

图片由 Jeffrey E. Johnson，MD 提供

## 五、Cotton 截骨术

Cotton 截骨术于 1936 年首次被报道，当时 Cotton 报道了一种辅助矫正扁平足畸形的方法，该方法使用背部开口的楔形内侧楔骨截骨术，并插入一块楔形的同种异体骨或自体骨来屈曲第一跖列[63]。其理论是，通过这种手术，外科医生能够恢复足部的"三角形支撑"，并通过恢复承重机制来改善患者的功能[63]。在 Cotton 的原文发表后的几年里，作为扁平足畸形矫正的一部分，关于这种内侧楔形截骨术的使用已经有了更多的技术研究[63-66]。一般来说，建议 Cotton 截骨术与其他重建手术联合使用，而非单独使用。Cotton 截骨术主要用于矫正内侧柱隆起畸形位于第一跖跗关节或舟楔关节的前足内翻畸形[15, 65, 67]。Cotton 截骨术还将纠正轻度的内侧柱隆起合并第一跖跗不稳定。最常见的情况是，Cotton 截骨术是在所有后足截骨术完成后进行的，因此可以评估残留的前足内翻的数量，以确定是否需要 Cotton 截骨术进行进一步矫正。三关节融合术后，即使后足关节复位，但前足内侧柱抬高后仍残留内翻时，也可采用 Cotton 截骨术平衡前足。

### 1. 适应证

• 独立于内侧柱的前足内翻畸形，合并任何类型的 PCFD。

• 后足关节融合术矫正 PCFD 的残余第一趾节抬高。

### 2. 禁忌证

• 显著的内侧柱活动过度，第一跖跗关节退行性改变，或在第一跖跗关节有足底间隙的下垂。

• 畸形大于 5~10mm 的骨块所能矫正的畸形。

• 经跗横关节或舟楔关节的固定畸形。

### 3. 并发症

• 骨不连、畸形愈合或截骨矫正丢失。

• 硬件症状。

• 骨性外生骨软骨病。

• 足底 / 籽骨疼痛。

• 侧柱过度负重。

- 延伸至第一跗跖关节的骨折。
- 足底皮质破坏和截骨不稳。
- 感染。

也许使用这种手术最常见的错误是错误的指征，特别是当前足内翻大于 Cotton 截骨术所能纠正的范围，或者内侧柱太僵硬的时候。在这些情况下进行截骨术会导致足部畸形矫治不足。在严重畸形或僵硬的情况下，舟楔关节融合术结合制动跖屈第一趾节可能比 Cotton 截骨术更有效地矫正这些畸形[68]。

总体而言，该手术后的技术并发症相对较少（图 5-5）。在一系列 16 例足部 Cotton 截骨术后，只有 1 名患者有症状的螺钉被移除，没有骨不连或残留疼痛的报道[64]。一个较大的系列研究报道了 10 例术后并发症，其中 30% 是有症状的螺钉[67]。实施 Cotton 截骨术的重要技术提示包括①平整截骨术后方凸出的骨脊，防止鞋背受压带来的疼痛；②完成一直到楔骨足底皮质的截骨，以防止第一跗跖关节内骨折；③避免通过足底皮质进行可能导致远端骨折不稳定或移位的完全截骨[65, 69]。考虑到截骨术的稳定性，一些外科医生避免在这一凸出区域使用内固定，并且仍显示出高愈合率[39, 67, 70, 71]。此外，通过使用低切迹钢板固定或经皮穿刺针，可以避免引起不适的内固定物，然后在术后门诊中取出。避免过度矫治（过度的足底屈曲）第一趾节和术中仔细评估足部，以确保适当恢复"支撑三角"，也可以减少足底 / 籽骨疼痛或继发于侧柱过载疼痛的发生率[26, 65]。

## 六、后足关节融合术

当存在严重的关节炎、不稳定或畸形时，后足关节融合术将提供比截骨和软组织重建更稳定和可预测的结果。尽管三关节融合术是需要融合时最常见的推荐方法，但选择性关节融合术已被许多研究人员推荐。

三关节融合术最早在 1923 年由 Ryerson 描述[72]，用于矫治继发于瘫痪状态的硬性后足畸形。对于距下关节炎、严重后足僵硬或畸形的患者，该手术仍然是一种有价值且经常使用的扁平足畸形的治疗方法。一些外科医生也更倾向于对肥胖或年龄较大的低需求患者进行关节融合术，尽管一些研究人员报道称，在这些群体中，传统重建技术的结果并不逊色[73]。在所有文献中，超过 85% 接受该手术的患者得到了良好的结果。已经有许多研究报道了不同的手术技术及其相关的结果。考虑到手术的复杂性，遵循与外科医生的技能和经验相一致的技术至关重要，以避免骨不连、畸形愈合和复发畸形的并发症。当涉及畸形时，三关节融合术是一种技术要求很高的手术。准确地复位多平面畸形的所有部分，以及关节的准备和固定，是决定三关节融合术成功的同样重要因素。因为消除了后足关节的运动，所以在进行三关节融合术时，创造一个平面足部甚至比其他手术更重要，因为在其他手术中，微小的矫治过度或矫治不足可能需要通过相邻关节的活动度来调节。

单独的距舟关节融合或 LCL 融合已被提倡用于矫正后足畸形，即使在没有明显的骨关节炎的情况下也是如此[74, 75]。然而，在大多数有柔软型

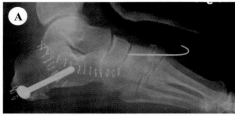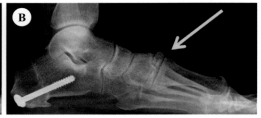

▲ 图 5-5　A. 术后侧位 X 线片显示在实施 Cotton 截骨术时出现技术错误；B. 在离第一个跗跖关节太近的位置实施截骨术，并且在没有完成对楔骨足底皮质的截骨的情况下被分散。如黄箭所示，由此产生的牵张导致第一跗跖关节骨折和移植物背侧半脱位

图片由 Jeffrey E. Johnson，MD 提供

畸形的患者中，不融合而进行矫治是可能的。

随着 WBCT 的出现，距下关节的微妙半脱位现在很容易被看到，并导致了更多的使用重新定位的距下融合术，通过矫正和稳定距下半脱位来矫正后足外翻和前足外展畸形[76]。这通常是通过附加软组织或其他骨性手术，如 FDL 转移、MDCO、舟楔复位 / 融合或 Cotton 截骨术来完成的[68, 77]。

**1. 适应证**

• PCFD Ⅱ 期 A 类、B 类、C 类和 D 类畸形。

• PCFD Ⅱ 期 E 类足部畸形需要关节融合术同时矫正足踝时。

• 距骨关节和距下关节的痛性骨关节炎，与 PCFD 相关的严重不稳定或高度灵活性。

• 扁平足手术失败后的补救手术。

**2. 禁忌证**

• PCFD Ⅰ 期（柔软型），可通过截骨和软组织重建进行矫正。

**3. 并发症**

• 骨不连和畸形愈合。

• 进行性踝外翻畸形和踝关节炎。

• 皮神经损伤。

• 侧方创面破裂与感染。

到目前为止，骨不连是三关节融合术后最常见的并发症，发生率从 10%～23%，主要累及距舟关节[15, 78]。近年来，随着硬件设计的改进和生物填充物的使用，这一比率已显著下降到 5% 左右。不幸的是，畸形愈合、矫治不足和畸形矫治过度的比率仍然是不良结果的常见来源，在文献中可能被低估（图 5-6）。这些并发症可以通过准确的畸形矫正来减少，并给予辅助手术，如 Cotton 截骨术（对于残留的前足内翻），MDCO（对于残留的后足外翻），三角韧带修复 / 同种异体移植重建（对于严重的三角肌功能不全），或者 FDL 移位术（对于轻微形式的三角骨松弛和外翻距骨倾斜）。文献报道，三关节融合术的畸形愈合发生率高达 6%，矫治不足导致残留的后足外翻、残留的前足内翻或潜在的舟状足畸形是最常见的畸形愈合部位[78]。后足矫治过度残留的后足内翻不太常见，而当后足畸形高度灵活时，这一风险会增加。严重畸形患者的距跟半脱位的复位和跗横关节的重新对齐在技术上要求关节痉挛的解除，彻底的关节准备是手术的重要组成部分。术中高度注意复位的准确性，包括临床和影像学，以及在关节准备和固定过程中细致的手术技术对于避免对周

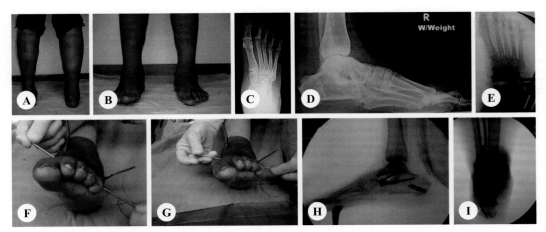

▲ 图 5-6　患者，43 岁，女性，因 PCFD 行双侧三关节融合术畸形愈合的临床照片

A 和 B. 注意残留的后足和前足内翻的矫治过度，并伴有右侧第一跖骨的抬高；C 和 D. 右足矫治过度的正位和侧位 X 线片；E. 术中 X 线片，显示采用跗横关节截骨术矫正固定的前足内翻；F 和 G. 术中照片展示固定的前足内翻和随后使用平滑的横向钉来辅助前足去旋转的复位矫正；H. 侧位 X 线片，显示内翻畸形愈合的矫正方法是跗横关节去旋转截骨术和跟骨侧移截骨术加内固定；I. 轴位 X 线片，显示为跟骨结节向外侧移位矫正后足内翻畸形愈合。PCFD. 进行性扁平足畸形（图片由 Jeffrey E. Johnson，MD 提供）

围结构损伤和确保良好结果至关重要[79]。最后，已经观察到三关节融合术后踝关节炎的进展情况，应该告知患者这种可能性[80, 81]。在许多情况下，这在很大程度上仍不受外科医生的控制。然而，在手术过程中避免畸形愈合可能会降低总体风险。作者认为，治疗严重的踝关节炎最好是分期行三关节融合术，然后进行全踝关节置换术。

## 七、三角肌和弹簧韧带修复术

随着 PCFD 畸形程度的加重，内侧软组织结构，包括弹簧韧带复合体和三角韧带复合体由于生物力学应力增加将慢性减弱。这使得足部有后足外翻和前足外展趋势。

弹簧韧带在 MRI 扫描上显示不佳，通常需要在术中进行评估。当弹簧韧带存在撕裂或显著退变时需要修复或重建，许多技术已经描述了使用局部组织缝合增强和自/异体肌腱重建[82]。大多数研究人员建议进行某种类型的修复，但修复对整体畸形矫正的贡献很难确定。

三角肌韧带是抵抗 PCFD 引起的踝关节外翻压力的重要结构。内侧支持结构上增加的应力最终导致踝关节距骨逐渐开始外侧倾斜，三角状韧带的深部退变导致不同程度的 PE、扁平外翻、足部畸形和踝关节外翻。无论对踝关节畸形进行何种手术，潜在的足部畸形也必须同时或分期矫正。

内侧软组织重建手术结合适当的足部畸形矫正手术对踝关节外翻不稳定的患者合并任何类型的柔软型和可复位畸形，没有明显的骨关节炎或关节内侧间隙狭窄（特别是 PCFD Ⅰ 期 E 类）有明显效果。相对应的，踝关节固定外翻倾斜的患者，或有显著关节外侧间隙狭窄和骨关节炎（PCFD Ⅱ 期 E 类）的患者不能进行关节保留手术。根据多种不同因素，矫正外翻性踝关节炎的选择包括采用三角肌修复的，或不采用三角肌修复而使用较大的聚乙烯支座作为间隔物以拉紧固有的三角肌韧带的全踝关节置换术。随着全踝关节置换术的发展，更多的限制性植入物可能有助于减

少踝关节置换术同时进行三角韧带重建的需要。一些有严重不稳或关节破坏的患者可能需要进行胫距或胫距跟关节融合术，同时矫正关节融合术平面以下的足部畸形。这些手术的目的都是为了创造一只跖行足，并尽可能多地保留运动范围[56]。在大多数情况下，全距关节融合术（四关节融合术）是可以避免的。

目前已经有几种三角韧带重建技术，包括同种异体肌腱移植、自体肌腱移植和缝合线带加强修复软组织[83-85]。在一项使用自体腓骨长肌腱移植的研究中，研究人员报道，术前外翻倾斜度为7.7°，9 年后随访外翻倾斜度降至 2.1°[83]。在另一项独立的研究中也报道了类似的结果，在该研究中，趾屈肌转位联合缝合带内支架增强术重建弹簧韧带和三角肌韧带，在随访时没有报道并发症或矫正失效[85]。Haddad 等[84] 研究了使用胫骨前肌腱移植重建三角肌的大体标本，证明在低扭矩下，他们的技术能够恢复距骨的外翻和外旋转稳定性，这在统计学上与完好的三角肌韧带相似。

三角肌韧带重建在技术上要求很高，每种技术都有自己的技术考虑。因此，治疗的选择最好是根据外科医生的经验和每个患者的目标来指导[82]。

**1. 适应证**
- PCFD Ⅰ 期 E 类。
- PCFD Ⅱ 期 E 类合并全踝关节置换。
- 合并三角肌功能不全的任何其他类型的畸形。

**2. 禁忌证**
- 单独的 PCFD Ⅱ 期 E 类畸形，因为如果没有额外的手术，单独软组织重建不适用于固定性畸形。

**3. 并发症**
- 肌腱移植物初始张力差，导致持续性外翻畸形。
- 移植物松弛/失效。
- 骨质疏松性内踝植骨拔出。
- 继发于特发性外侧关节间隙狭窄导致的复

发性距骨外翻。

- 隐神经损伤。
- 移植物植入支持带的过程中内侧屈肌腱（FHL 或 FDL）损伤。
- 支持带骨折。
- 感染。

当踝关节适用于重建时，三角韧带重建是 PCFD 整体治疗的重要组成部分。但只有在减少踝关节外翻生物力学力量的同时配合矫正扁平足畸形的手术才能成功。因此，一般仅推荐将其与其他手术结合使用，以避免移植物失败和距骨外侧倾斜的复发。与 PCFD 相关的三角韧带重建的结果是相对不可预测的[82]，准确纠正后足外翻畸形是避免再次发生距骨倾斜的关键[83, 86]。最常见的并发症是最终矫正后胫距关节持续的残余外翻，这可能是由于技术或决策上的错误。导致持续性外翻的技术因素包括①肌腱移植物张力不足；②骨量减少导致植骨失效；③移植物插入点放置不当，过于靠近距骨或胫骨内侧，可能降低移植物的力学优势；④未能通过准确矫正潜在的扁平足畸形来充分减少外翻对足踝的应力。为了避免这些后遗症，以前的研究人员建议在后足重建中降低高度加入跟骨内移截骨，以减轻三角韧带重建的负担[86]。此外，在骨质疏松症患者中，肌腱移植物可以用缝合扣固定在胫骨的外侧皮质骨上，而不是锚定在内踝的软松质骨上。当钻取骨隧道以植入移植物时，可能伤及胫神经、腓肠神经和 FHL 肌腱，需注意加以保护。最后，跟骨隧道位置不当可能导致支持带骨折或移植物位置不佳，钻孔前使用透视引导侧位 X 线片确定正确插入点

可以避免这种情况。

决策中的错误包括未能认识到外侧关节间隙狭窄或僵硬 / 不可复位的踝关节是导致距骨外侧倾斜的因素。当这些因素存在时，三角韧带重建术不能纠正外翻畸形，建议进行不保留关节的手术，如全踝关节置换，部分情况下合并三角韧带重建术。

**临床要点**

➢ 详细的术前计划和体格检查，包括站立对齐、关节活动范围和肌肉力量测试，这对于了解 PCFD 和制订手术计划至关重要。

➢ 适当的术前影像学检查应包括负重 X 线片和必要的附加影像检查。WBCT 是一种新形式，它为手术决策提供了帮助。

➢ 术中需要仔细检查足部位置和关节活动范围，以避免过度矫治，过度矫治比矫治不足使患者丧失更多能力。MDCO 的典型移位为 7～15mm；Evans LCL 截骨术的典型移植物尺寸为 5～10mm，Cotton 截骨术的典型移植物尺寸为 5～10mm[87]。

➢ 术前评估应包括踝关节的负重 X 线片，以评估可能的距骨外翻位置、骨关节炎和三角韧带或弹簧韧带功能不全的存在，除了准确的 PCFD 矫正，还可能需要软组织重建。

➢ 有肥胖、后足过度不稳、骨量减少和跗骨窦疼痛的患者需要特别注意，需判断关节融合术是否能比保留关节的重建提供更成功的预后。

➢ PCFD 的外科矫正是足踝外科的一个复杂和不断发展的领域。需要更多的研究，以帮助将并发症降至最低，并改善预后。

## 参考文献

[1] Sangeorzan BJ, Hintermann B, de Cesar Netto C, et al. Progressive collapsing foot deformity: consensus on goals for operative correction. Foot Ankle Int 2020;41(10):1299–302.

[2] Bluman EM, Title CI, Myerson MS. Posterior tibial tendon rupture: a refined classification system. Foot Ankle Clin 2007;12(2):233–49, v.

[3] Abousayed MM, Alley MC, Shakked R, et al. Adult-acquired flatfoot deformity: etiology, diagnosis, and management. JBJS Rev

2017;5(8):e7.

[4] Beals TC, Pomeroy GC, Manoli A 2nd. Posterior tibial tendon insufficiency: diagnosis and treatment. J Am Acad Orthop Surg 1999;7(2):112–8.

[5] Bluman EM, Myerson MS. Stage IV posterior tibial tendon rupture. Foot Ankle Clin 2007;12(2):341–62, viii.

[6] Brodsky JW, Baum BS, Pollo FE, et al. Surgical reconstruction of

posterior tibial tendon tear in adolescents: report of two cases and review of the literature. Foot Ankle Int 2005;26(3):218–23.

[7] Deland JT, de Asla RJ, Sung IH, et al. Posterior tibial tendon insufficiency: which ligaments are involved? Foot Ankle Int 2005;26(6):427–35.

[8] Funk DA, Cass JR, Johnson KA. Acquired adult flat foot secondary to posterior tibial-tendon pathology. J Bone Joint Surg Am 1986;68(1): 95–102.

[9] Hill K, Saar WE, Lee TH, et al. Stage II flatfoot: what fails and why. Foot Ankle Clin 2003;8(1):91–104.

[10] Johnson KA, Strom DE. Tibialis posterior tendon dysfunction. Clin Orthop Relat Res 1989;239:196–206.

[11] Myerson MS, Thordarson DB, Johnson JE, et al. Classification and nomenclature: progressive collapsing foot deformity. Foot Ankle Int 2020;41(10):1271–6.

[12] Alvarez RG, Marini A, Schmitt C, et al. Stage I and II posterior tibial tendon dysfunction treated by a structured nonoperative management protocol: an orthosis and exercise program. Foot Ankle Int 2006;27(1):2–8.

[13] Augustin JF, Lin SS, Berberian WS, et al. Nonoperative treatment of adult acquired flat foot with the Arizona brace. Foot Ankle Clin 2003;8(3):491–502.

[14] Chao W, Wapner KL, Lee TH, et al. Nonoperative management of posterior tibial tendon dysfunction. Foot Ankle Int 1996;17(12): 736–41.

[15] Deland JT. Adult-acquired flatfoot deformity. J Am Acad Orthop Surg 2008;16(7): 399–406.

[16] Lin JL, Balbas J, Richardson EG. Results of non-surgical treatment of stage II posterior tibial tendon dysfunction: a 7– to 10–year followup. Foot Ankle Int 2008;29(8):781–6.

[17] Myerson MS. Adult acquired flatfoot deformity: treatment of dysfunction of the posterior tibial tendon. Instr Course Lect 1997;46:393–405.

[18] Myerson M, Solomon G, Shereff M. Posterior tibial tendon dysfunction: its association with seronegative inflammatory disease. Foot Ankle 1989;9(5):219–25.

[19] Teasdall RD, Johnson KA. Surgical treatment of stage I posterior tibial tendon dysfunction. Foot Ankle Int 1994;15(12):646–8.

[20] Dalton GP, Wapner KL, Hecht PJ. Complications of achilles and posterior tibial tendon surgeries. Clin Orthop Relat Res 2001;391: 133–9.

[21] Goldner JL, Keats PK, Bassett FH 3rd, et al. Progressive talipes equinovalgus due to trauma or degeneration of the posterior tibial tendon and medial plantar ligaments. Orthop Clin North Am 1974;5(1):39–51.

[22] Backus JD, McCormick JJ. Tendon transfers in the treatment of the adult flatfoot. Foot Ankle Clin 2014;19(1):29–48.

[23] Silver RL, de la Garza J, Rang M. The myth of muscle balance. A study of relative strengths and excursions of normal muscles about the foot and ankle. J Bone Joint Surg Br 1985;67(3):432–7.

[24] Arangio GA, Salathe EP. Medial displacement calcaneal osteotomy reduces the excess forces in the medial longitudinal arch of the flat foot. Clin Biomech (Bristol, Avon) 2001;16(6):535–9.

[25] Wacker J, Calder JD, Engstrom CM, et al. MR morphometry of posterior tibialis muscle in adult acquired flat foot. Foot Ankle Int 2003;24(4):354–7.

[26] Conti S, Michelson J, Jahss M. Clinical significance of magnetic resonance imaging in preoperative planning for reconstruction of posterior tibial tendon ruptures. Foot Ankle 1992;13(4):208–14.

[27] Louden KW, Ambrose CG, Beaty SG, et al. Tendon transfer fixation in the foot and ankle: a biomechanical study evaluating two sizes of pilot holes for bioabsorbable screws. Foot Ankle Int 2003;24(1):67–72.

[28] Marsland D, Stephen JM, Calder T, et al. Flexor digitorum longus tendon transfer to the navicular: tendon-to-tendon repair is stronger compared with interference screw fixation. Knee Surg Sports Traumatol Arthrosc 2020;28(1):320–5.

[29] Greenfield S, Cohen B. Calcaneal osteotomies: pearls and pitfalls. Foot Ankle Clin 2017;22(3):563–71.

[30] Nyska M, Parks BG, Chu IT, et al. The contribution of the medial calcaneal osteotomy to the correction of flatfoot deformities. Foot Ankle Int 2001;22(4):278–82.

[31] Chan JY, Williams BR, Nair P, et al. The contribution of medializing calcaneal osteotomy on hindfoot alignment in the reconstruction of the stage II adult acquired flatfoot deformity. Foot Ankle Int 2013;34(2):159–66.

[32] Niki H, Hirano T, Okada H, et al. Outcome of medial displacement calcaneal osteotomy for correction of adult-acquired flatfoot. Foot Ankle Int 2012;33(11): 940–6.

[33] Tellisi N, Lobo M, O'Malley M, et al. Functional outcome after surgical reconstruction of posterior tibial tendon insufficiency in patients under 50 years. Foot Ankle Int 2008;29(12):1179–83.

[34] L CS, de Cesar Netto C, Day J, et al. Consensus for the indication of a medializing displacement calcaneal osteotomy in the treatment of progressive collapsing foot deformity. Foot Ankle Int 2020;41(10):1282–5.

[35] Greene DL, Thompson MC, Gesink DS, et al. Anatomic study of the medial neurovascular structures in relation to calcaneal osteotomy. Foot Ankle Int 2001;22(7): 569–71.

[36] Coleman MM, Abousayed MM, Thompson JM, et al. Risk factors for complications associated with minimally invasive medial displacement calcaneal osteotomy. Foot Ankle Int 2021;42(2):121–31.

[37] Evans D. Calcaneo-valgus deformity. J Bone Joint Surg Br 1975;57(3):270–8.

[38] Jara ME. Evans osteotomy complications. Foot Ankle Clin 2017;22(3):573–85.

[39] Johnson JE, Sangeorzan BJ, de Cesar Netto C, et al. Consensus on indications for medial cuneiform opening wedge (cotton) osteotomy in the treatment of progressive collapsing foot deformity. Foot Ankle Int 2020;41(10):1289–91.

[40] Deland JT, Otis JC, Lee KT, et al. Lateral column lengthening with calcaneocuboid fusion: range of motion in the triple joint complex. Foot Ankle Int 1995; 16(11):729–33.

[41] Hiller L, Pinney SJ. Surgical treatment of acquired flatfoot deformity: what is the state of practice among academic foot and ankle surgeons in 2002? Foot Ankle Int 2003;24(9):701–5.

[42] Roche AJ, Calder JD. Lateral column lengthening osteotomies. Foot Ankle Clin 2012;17(2):259–70.

[43] Thomas RL, Wells BC, Garrison RL, et al. Preliminary results comparing two methods of lateral column lengthening. Foot Ankle Int 2001;22(2):107–19.

[44] Thordarson DB, Schon LC, de Cesar Netto C, et al. Consensus for the indication of lateral column lengthening in the treatment of progressive collapsing foot deformity. Foot Ankle Int 2020;41(10):1286–8.

[45] Haeseker GA, Mureau MA, Faber FW. Lateral column lengthening for acquired adult flatfoot deformity caused by posterior tibial tendon dysfunction stage II: a retrospective comparison of calcaneus osteotomy with calcaneocuboid distraction arthrodesis. J Foot Ankle Surg 2010;49(4):380–4.

[46] Hintermann B, Valderrabano V, Kundert HP. Lengthening of the lateral column and reconstruction of the medial soft tissue for treatment of acquired flatfoot deformity associated with insufficiency of the posterior tibial tendon. Foot Ankle Int 1999;20(10):622–9.

[47] Prissel MA, Roukis TS. Incidence of nonunion of the unfixated, isolated evans calcaneal osteotomy: a systematic review. J Foot Ankle Surg 2012;51(3):323–5.

[48] Zwipp H, Rammelt S. [Modified Evans osteotomy for the operative

treatment of acquired pes planovalgus]. Oper Orthop Traumatol 2006;18(2):182–97.

[49] Modha RK, Kilmartin TE. Lateral column lengthening for flexible adult acquired flatfoot: systematic review and meta-analysis. J Foot Ankle Surg 2021;60(6): 1254–69.

[50] R VG. Lateral column lengthening using a "Z" osteotomy of the calcaneus. Tech Foot Ankle Surg 2008;7(4):257–63.

[51] Demetracopoulos CA, Nair P, Malzberg A, et al. Outcomes of a stepcut lengthening calcaneal osteotomy for adult-acquired flatfoot deformity. Foot Ankle Int 2015;36(7):749–55.

[52] Saunders SM, Ellis SJ, Demetracopoulos CA, et al. Comparative outcomes between step-cut lengthening calcaneal osteotomy vs traditional evans osteotomy for stage IIB adult-acquired flatfoot deformity. Foot Ankle Int 2018;39(1):18–27.

[53] Gross CE, Huh J, Gray J, et al. Radiographic outcomes following lateral column lengthening with a porous titanium wedge. Foot Ankle Int 2015;36(8):953–60.

[54] Tsai J, McDonald E, Sutton R, et al. Severe flexible pes planovalgus deformity correction using trabecular metallic wedges. Foot Ankle Int 2019;40(4):402–7.

[55] Bunning PS, Barnett CH. A comparison of adult and foetal talocalcaneal articulations. J Anat 1965;99:71–6.

[56] Bussewitz BW, DeVries JG, Hyer CF. Evans osteotomy and risk to subtalar joint articular facets and sustentaculum tali: a cadaver study. J Foot Ankle Surg 2013;52(5):594–7.

[57] Ragab AA, Stewart SL, Cooperman DR. Implications of subtalar joint anatomic variation in calcaneal lengthening osteotomy. J Pediatr Orthop 2003;23(1):79–83.

[58] Ahn JY, Lee HS, Kim CH, et al. Calcaneocuboid joint subluxation after the calcaneal lengthening procedure in children. Foot Ankle Int 2014;35(7):677–82.

[59] Ellis SJ, Williams BR, Garg R, et al. Incidence of plantar lateral foot pain before and after the use of trial metal wedges in lateral column lengthening. Foot Ankle Int 2011;32(7):665–73.

[60] Momberger N, Morgan JM, Bachus KN, et al. Calcaneocuboid joint pressure after lateral column lengthening in a cadaveric planovalgus deformity model. Foot Ankle Int 2000;21(9):730–5.

[61] Xia J, Zhang P, Yang YF, et al. Biomechanical analysis of the calcaneocuboid joint pressure after sequential lengthening of the lateral column. Foot Ankle Int 2013; 34(2):261–6.

[62] Zeifang F, Breusch SJ, Doderlein L. Evans calcaneal lengthening procedure for spastic flexible flatfoot in 32 patients (46 feet) with a followup of 3 to 9 years. Foot Ankle Int 2006;27(7):500–7.

[63] FJ C. Foot statics and surgery. N Engl J Med 1936;214(8):353–62.

[64] Hirose CB, Johnson JE. Plantarflexion opening wedge medial cuneiform osteotomy for correction of fixed forefoot varus associated with flatfoot deformity. Foot Ankle Int 2004;25(8):568–74.

[65] McCormick JJ, Johnson JE. Medial column procedures in the correction of adult acquired flatfoot deformity. Foot Ankle Clin 2012;17(2):283–98.

[66] Mosca VS. Calcaneal lengthening for valgus deformity of the hindfoot. Results in children who had severe, symptomatic flatfoot and skewfoot. J Bone Joint Surg Am 1995;77(4):500–12.

[67] Lutz M, Myerson M. Radiographic analysis of an opening wedge osteotomy of the medial cuneiform. Foot Ankle Int 2011;32(3):278–87.

[68] Hintermann B, Deland JT, de Cesar Netto C, et al. Consensus on indications for isolated subtalar joint fusion and naviculocuneiform fusions for progressive collapsing foot deformity. Foot Ankle Int 2020;41(10):1295–8.

[69] Johnson JEBJ, Stivers JJ. Plantarflexion Opening Wedge Medial Cuneiform Osteotomy. In: Easley ME, Wiesel SW, editors. Operative techniques in foot and ankle surgery. Philadelphia, PA: Wolters Kluwer/Lippincott, Williams & Wilkins; 2020.

[70] Castaneda D, Thordarson DB, Charlton TP. Radiographic assessment of medial cuneiform opening wedge osteotomy for flatfoot correction. Foot Ankle Int 2012;33(6):498–500.

[71] Wang CS, Tzeng YH, Lin CC, et al. Comparison of screw fixation versus nonfixation in dorsal opening wedge medial cuneiform osteotomy of adult acquired flatfoot. Foot Ankle Surg 2020;26(2): 193–7.

[72] The classic. Arthrodesing operations on the feet: Edwin W. Ryerson,M. D. Clin Orthop Relat Res 1977;(122):4–9.

[73] Soukup DS, MacMahon A, Burket JC, et al. Effect of obesity on clinical and radiographic outcomes following reconstruction of stage II adult acquired flatfoot deformity. Foot Ankle Int 2016;37(3):245–54.

[74] Crevoisier X. The isolated talonavicular arthrodesis. Foot Ankle Clin 2011;16(1): 49–59.

[75] Toolan BC, Sangeorzan BJ, Hansen ST Jr. Complex reconstruction for the treatment of dorsolateral peritalar subluxation of the foot. Early results after distraction arthrodesis of the calcaneocuboid joint in conjunction with stabilization of, and transfer of the flexor digitorum longus tendon to, the midfoot to treat acquired pes planovalgus in adults. J Bone Joint Surg Am 1999;81(11):1545–60.

[76] de Cesar Netto C, Myerson MS, Day J, et al. Consensus for the use of weightbearing ct in the assessment of progressive collapsing foot deformity. Foot Ankle Int 2020;41(10):1277–82.

[77] Steiner CS, Gilgen A, Zwicky L, et al. Combined subtalar and naviculocuneiform fusion for treating adult acquired flatfoot deformity with medial arch collapse at the level of the naviculocuneiform joint. Foot Ankle Int 2019;40(1):42–7.

[78] Seybold JD. Management of the malunited triple arthrodesis. Foot Ankle Clin 2017;22(3):625–36.

[79] Johnson JE, Yu JR. Arthrodesis techniques in the management of stage II and III acquired adult flatfoot deformity. Instr Course Lect 2006;55:531–42.

[80] Ebalard M, Le Henaff G, Sigonney G, et al. Risk of osteoarthritis secondary to partial or total arthrodesis of the subtalar and midtarsal joints after a minimum followup of 10 years. Orthop Traumatol Surg Res 2014;100(4 Suppl):S231–7.

[81] Wetmore RS, Drennan JC. Long-term results of triple arthrodesis in Charcot- Marie-Tooth disease. J Bone Joint Surg Am 1989;71(3): 417–22.

[82] Deland JT, Ellis SJ, Day J, et al. Indications for deltoid and spring ligament reconstruction in progressive collapsing foot deformity. Foot Ankle Int 2020;41(10): 1302–6.

[83] Ellis SJ, Williams BR, Wagshul AD, et al. Deltoid ligament reconstruction with peroneus longus autograft in flatfoot deformity. Foot Ankle Int 2010;31(9):781–9.

[84] Haddad SL, Dedhia S, Ren Y, et al. Deltoid ligament reconstruction: a novel technique with biomechanical analysis. Foot Ankle Int 2010;31(7):639–51.

[85] Nery C, Lemos A, Raduan F, et al. Combined spring and deltoid ligament repair in adult-acquired flatfoot. Foot Ankle Int 2018;39(8):903–7.

[86] Oburu E, Myerson MS. Deltoid ligament repair in flatfoot deformity. Foot Ankle Clin 2017;22(3):503–14.

[87] Ellis SJ, Johnson JE, Day J, et al. Titrating the amount of bony correction in progressive collapsing foot deformity. Foot Ankle Int 2020;41(10):1292–5.

# 第 6 章　后足融合术后持续性疼痛
## Persistent Pain After Hindfoot Fusion

David Vier　John Kent Ellington　著

**本章要点**

- 不愈合和畸形愈合是导致后足融合术后疼痛的最常见原因，而邻近节段疾病、软组织病变或踝关节不稳定也是潜在的致病因素。
- 不愈合翻修具有挑战性，可以使用合适的结构性自体骨移植或异体骨移植、生物辅助材料和坚强固定技术。
- 在治疗后足畸形愈合时，必须在畸形顶点仔细规划并实施矫正旋转截骨术、楔形截骨术和（或）跟骨滑移截骨术。
- 掌握患者后足融合术或翻修手术前后的期望至关重要。

**关键词**

后足融合术，距下关节融合术，并发症，畸形

　　术后持续疼痛是骨科医生面临的最具挑战性的问题之一，后足融合术后的持续疼痛也造成了同样的困扰。后足关节由距下关节（subtalar，ST）、距舟关节（talonavicular，TN）和跟骰关节（calcaneocuboid，CC）组成。这些关节通常在退行性变、畸形矫正、炎症性或神经性关节病、跗骨联合或发生外伤后出现融合。后足融合术旨在达到无痛跖行足，能够在不使用矫形器或支架的情况下正常行走[1]。这种手术虽然可以使退行性关节或畸形关节单独融合，但通常需要多个后足关节融合后才能实现矫正。双关节融合术通常可实现距下和距舟关节的融合，而三关节融合术通常可实现距下、距舟和跟骰关节的融合。研究证实，这两种方法可有效治疗扁平足畸形[2, 3]。许多研究人员认为，在无须对跟骰关节进行治疗的情况下，可以实现畸形矫正[4]。各种不同的原因均可造成融合术后出现持续疼痛，而且很难确定诱发这种疼痛的原因，治疗也相对困难。后足融合术常见"陷阱"包括大切口导致的感染、关节面处理不充分或骨移植物选择不当导致的不愈合、移植物或内固定凸出导致的病状，以及矫治不足 / 矫治过度[5]。不愈合或畸形愈合是诱发持续疼痛最常见的原因。这些病症虽然没有症状表现，但通常情况下会对患者造成痛苦，需要进行翻修手术。此外，感染或非骨性结构也会造成持续疼痛。在为患者提供诊疗建议时，需要降低患者期望，着重介绍潜在的并发症。

## 一、后足解剖学

　　后足由距下关节、距舟关节和跟骰关节组成。

距下关节包括前、中、后 3 个面。后关节面的融合面最大，也最重要，许多外科医生在单独进行距下关节融合时仅为后关节面做准备。距下关节运动主要包括内翻和外翻。但是，距骨会围绕跟骨进行内旋和跖屈运动。距下关节融合会限制横向跗骨关节运动的 40%，背屈运动的 30%，以及跖屈运动的 9%[6]。距舟关节在后足运动中也发挥重要作用。然而研究表明，后足整体运动在距舟关节融合后会减少到正常运动范围的 25%。然而，跟骰关节融合对后足运动没有影响[7]。从生物力学的角度来看，单独的距下关节融合或双关节和三关节融合术不会改变胫距关节应力，但是在外旋位置的应力发生了变化[8]。单独的跟骰关节融合不会引起胫距关节生物力学。距下和距舟的生物力学只在跟骰关节融合改变旋转或屈伸的情况下才会发生改变，但如果融合在中立位，不论缩短或延长都不会发生改变[9]。了解后足融合术对术后运动的影响有助于外科医生为患者进行术后评估和提供建议并决定最佳治疗方案。

## 二、临床评估 / 术前规划

### （一）体格检查

在探寻后足融合术后疼痛的致病因素时，全面体格检查至关重要。足踝部局部解剖学在触诊方面具有独特性，也是一种重要的检查手段，原因是肿胀或触痛区域通常可以与影像学相关联以便进行确诊。

#### 1. 视诊

需要对患者从髋部到足部是否有融合后的残留畸形进行评估。具体来说，检查后足力线是否存在过度内翻或外翻（图 6-1）。需要对足部存在的任何矫治不足或矫治过度进行评估。此外，其他关节畸形可能会导致持续疼痛。膝关节或髋关节处的近端畸形均可诱发或导致足部或踝部代偿性畸形。对肿胀或发红部位进行评估可能会给临床医生提供线索，有助于其了解不愈合、感染、复杂性局部疼痛综合征，甚至是 Charcot 病变。

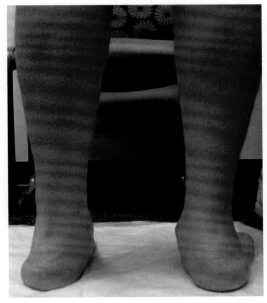

▲ 图 6-1　右足三关节融合术后畸形愈合的评估，后足力线残余外翻

#### 2. 触诊

在任何体格检查中，直接触摸特定的解剖标志进行检查极其重要，在术后尤为明显，有助于确定诱发持续疼痛的原因。关节部位出现压痛可能证实放射学检查中发现的不愈合问题。其他远离融合部位的触痛区域应引起关注，需要考虑是否有另一解剖结构触发了疼痛。

#### 3. 运动

在后足融合术后，由于关节不活动，可能会出现内翻或外翻无力。此时难以区分由撕裂或炎症引起的腓骨肌腱及胫后肌腱无力。

#### 4. 感觉

需要对有感觉障碍的患者进行神经病变评估，可在双足进行轻触或使用 Semmes-Weinstein 单丝进行测试。对于有持续疼痛的患者来说，也应考虑神经炎，并对其敏感性或放射痛进行评估。Tinel 征可能出现在跗骨管内侧，也可能出现在腓肠神经外侧。由于后足融合术的术野附近有腓肠神经穿行，因此也有可能存在神经瘤。

#### 5. 活动度

不管是融合成功还是失败，后足融合术后活动度都将受到限制。在临床检查中，未愈合的关节可能不会表现出明显的不稳定性，但在微动后仍会有疼痛感。邻近关节的运动减少表明邻近节段关节炎出现进展。

### （二）影像学

#### 1. X线检查

负重X线片是后足融合术后疼痛的初始影像学评估方法。应对所有患者足部的前后位、斜位和侧位视图进行评估。Broden位片可以更加清楚地呈现距下后关节面。后足轴位片可评估后足力线。通过X线片上关节骨愈合的比例对不愈合进行评估，但这种方法可能受主观因素的影响，应与活动或触诊时的临床疼痛相结合。残留畸形在X线片上也很明显。内固定断裂说明融合部位存在微动或不愈合，任何可见的内固定凸出会导致症状显现。早期识别Charcot关节病所致的断裂也很重要。

#### 2. CT、MRI检查

如果后足融合术后的持续疼痛经非手术治疗后仍未治愈，就需要进行其他影像学诊断和手术规划。

CT是评估后足融合术后疼痛最有效的影像学检查方法，因为不愈合和畸形愈合是融合术后最常见的并发症（图6-2）。这种检查手段可以更准确地量化融合比例，而负重CT也可有效地对畸形进行评估。事实上，多项研究已经证明了CT的实用性，这也进一步证明了X线片在评估融合情况时并不可靠[10]。X线片通常会高估融合的程度。一项研究表明，X线片会高估融合的程度，12周时整体骨愈合率为61%，6个月时为86%，而CT在同一时间点所评估的骨愈合率分别为48%和64%[11, 12]。CT检查表明，需要25%~49%的骨架桥接才能使后足融合术实现明显的临床改善效果[13]。Pagenstert等[14]证明，当多个关节出现问题时，可以通过单光子发射计算机断层成像（single-photon emission CT-CT，SPECT-CT）确定活动性关节炎的位置。在SPECT-CT中，由于不愈合的关节会发光，所以可以借助这种手段评估融合情况。

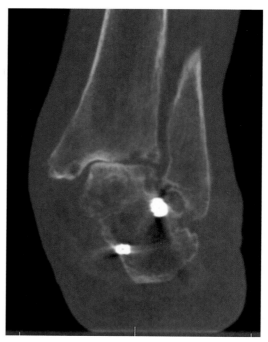

▲ 图6-2　冠状CT成像显示，在三关节融合术后，距下关节出现外翻畸形愈合伴腓骨下撞击

MRI对软组织病变的检查更为准确，可用于关节外病变（如腓骨肌腱周围疼痛）的相关检查。然而，考虑到融合后生物力学的改变会导致邻近骨出现应力性骨折，特别是在较大的畸形矫正后，可以使用MRI识别早期应力反应。

#### 3. 其他检查方法

当怀疑有神经病变时，特别是当患者描述存在夜间疼痛、灼痛、麻木和（或）刺痛时，可以使用肌电图和神经传导研究进行诊断。如果怀疑有感染，应进行常规的实验室检查。另外，既往发生过不愈合或担心不愈合的患者应进行代谢性骨病检查，可以转诊到代谢病学专家处进行相关检查。

### 三、非手术治疗方案

根据疼痛的来源，应尝试采用非手术治疗方法。非手术治疗方法包括注射、物理治疗、矫形器、支架、口服和外用消炎药，以及固定器。在不愈合关节中，注射治疗可能没有效果，但在其他关节中进行注射可能具有诊断和治疗作用，在有多个或非特异性疼痛区域的病例中效果尤为明显。在下肢创伤距下关节融合术后的患者中，使用综合矫形器和康复措施可改善身体活动能力和预后[15]。

## 四、术后疼痛的原因及手术治疗方案

### （一）融合部位疼痛

#### 1. 不愈合

不愈合是后足融合术后最常见的并发症之一，当患者术后出现持续疼痛时，应重点考虑是否存在不愈合。虽然外科医生在术后确定融合不愈合的时间不同，但如果到第 6 周和 12 周仍没有骨愈合证据，就需要开始与患者进行讨论。对于未实现骨愈合的患者来说，可以考虑使用骨刺激器，并延长不负重的时间。根据不愈合的临床证据记录，保险机构会批准此类设备的报销费用。一旦 X 线片和（或）CT 证实了存在不愈合，而且在使用支架或矫形器的情况下仍有持续疼痛，通常需要进行翻修手术。

后足不愈合的治疗具有挑战性，原因是在拆除内固定和翻修关节的准备过程中，需要去除一些骨结构。这就需要对骨质缺损进行填补，而且减少了可用于固定的坚固骨质。可以通过自体移植或异体移植，以及强力固定技术完成翻修手术，以便提高稳定性和关节压缩力。

在这些情况下可以使用结构性自体移植物或异体移植物填补骨质空隙，这为骨愈合提供必要的生物因素。由于生物制品费用较高，故需考虑重复手术的直接和间接花费，以及对患者的困扰。高职称医生倾向于使用跟骨或胫骨自体移植物、髂嵴骨髓抽取物及市售异体生物制品。多项研究表明，与自体移植相比，重组血小板衍生生长因子在后足融合术中的效用更高[16-19]。

在初次距下关节融合术中，通常使用 2 个 6.5 或 7.0 螺纹空心钉从足底跟骨插入。在翻修手术中，高职称医生倾向于使用连续加压的 Nitinol DynaNail 迷你融合系统（美国佐治亚州亚特兰大 Medshape 公司）（图 6-3）或螺纹空心钉，并使用 Nitinol 钉进行加固（图 6-4）。在距舟或跟骰关节不愈合的情况下，除了使用螺纹空心钉，还要使用多个 Nitinol 钉，以便实现理想的压缩效果。即使存在其他生物学和稳定性，后足融合术后单独进行翻修也可能无法实现愈合。在这种情况下，需要将融合扩展到双关节、三关节或胫距跟关节融合术，为愈合提供所需的稳定性，但这也增加了必须实现愈合的骨表面区域（图 6-3）。

#### 2. 畸形愈合

畸形愈合较难确诊，在外科主治医生进行了指数手术并且未能对手术进行全面分析的情况下

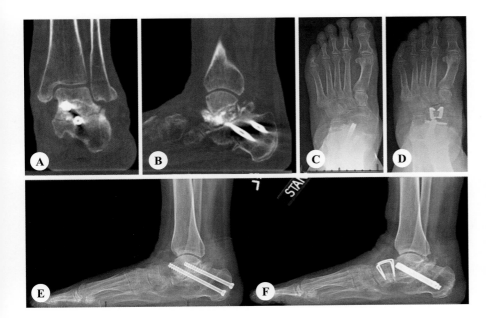

◀ 图 6-3　患者，68 岁，女性，在外院接受了扁平足畸形矫正术。进行了距下关节融合术和跟骨滑移截骨术

A 和 B. 术后通过 CT 检查确诊为不愈合；C 和 E. 术后影像；D 和 F. 这位患者接受了用 DynaNail 迷你融合系统连续加压钉增强的距下融合翻修术，并将融合术延伸至距骨关节改善畸形矫正，辅以钉固定

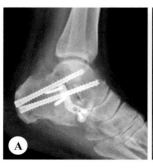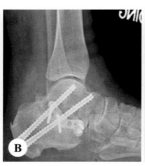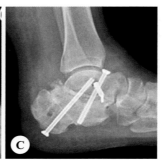

◀ 图 6-4 患者，50 岁，男性，因跟骨骨折接受了距下关节融合术
A. 术后影像；B. 经 CT 检查确诊为不愈合；C. 通过跟骨自体移植、同种异体移植和十字螺丝固定，用 Nitinol 钉增强持续加压，对融合术后的不愈合进行了翻修

尤为突出。患者在临床检查中会表现为内侧或外侧柱超载疼痛和畸形。需要检查后足是否有残余的内翻或外翻，前足是否有外旋 / 内旋或外展 / 内收。然而，由于患者仍在调整适应新足位或因其他病症进行补偿，所以很难将错位或矫治过度 / 矫治不足引起的疼痛与术后生物力学改变引起的疼痛相鉴别。负重 CT 可有效评估畸形愈合，在三关节融合术中尤为明显。

(1) 切口：在进行翻修手术时，应在考虑之前切口的情况下进行手术切口规划。此外，在外翻畸形愈合翻修手术中应考虑采用内侧切口，以便在矫正后进行充分的闭合；而在内翻畸形愈合翻修手术中应考虑采用外侧切口。根据指数手术所用方法确定切口位置。

(2) 截骨术：对于畸形愈合而言，应仔细规划并实施矫正截骨术，以纠正后足力线。根据畸形的严重程度，可以通过各种截骨术对距下关节畸形愈合进行矫正。轻度内翻或外翻畸形愈合可以通过跟骨滑移截骨术进行翻修。然而，通常采用开放型楔形截骨术和骨块对较大的外翻或内翻畸形愈合进行翻修，不会使用闭合型楔形截骨术来恢复高度。单独的距舟关节畸形愈合可以通过截骨术和距下关节融合术扩展来纠正整体后足力线。应在术中仔细检查模拟负重情况，以评估后足力线的纠正效果。然而，与仰卧位相比，在患者侧位进行的融合手术更难评估。

三关节融合术后畸形愈合最好用截骨术进行矫正，但必须确定畸形的顶点。如果畸形的顶点在第五跖骨底部，可以使用横向跗骨关节截骨术进行扭转矫正。然而，马蹄内翻畸形往往需要进行闭合型楔形截骨术，除了进行扭转矫正，还需要在背面而非侧面进行楔形截骨术。对于内翻畸形愈合而言，可能需要额外进行跟骨截骨术。术中可以在需要进行跗骨截骨术横切部位放置导针来评估截骨情况。如果需要取出一个楔形骨，建议放置两个导针；这样可以使导针汇合，从而取出一个三角形楔形骨，而非梯形楔形骨，取出梯形楔形骨有可能会使脚更短。融合增量需要考虑自体移植或异体移植，还应选用恰当的固定方式。图 6-5 展示了一位患者在外院进行三关节融合术后出现畸形愈合，又在我院接受了翻修术，从内侧取一足底和内侧楔形骨，在外侧用作自体移植物（图 6-6）进行畸形矫正。

**3. 感染**

感染导致术后持续疼痛的概率并不高。主要根据病史和体格检查对感染进行诊断。此外，也可以借助实验室检查结果、影像学和术中检查结果进行诊断。可以通过口服抗生素对浅表感染进行治疗。深度感染则需要通过冲洗和清创来移除内固定。如果融合处没有愈合，可以选用抗生素骨水泥间隔物，这是距下关节融合感染到阶段性翻修的合理治疗方案（图 6-7）。在感染所致不愈合的情况下，只有在感染明确后才可以尝试进行内固定翻修手术。通常情况下，高职称医生在翻修时不会送检冰冻标本，但在分阶段手术中较为常见，这有助于在进行内固定前确认感染的消除情况。对于感染或溃疡未完全消除的患者，可以考虑使用细线架。

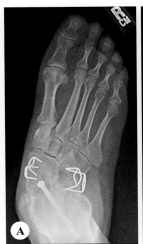
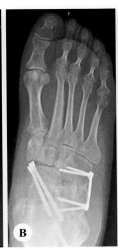
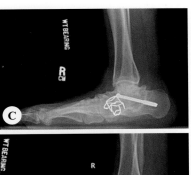
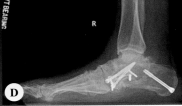

◀ 图 6-5　三关节融合术后出现畸形愈合的 X 线片

A 和 C. 显示扁平足畸形矫正不足，出现持续内侧柱过载和腓骨下撞击；B 和 D. 该患者接受了三关节融合术翻修，将内侧闭合型楔形自体移植骨用于外侧开放型楔形截骨术，明显矫正了后足力线

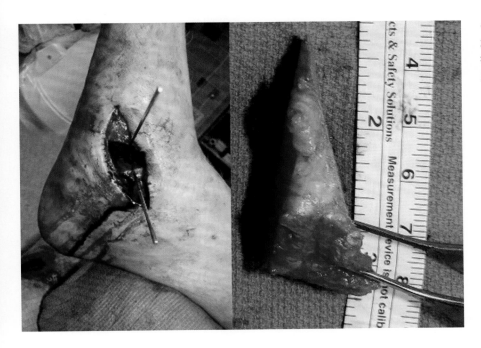

◀ 图 6-6　与图 6-5 为同一患者，术中图像显示了足底和内侧开放型楔形截骨术，切除的三角形骨移植用于外侧截骨术

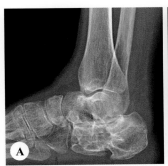
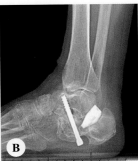
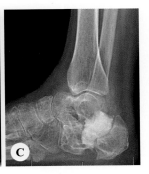

◀ 图 6-7　患者，50 岁，女性，发生了开放性跟骨骨折

A. X 线片提示跟骨骨折；B. 随后出现深部感染，需要多次清创。这位患者最终接受了距下关节撑开融合术；C. 由于发生感染，需要使用抗生素骨水泥

### （二）邻近关节退变

后足融合术后，相邻关节压力增加，这些部位发生疼痛提示有关节炎，经射线照片或高级影像学检查确诊为关节炎，应首先进行非手术治疗。最终，对其他后足关节进行了融合手术治疗。图6-8是一位在外院进行三关节融合术后出现踝关节炎的患者。其应该用踝关节融合术或关节成形术对踝关节炎进行治疗。在后足融合术后进行全踝关节置换术可能实现功能恢复的效果更好，但本文不会对其进行详细讨论。

### （三）Charcot 关节病

对于存在神经病变及融合部位或邻近关节有轻微或较明显碎裂的患者来说，可以先用固定器进行治疗，这和 Charcot 关节病的治疗方法相似。对于没有溃疡和疼痛可忍受的患者来说，可以穿软垫鞋并使用支架进行治疗。一旦 Charcot 断裂完全稳定而且患者没有溃疡，应采用适当的截骨术、关节融合术和固定技术进行重建。对 Charcot 关节病患者进行肢体抢救是一个漫长且持续的过程，但成功率尚可[20, 21]。

### （四）软组织

#### 1. 腓骨肌腱

腓骨肌腱沿后足外侧分布，肌腱病变、肌腱撕裂或肌腱脱位都会导致疼痛。虽然距下关节融合术限制了内翻和外翻运动，但由于肌腱撕裂或肌腱炎，腓骨肌腱仍可能出现疼痛。这虽不是本文的讨论重点，但应根据融合部位和腓骨肌腱病理，对腓骨肌腱进行适当的清创、转位、肌腱固定或腱鞘切除治疗。

#### 2. 不稳定

距下关节融合术通常可以避免外侧韧带重建，但对于有内翻畸形愈合和外侧踝关节不稳定的患者来说，仍应考虑进行距下关节融合术。重度或出现僵硬的扁平足畸形患者可能会出现持续的内侧不稳定，指数三关节或双关节融合术中无法改善三角肌无力，之后也有可能出现进展。在这种情况下，需要重建三角肌韧带，以防止外翻不稳定或进展为外翻性踝关节炎。然而，在扁平足或外翻畸形愈合的畸形矫正术，需要格外注意内侧柱跖屈，这也有助于保护三角肌的修复或重建。

### （五）神经

#### 1. 跗骨管综合征

在用距下关节融合术进行重大畸形矫正后，跗骨管的容积可能会减少，在伴行跟骨滑移截骨术的情况下尤为明显。由于存在围术期的周围神经阻断、固定以及术后肿胀，在术后数周或数月可能会忽视任何一种跗骨管综合征症状（如足跟

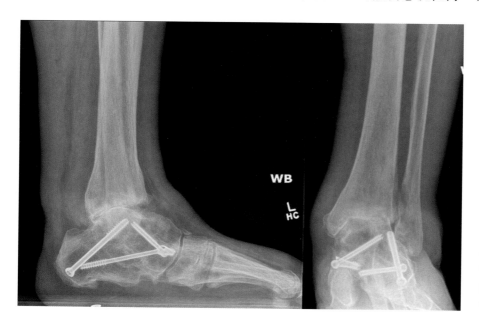

◀ 图 6-8　患者，67 岁，女性，7 年前在外院接受了三关节融合术，现在出现了踝关节疼痛和邻近节段终末期踝关节炎

疼痛辐射到外侧前足底或感觉变化）。

**2. 复杂性局部疼痛综合征**

在术后持续疼痛患者中，复杂性局部疼痛综合征是最具挑战性的诊疗之一。神经过度敏感会导致与体格检查不相符的疼痛，即使轻触也有明显的疼痛，还会出现肿胀和皮肤变色。可以通过脱敏治疗和使用神经痛药物进行治疗。持续疼痛可能需要转诊到疼痛诊疗专家处进行更正规的诊断和管理。

**3. 神经炎 / 神经瘤**

由于后足融合术和畸形矫正跟骨截骨术中隐神经和神经的特殊位置，牵引性神经炎甚至神经断裂的情况并不少见。应在术前告知患者这些风险，并在术后仔细观察患者的情况是否有所改善。神经止痛药可能有助于改善这些病症，如果能做出确切的诊断，可能需要切除神经瘤并将神经埋入骨头或肌肉。

## （六）内固定

由于骨软组织很少，所用内固定诱发的症状在足踝手术中非常常见。凸出的内固定可能会诱发疼痛，在内固定失败或不愈合的情况下，会发生内固定松动或不松动。在使用带头螺钉时尤为明显，跟骨后部螺钉往往较为凸出，但即使在拆除内固定后，后跟切口也会引起持续疼痛。外科医生应对患者进行劝导，虽然患者可能会相信，但即便内固定拆除也很少能完全消除疼痛。

## 五、截肢

不幸的是，即使经过多次尝试，也不是所有融合术后都能愈合，即便使用矫形器和支架，也会导致重度体弱和剧烈疼痛。许多患者或外科医生认为截肢意味着治疗失败。然而，在翻修后出现持续感染或疼痛无法治愈的情况下，截肢也是一种合理的选择，可以使患者获得更高的生活质量。患者在膝下截肢后，如果有合适的假体，实际上可以实现较为满意的生活结局。一旦切口愈合，治疗这种病症的最后一次手术也就完成了，

患者不需要再次住院或进行多次挽救性手术，有助于恢复正常的工作或生活。然而，需要告知患者，有些疼痛可能是由中枢介导引起，即使截肢也不一定能消除所有疼痛。

## 六、预后

### （一）愈合率

后足融合术是一种可靠的治疗方法，术后根据美国足踝外科协会（American Orthopaedic Foot and Ankle Society，AOFAS）评分，后足评分明显改善[22]。研究表明，整体后足融合术可实现 76.2%～100% 的愈合率。愈合率受风险因素的影响[23, 24]。Krause 等[17] 证实，与后足融合术后愈合相比，不愈合的临床表现较差，因此不愈合不会没有症状表现。风险因素会明显改变后足融合术的愈合效果。糖尿病患者、慢性肾脏病患者和 60 岁以上的老年人的不愈合率较高[25]。在后足融合术后畸形愈合中，吸烟患者的不愈合率是正常患者不愈合率的 3.8 倍，糖尿病患者的不愈合率是正常患者不愈合率的 18.7 倍[26]。固定技术也会对不愈合造成影响。研究表明，使用后接骨板进行固定的不愈合率更高[27]。

单独距下关节融合术可以实现很高的融合率。在一项纳入了 48 名患者的系列研究中，所有关节均实现了融合[6]。微创距下关节融合术的融合率也较高，而且未发生不愈合[28]。单独距舟关节融合术采用逆行压缩螺钉和背侧锁定骨板进行固定，融合率也很高[29]。在单独距舟关节融合术中，螺钉与 Nitinol 钉结合使用实现了 90% 的融合率。单独跟骰关节融合术使用钉子进行固定的融合率为 100%[30]。后足融合术后进行关节固定术的平均时间为 5.25 个月[31]。在三关节融合术后的翻修手术病例中，在术后 8～9 周时可观察到骨愈合[32]。在翻修融合术后，可以使用支具延长患者的非负重时间。

### （二）骨移植物

关于自体移植和异体移植在后足融合术中的

优越性尚未确定。一些研究表明，使用自体移植和异体移植的愈合率没有明显差异。但是还有一些研究表明，异体移植的不愈合率较高[33]。自体移植患者可能会在 10 年后出现疼痛，5.2% 的患者会出现临床上的明显疼痛[19]。术前应向患者说明两种移植方法的风险和益处。

### （三）邻近关节退变

邻近关节退变进展在融合术后较为常见，这是相邻关节疼痛的后期表现。在 16 名患者进行双关节融合术后 18～93 个月，6 个踝关节、6 个跟骰关节和 5 个中足关节出现邻近节段病变[22]。研究表明，与正中对位相比，三关节融合术后错位患者踝关节炎并未明显加重[34]。在接受距下关节融合术的患者中，邻近节段关节炎的发生率相似，踝关节和横跗骨关节炎发生率分别为 36% 和 41%，后足融合术后外翻距骨倾斜的发生率为 27%[6, 35]。在一项进行单独距舟关节融合术的研究中，16 名患者中有 5 名发生邻近关节炎[29]。应向患者说明后足融合术后邻近关节疾病的风险，这些症状可能在以后需要融合术或其他手术进行治疗。

### 结论

不愈合和畸形愈合是导致后足融合术后疼痛的最常见原因。仔细的体格检查、X 线片和负重 CT 是主要的诊断方法。可以在翻修融合术中通过移植、生物辅助材料、强力固定技术和使用铸件延长患者的非负重时间对不愈合进行治疗。对于畸形愈合的治疗来说，应在畸形的顶点对矫正截骨术进行规划，使跖行足的后足力线恢复平衡。还应考虑引起持续疼痛的其他原因，包括感染、邻近关节疾病及软组织病变（包括腓骨肌腱病症和神经炎）。

**临床要点**

➢ 不愈合和畸形愈合是导致后足融合术后疼痛的最常见原因，而邻近节段疾病、软组织病变或踝关节不稳定也是潜在的致病因素。

➢ 不愈合翻修具有挑战性，可以使用合适的结构性自体移植或异体移植、生物辅助材料和强力固定技术。

➢ 在治疗后足畸形愈合时，必须在畸形顶点仔细规划并实施矫正旋转截骨术、楔形截骨术和（或）跟骨滑移截骨术。

➢ 掌握患者后足融合术或翻修手术前后的期望至关重要。

## 参考文献

[1] Bibbo C, Anderson RB, Davis WH. Complications of midfoot and hindfoot arthrodesis. In: Clinical orthopaedics and related research. Lippincott Williams and Wilkins; 2001. p. 45–58. https://doi.org/10.1097/00003086–200110000–00007.

[2] Schuh R, Hofstaetter J, Krismer M, et al. Total ankle arthroplasty versus ankle arthrodesis. Comparison of sports, recreational activities and functional outcome. Int Orthop 2012;36(6):1207–14.

[3] Röhm J, Zwicky L, Lang TH, et al. Mid- to long-term outcome of 96 corrective Hindfoot fusions in 84 patients with rigid flatfoot deformity. Bone Joint J 2015; 97–B(5):668–74.

[4] DeVries JG, Scharer B. Hindfoot deformity corrected with double versus triple arthrodesis: radiographic comparison. J Foot Ankle Surg 2015;54(3):424–7.

[5] Tuijthof GJM, Beimers L, Kerkhoffs GMMJ, et al. Overview of subtalar arthrodesis techniques: options, pitfalls and solutions. Foot Ankle Surg 2010;16(3):107–16.

[6] Mann RA, Beaman DN, Horton GA. Isolated subtalar arthrodesis. Foot Ankle Int 1998;19(8):511–9.

[7] Wulker N, Stukenborg C, Savory KM, et al. Hindfoot motion after isolated and combined arthrodeses: measurements in anatomic specimens. Foot Ankle Int 2000;21(11):921–7.

[8] Hutchinson ID, Baxter JR, Gilbert S, et al. How do hindfoot fusions affect ankle biomechanics: a cadaver model. Clin Orthop Relat Res 2016;474(4):1008–16.

[9] Sands A, Early J, Harrington RM, et al. Effect of variations in calcaneocuboid fusion technique on kinematics of the normal hindfoot. Foot Ankle Int 1998;19(1):19–25.

[10] Jones CP, Coughlin MJ, Shurnas PS. Prospective CT scan evaluation of hindfoot nonunions treated with revision surgery and low-intensity ultrasound stimulation. Foot Ankle Int 2006;27(4):229–35.

[11] Coughlin MJ, Smith BW, Traughber P. The evaluation of the healing rate of subtalar arthrodeses, Part 2: the effect of low-intensity ultrasound stimulation. Foot Ankle Int 2008;29(10):970–7.

[12] Coughlin MJ, Grimes JS, Traughber PD, et al. Comparison of radiographs and CT scans in the prospective evaluation of the fusion of hindfoot arthrodesis. Foot Ankle Int 2006;27(10):780–7.

[13] Glazebrook M, Beasley W, Daniels T, et al. Establishing the relationship between clinical outcome and extent of osseous bridging

between computed tomography assessment in isolated hindfoot and ankle fusions. Foot Ankle Int 2013;34(12): 1612–8.

[14] Pagenstert GI, Barg A, Leumann AG, et al. SPECT-CT imaging in degenerative joint disease of the foot and ankle. J Bone Joint Surg [Br] 2009;(9):91–1191.

[15] Sheean AJ, Tennent DJ, Owens JG, et al. Effect of custom orthosis and rehabilitation program on outcomes following ankle and subtalar fusions. Foot Ankle Int 2016;37(11):1205–10.

[16] Berlet GC, Baumhauer JF, Glazebrook M, et al. The impact of patient age on foot and ankle arthrodesis supplemented with autograft or an autograft alternative (rhPDGF-BB/b-TCP) background: a recent survey of orthopaedic surgeons asking about risk factors for nonunion following foot and ankle. doi:10.2106/ JBJS.OA.20.00056.

[17] Krause F, Younger ASE, Baumhauer JF, et al. Clinical outcomes of nonunions of hindfoot and ankle fusions. J Bone Joint Surg Am 2016;98(23):2006–16.

[18] DiGiovanni CW, Lin SS, Daniels TR, et al. The importance of sufficient graft material in achieving foot or ankle fusion. J Bone Joint Surg Am 2016;98(15):1260–7.

[19] Baumhauer JF, Glazebrook M, Younger A, et al. Long-term autograft harvest site pain after ankle and hindfoot arthrodesis. Foot Ankle Int 2020;41(8):911–5.

[20] Rammelt S, Zwipp H. Corrective arthrodeses and osteotomies for post-traumatic hindfoot malalignment: Indications, techniques, results. Int Orthop 2013;37(9): 1707–17.

[21] Sundararajan SR, Srikanth KP, Nagaraja HS, et al. Effectiveness of hindfoot arthrodesis by stable internal fixation in various eichenholtz stages of neuropathic ankle arthropathy. J Foot Ankle Surg 2017;56(2):282–6.

[22] Sammarco VJ, Magur EG, Sammarco GJ, et al. Arthrodesis of the subtalar and talonavicular joints for correction of symptomatic hindfoot malalignment. Foot Ankle Int 2006;27(9):661–6.

[23] Ziegler P, Friederichs J, Hungerer S. Fusion of the subtalar joint for post-traumatic arthrosis: a study of functional outcomes and non-unions. Int Orthop 2017;41(7): 1387–93.

[24] Walter RP, Walker RW, Butler M, et al. Arthroscopic subtalar arthrodesis through the sinus tarsi portal approach: a series of 77 cases. Foot Ankle Surg 2018;24(5): 417–22.

[25] Pitts C, Alexander B, Washington J, et al. Factors affecting the outcomes of tibiotalocalcaneal fusion. Bone Joint J 2020;102(3): 345–51.

[26] Chahal J, Stephen DJG, Bulmer B, et al. Factors associated with outcome after subtalar arthrodesis. J Orthop Trauma 2006;20(8): 555–61.

[27] Gorman TM, Beals TC, Nickisch F, et al. Hindfoot arthrodesis with the blade plate: increased risk of complications and nonunion in a complex patient population. Clin Orthop Relat Res 2016;474(10):2280–99.

[28] Carranza-Bencano A, Tejero-García S, Del Castillo-Blanco G, et al. Isolated subtalar arthrodesis through minimal incision surgery. Foot Ankle Int 2013;34(8): 1117–27.

[29] Chen CH, Huang PJ, Chen T Bin, et al. Isolated talonavicular arthrodesis for talonavicular arthritis. Foot Ankle Int 2001;22(8): 633–6.

[30] Schipper ON, Ford SE, Moody PW, et al. Radiographic results of nitinol compression staples for hindfoot and midfoot arthrodeses. Foot Ankle Int 2018;39(2): 172–9.

[31] Jackson WFM, Tryfonidis M, Cooke PH, et al. Arthrodesis of the hindfoot for valgus deformity. A entirely medial approach. J Bone Joint Surg Br 2007;89(7): 925–7.

[32] Haddad SL, Myerson MS, Pell IVRF, et al. Clinical and radiographic outcome of revision surgery for failed triple arthrodesis. Foot Ankle Int 1997;18(8):489–99.

[33] Tricot M, Deleu PA, Detrembleur C, et al. Clinical assessment of 115 cases of hindfoot fusion with two different types of graft: Allograft + DBM+bone marrow aspirate versus autograft+DBM. Orthop Traumatol Surg Res 2017;103(5): 697–702.

[34] Klerken T, Kosse NM, Aarts CAM, et al. Long-term results after triple arthrodesis: Influence of alignment on ankle osteoarthritis and clinical outcome. Foot Ankle Surg 2019;25(2):247–50.

[35] Miniaci-Coxhead SL, Weisenthal B, Ketz JP, et al. Incidence and radiographic predictors of valgus tibiotalar tilt after hindfoot fusion. Foot Ankle Int 2017; 38(5):519–25.

# 第 7 章　踝关节与胫距跟融合术
## Ankle and Tibiotalocalcaneal Fusion

Michael E.Brage　Chelsea S.Mathews　著

**本章要点**

- 踝关节和胫距跟（TTC）关节融合术导致的并发症可能包括感染、骨不连、骨折、畸形愈合、伤口并发症和邻近关节退变。
- 翻修关节融合术的挑战在于骨量有限和软组织脆弱。
- 根据外科医生的偏好和之前的手术治疗，可以使用多种方法和植入物。
- 膝下截肢是一种合理的治疗选择，并且可能比其他抢救措施保留更多的肢体功能。

**关键词**

踝关节融合术，胫距跟关节融合术，踝关节融合，胫跟融合，并发症

踝关节和胫距跟（tibiotalocalcaneal，TTC）关节融合术是一种可靠、有效的方法，已用于关节炎、缺血性坏死、严重创伤和畸形矫正。踝关节融合术于 1879 年由 Albert 首次描述，而 TTC 关节融合术在 20 世纪 90 年代才得到广泛关注[1-4]。它们的手术方式有很多种，从由关节镜处理到拥有众多固定方法的开放手术。是否进行关节融合术，通常取决于融合的适应证和受累关节处的畸形程度。用于治疗原发性关节炎和创伤后关节炎的关节融合术通常比用于处理 Charcot 神经病变、畸形（创伤后或先天性）或残肢更为简单。由于处理方式和固定方法的不同，踝关节和 TTC 关节融合术的骨愈合率范围为 75%～100%[4-8]。任何形式的关节融合术都不是一种简单的手术，即使在健康且没有畸形的患者身上。这些手术的潜在并发症包括感染、伤口并发症、骨不连、畸形愈合、神经损伤和邻近关节退化。手术者必须有条不紊

地解决每个问题，以最大限度地提高患者的治疗效果。

## 一、并发症

### （一）感染

深部感染对于患者希望通过踝关节或 TTC 关节融合术进行重建或保肢是一个严重挑战。肢体若患有慢性水肿、神经病变或慢性疼痛会使患者诊断深部感染变得困难。除了常规实验室检查（红细胞沉降率、C 反应蛋白和全血细胞计数）和 X 线检查，高级成像通常用于确认或排除感染的存在。一个对比磁共振图像通常用于诊断骨髓炎，但在存在 Charcot 关节病或金属伪影的情况下，其效用会降低。在这些情况下，[111]In 标记的白细胞扫描可以提供全新的思路。杜克大学进行的一项研究发现，[111]In 标记的白细胞扫描在 70% 的骨髓炎评估病例中具有临床价值[9]。在该研究中，

[111]In 标记的白细胞扫描的灵敏度和特异度分别为 60%～100% 和 69%～92%。

在患有慢性或感染伤口的患者中，这些伤口必须被清理并卸载植入物以促进愈合和防止复发性感染。而这可以通过全接触铸造，或者髌腱支撑支架，或者是外固定器提供支持。慢性伤口对于患有糖尿病或血管性能差的患者会阻碍手术重建。

手术治疗方案的选择应与患者充分讨论后确定，因为许多患者持续感染 / 并发症的风险仍然很高。如在其他骨科感染，必须移除所有硬件，并且必需积极地去除感染 / 坏死骨头。分阶段重建几乎一直是一个标志。时间稳定在抗生素治疗期间是必需的。这可能是通过外固定、铸造或抗生素水泥涂层髓内植入物完成[10]。

对于不太可能成功保肢的患者，应考虑在感染骨水平附近截肢。这仍然可能需要移除髓内钉或融合板以提供合理的残肢长度。

### （二）伤口损伤

踝关节和后足周围脆弱的软组织包膜易感，因此更易出现伤口并发症。这种情况在糖尿病患者、血管状态差的患者、慢性水肿患者、神经病变患者和滥用尼古丁患者中更为明显。咨询伤口护理或整形外科团队与卸载相结合是第一线治疗。这些患者通常缺少皮瓣和皮肤移植物的候选者，但有些病例可以用负压伤口治疗 + 分期治疗覆盖。在慢性伤口或脆弱的软组织包膜情况下，使用外部或环形固定器可以提供更安全的矫正 / 固定方法。

### （三）骨不连

骨折不愈合可归因于生物学差、固定不良或感染。对于糖尿病患者或糖尿病性神经病变患者，美国麻醉学会认为 Charcot 神经病变在 TTC 关节固定中使用髓内钉发生骨不连的风险显著增加[11]。一项关于非复杂性开放性关节融合术的研究证明，既往有距骨下关节融合术的患者发生踝关节骨折不愈合的可能性是其他患者的 3 倍，而内翻畸形

患者的可能性是其 2 倍[4]。患者最常出现的症状为疼痛。然而，在有神经病变的患者中，临床症状可能被掩盖。X 线片可能显示持续性关节间隙、种植体周围侵蚀、种植体失败和下沉（图 7-1）。CT 可用于确认骨不连或术前计划，以便更好地可视化骨质量。在将重建作为合理选择的情况下，必须排除感染，同时优化医疗合并症，尤其是在糖尿病患者中。严重种植体骨不连是由于骨量损失和无法获得而导致失败。在这些情况下，截肢可能是最可靠的选择。

在大多数情况下，应使用骨移植物和替代植入物进行翻修踝关节融合术。自体移植物可基于外科医生的偏好取自胫骨近端、股骨干或髂嵴。可以选择同种异体移植，具体取决于相关结构移植与生物补充的需要。在某些情况下，可能需要增加距下关节的关节融合术以提供更大的骨量并增强稳定性。髓内固定或钢板固定均可用于完成此操作。长时间的固定和非负重是保护性的，特别是在神经病或肥胖患者中。图 7-2 展示了重症 Charcot 关节病。该患者接受了髋骨关节融合术和

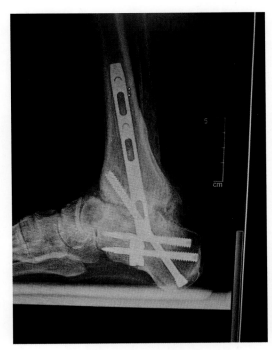

▲ 图 7-1　侧位 X 线片检查显示 TTC 关节融合术未愈合，导致 TTC 钉和背屈对齐失败
TTC. 胫距跟

使用外部固定器作为辅助的内侧柱稳定。

修正 TTC 关节融合术需要可行的融合部位，因此，距骨的血管分布必须确保在手术环境中。一个大的骨空隙可能导致距骨坏死或全踝关节置换术（total ankle arthroplasty，TAA）失败。这个空隙必须用同种异体移植物替换或空间填充植入物（图 7-3）。在这种情况下，在距骨切除术后使用小梁金属植入物填充空隙，并使用额外的骨移植物来促进向内生长和关节融合术。股骨头同种异体移植物和多孔涂层保持架已用于结果适中[12]。Jeng 及其同事[13] 进行了股骨 TTC 关节融合术头部同种异体移植物与 TTC 钉相结合，融合率为 50%，并注意到在所有糖尿病患者中均发生骨不连。图 7-4 显示了一个复杂的病例。该患者接受了多次手术，包括 TAA 和距下关节融合术。他提出了关节周围骨质溶解和种植体失

败。移除植入物并进行关节融合术使用同种异体股骨头和 TTC 钉进行。然后他开发了一个骨不连并接受翻修关节融合术和前锁定钢板治疗放置以增加固定的刚性。另一种方法是去除距骨体或整个距骨并进行胫跟骨关节融合术[11, 12]。据报道该进程效果良好，但确实会导致肢体缩短，通常约为 2cm。肢体长度差异可能令患者困扰。最简单的解决方案是调整鞋底高度以使臀部和膝盖保持水平，或者通过牵引成骨延长近端骨。这种技术会带来额外的感染风险，并且需要严格的患者遵守。

（四）骨折

胫骨干骨折是使用髓内 TTC 关节融合术的可怕并发症。大多数植入物都设计有最近端的锁定螺钉，与指甲末端的距离非常短。应力提升存在

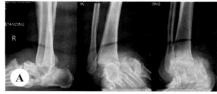
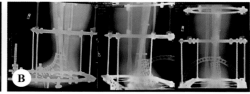
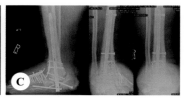

▲ 图 7-2　A. 前后 / 侧位 / 链接（中、左、右）视图示中年男子伴有严重的踝关节病、后足和中足关节病。B. 这个患者是用髌股关节融合术及中足关节融合术治疗。固定结构包括 TTC 钉和前网板，并用外环固定器保护。C. 同一位患者关节融合术后 1 年状态。严重骨折不愈合，伴有前植入物失败和 TTC 钉插入位置跟骨碎裂
TTC. 胫距跟

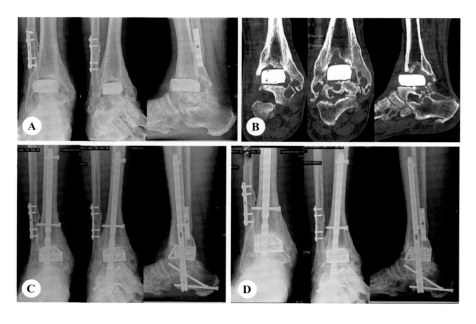

◀ 图 7-3　A. 接受治疗的老人的前后、链接、侧视图（左、中、右），患者在外院进行了失败和感染的 STAR 全踝关节置换术。踝关节垫片在就诊前放置。B. 冠状面（左、中和矢状面右）CT 切口，显示整个胫骨远端的骨囊肿和骨溶解，后距骨和跟骨。C. 患者使用定制小梁金属植入物和 TTC 钉进行 TTC 关节融合术治疗。骨自体移植和同种异体移植用于空隙和定制植入物周围。D. TTC 关节融合术后 10 个月的状态。患者术后可自由走动，无辅助装置，疼痛轻微
TTC. 胫距跟

于指甲的近端甚至微动也可能导致骨折。在图 7-5 中，X 线片显示一个刚性 TTC 结构，最终导致应力屏蔽和近端断裂指甲的末端。这也可能是在先导孔沉淀的情况下互锁螺钉放置错误，再次导致应力提升。图 7-6 是一名 75 岁的男子，因骨折不愈合而接受踝关节固定症踝关节骨折，导致踝关节畸形。关节融合术后 6 个月，他出现融合构造近端的胫骨骨折，接受了 TTC 的治疗使用后足钉和植入骨刺激器的关节融合术。CT 显示术后 12 个月胫骨骨折愈合，伴距下骨折不愈合。

应密切监测后足指甲患者的胫骨疼痛，并应检查 X 线片是否有指甲近端的硬化或透亮。使用较长的钉子可以消除胫骨界面处的应力反应，前

提是与近端相比，最近端的互锁相对更远端种植体末端[14]。新的种植体设计为锥形或更灵活，尽管关于这些植入物的文献很少。

这些骨折的治疗在本质上几乎是外科手术。骨骼质量是胫骨远端和 TTC 钉的刚性差，不适合二次愈合。这必须移除后足钉，并且必须用更长的钉子绕过骨折或钢板和髓内钉都可以提供足够的稳定性。如果骨折无法用 TTC 钉固定，则以逆行方式放置直股骨钉可以考虑通过延伸超过胫距关节的跟骨或胫骨钉[15]（图 7-7）。与专用钉相比，替代钉的互锁螺钉选项没有那么有用，但绕过骨折部位的能力保证了使用替代植入物。

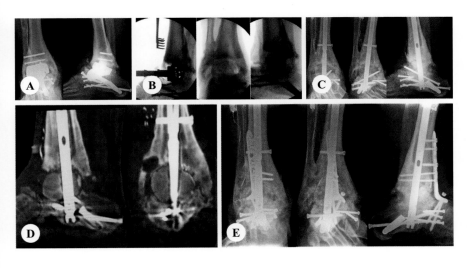

◀ 图 7-4 A. 患者，60 岁，男性，他以前接受过一系列手术，包括如 **TAA** 伴关节联合关节融合术、距骨下关节融合术、**TAA** 修正版和中足关节融合术，时间在发病前 **10** 年以上。B. TTC 关节融合术是用股骨头同种异体移植物和 **TTC** 指甲。C. 关节融合术后 1 年的状态，患者提出复发性疼痛。D. CT 扫描显示融合部位的严重骨折。校订后使用前锁板和额外的骨移植进行关节融合术。E. 18 个月后，他仍然保持健走，疼痛有所改善，尽管前锁紧螺钉失效

TAA. 全踝关节置换术；TTC. 胫距跟

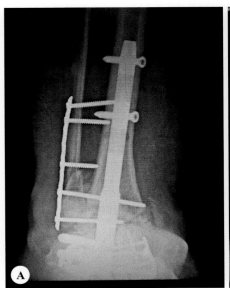
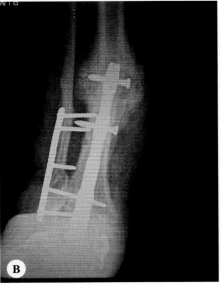

◀ 图 7-5 A. X 线片显示 TTC 关节融合术构建非常坚硬；B. 种植体——骨界面因应变不匹配而失效。X 线片显示应力屏蔽，导致胫骨干骨折

TTC. 胫距跟

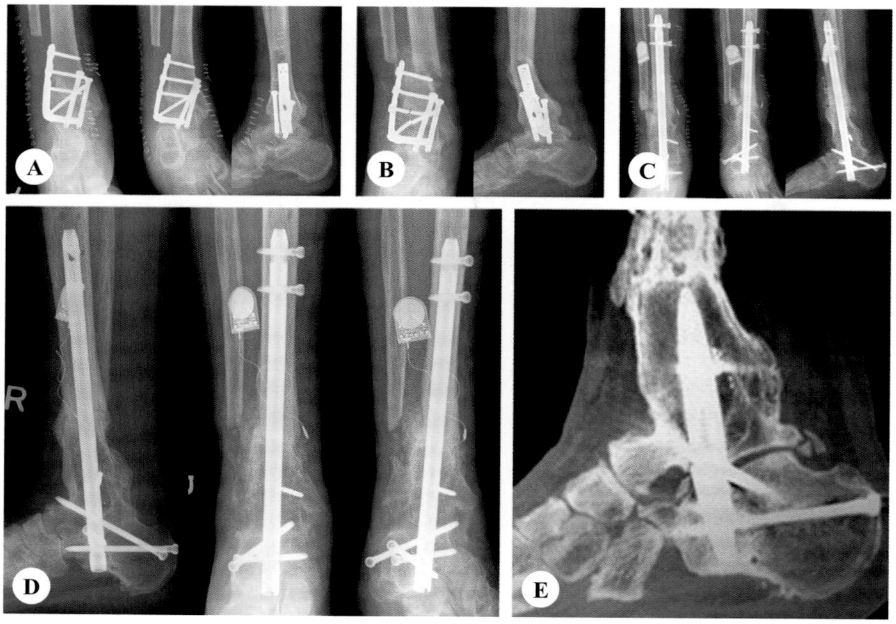


◀ **图 7-6　患者，75 岁，男性，踝关节骨折不愈合的状态，伴有外翻和胫骨关节后半脱位**

A. 患者接受了胫骨关节融合术治疗，由于腓骨骨质量差，故选择刀片和压缩螺钉板。B. 该患者在 3 个月后被允许行走，关节融合术后 6 个月状态的 X 线检查显示骨与植入物界面处骨折。C. 修订关节融合术包括距骨下关节。TTC 钉用于绕过胫骨干骨折。还植入了骨刺激器。D. 复位术后关节融合术后 9 个月的 X 线片显示胫骨骨折部分愈合，胫骨骨折不愈合距骨下关节。E. CT 检查结果提示距下骨折。TTC. 胫距跟

### （五）骨畸形愈合

踝关节畸形愈合可能导致有关步态和邻近部分关节的后果。足底屈踝关节引起拱形步态。背屈踝关节导致膝关节弯曲步态。内翻畸形使患者不能很好地耐受，可导致膝关节水平韧带松弛，而外翻畸形通常为继发于距下关节代偿的耐受性更强。

TTC 关节融合术的畸形同样可以影响膝关节。但是，如果没有柔性距骨下关节以适应异常位置，相邻关节受伤和退行性改变的风险更高。步态力学改变也可能导致慢性伤口，特别是在感觉减弱或消失的患者中。

相邻关节的异常力也可能导致软组织松弛和导致额外的畸形。内翻位置融合的踝关节可能导致退行性外侧韧带和由此产生的后足内翻，而外翻踝可能导致后足外翻和塌陷的纵弓。韧带重建和肌腱移植可能提供必要的约束，但在老年或糖尿病患者中，组织质量可能使得距下柱或内柱关节融合术提供了更可靠的结果。

畸形愈合的治疗很大程度上取决于畸形程度和临床后果。伤口护理 / 预防可以通过矫形器 / 支撑来完成。在功能性门诊患者中，翻修关节融合术或截骨术可能是恢复肢体对齐和改善步态所必需的（图 7-8）。与治疗类似，下肢大多数角畸形，角度旋转中心应识别并在此级别进行截骨术以重建正确对齐。决定通过进行矫正截骨术环形固定器或内固定应基于外科医生的经验和患者的软组织包膜。对于错位的踝关节融合术，可以使用上踝骨截骨术来纠正排列。不幸的是，这通常涉及移除用于关节融合术的植入物，增加了复杂性方法和计划的固定。在较轻的切角病例中，可通过跟骨置换截骨术远端矫正。

### （六）神经损伤

周围神经损伤是踝关节和 TTC 关节融合术的另一种潜在并发症。有损伤风险的神经取决于关节准备和植入物插入选择的方法。在经腓骨或外侧入路的手术中腓肠肌和腓总神经具有极大的损伤风险。腓深神经和腓浅神经在踝关节前路入路中具有损伤风险。踝关节或距骨下关节后的入路使腓肠神经有损伤危险。这些神经以及胫神经也可能因畸形矫正而受伤，特别是如果矫正从其收缩位置拉伸神经。神经损伤应监测至少 3～6 个月。非手术治疗包括脱敏治疗和加巴喷丁或普瑞巴林。如果疼痛的神经瘤形式或症状不消退，局部麻醉注射可兼用诊断和治疗进程。神经溶解或神经切除术可能适用于持续性症状，尽管结果难以预测。

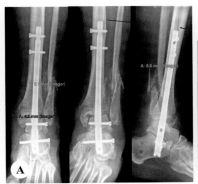
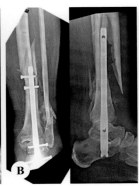
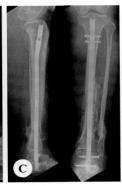

◀ 图 7-7　A. 患者，51 岁，男性，患有胰岛素依赖型糖尿病、致密性周围神经病变和多种其他躯体合并症（前后位 / 侧位 / 链接视图）。TTC 钉用于为双旋体白环踝骨折脱位提供稳定性。注意近端互锁螺钉处的断裂（蓝箭）。B. 2 个月的随访，前后位（左）和侧位（中）X 线片显示远端骨折扩展，伴有明显移位。C. 用顺行胫骨钉进行的修订固定。远端互锁螺钉放置在距骨中和跟骨。在髓内钉下 6 个月时，患者已痊愈。胫骨骨折伴持续性胫骨和胫下骨折

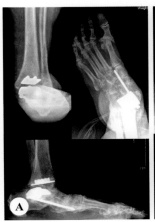
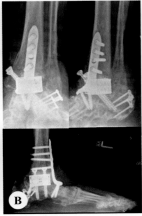
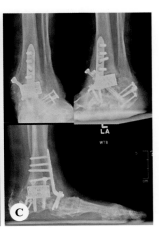

◀ 图 7-8　A. TAA 失败和内侧柱关节固定伴畸形的患者和严重的后足外翻。B. 该患者接受了 TTC 关节融合术治疗，使用前板，定制小梁金属植入物，压缩螺钉和内侧跟骨截骨术。C. TTC 关节融合术后 2 年状态的同一患者。这些 X 线片显示螺钉从臼齿颈螺钉中退出。退行性改变在爪关节上更严重，同一关节的塌陷恶化。临床上，患者可在无支具情况下行走，疼痛轻微
TAA. 全踝关节置换术；TTC. 胫距跟

### （七）邻近关节变性

踝关节融合术中距下关节和跨跗骨关节的变性是经常讨论的并发症[16, 17]。有建议指出，这与其说是一种并发症，不如说是一种期望。Ling 及其同事[18] 在发表的综述中指出，踝关节融合术与邻近关节变性之间没有明确的因果关系，尽管大体研究表明，后足关节的运动和接触压力将增加踝关节病的发病率[18-20]。

虽然它不是手术并发症，但持续的疼痛可能会降低患者对于关节融合术的满意程度。在关节融合术之前对邻近关节进行彻底的临床评估。放射影像学检查对于术前检查有意义。CT 或负重CT（如果可行）显示可能不被注意的早期关节炎变化。此外，与患者讨论相邻关节变性可以防止关节固定后出现症状的不满。

邻近关节的炎症管理很大程度上取决于位置和症状的严重程度。踝关节融合术后，距骨下关节和爪关节最常受累。轻度至中度症状可通过类固醇注射和髌腱支撑 / 卸载踝足管理矫形器。手术治疗包括关节融合术，但需要告知患者包括步态力学改变在内的后足僵硬的结果。

## 二、讨论

踝关节和 TTC 关节融合术的并发症可能是毁灭性的。疼痛、活动受限和伤口并发症是关节融合不令人满意的最常见症状。在考虑肢体挽救之前，彻底的检查和重建手术至关重要。多种方法和植入物可用于踝关节和 TTC 关节融合术。外科医生应该选择患者感到舒适的方法，同时避免对软组织的进一步风险并提供最大的稳定性。截肢最为不得已的治疗手段应该单独讨论，但在某些

情况下，截肢可能是恢复功能性移动性的最可靠方法。

### 临床要点

➤ 术前检查应评估感染、代谢缺陷和适当的对位。

➤ 手术计划必须考虑先前的切口、植入物的可用性，以及适当的骨移植收获／可用性。

➤ 在复杂的关节融合术中，通常需要增加的硬度和替代植入物来修复。

➤ 可能需要对邻近关节进行关节融合，以获得足够的固定。

➤ 在不太可能成功进行关节翻修融合术的情况下应考虑截肢，或者早期负重／进行动员也利于患者。

## 参考文献

[1] Albert E. Zur Resektion des Kniegelenkes. Wien Med Press 1879;20:705–8.

[2] Russotti GM, Johnson KA, Cass JR. Tibiotalocalcaneal arthrodesis for arthritis and deformity of the hind part of the foot. J Bone Joint Surg 1988;70(9): 1304–7.

[3] Kile TA, Donnelly RE, Gehrke JC, et al. Tibiotalocalcaneal arthrodesis with an intramedullary device. Foot Ankle Int 1994;15(12):669–73.

[4] Chalayon O, Wang B, Blankenhorn B, et al. Factors affecting the outcomes of uncomplicated primary open ankle arthrodesis. Foot Ankle Int 2015;36(10):1170–9.

[5] Myerson MS, Quill G. Ankle arthrodesis. A comparison of an arthroscopic and an open method of treatment. Clin Orthop Relat Res 1991;268:84–95.

[6] Zvijac JE, Lemak L, Schurhoff MR, et al. Analysis of arthroscopically assisted ankle arthrodesis. Arthroscopy 2002;18(1):70–5.

[7] Ogilvie-Harris DJ, Lieberman I, Fitsialos D. Arthroscopically assisted arthrodesis for osteoarthrotic ankles. J Bone Joint Surg 1993;75(8):1167–74.

[8] Shah KS, Younger AS. Primary tibiotalocalcaneal arthrodesis. Foot Ankle Clin 2011;16(1):115–36.

[9] Lewis, SS; Cox, GM; Stout JE. Id Week 2015. Open Forum Infect Dis. 2014;2 (September):1–8. doi:10.1093/o.

[10] Bibbo C, Lee S, Anderson RB, et al. Limb salvage: The infected retrograde tibiotalocalcaneal intramedullary nail. Foot Ankle Int 2003;24(5):420–5.

[11] Kowalski C, Stauch C, Callahan R, et al. Prognostic risk factors for complications associated with tibiotalocalcaneal arthrodesis with a nail. Foot Ankle Surg 2020; 26(6):708–11.

[12] Chou LB, Mann RA, Yaszay B, et al. Tibiotalocalcaneal arthrodesis. Foot Ankle Int 2000;21(10):804–8.

[13] Jeng CL, Campbell JT, Tang EY, et al. Tibiotalocalcaneal arthrodesis with bulk femoral head allograft for salvage of large defects in the ankle. Foot Ankle Int 2013;34(9):1256–66.

[14] Tenenbaum S, Stockton KG, Bariteau JT, et al. Salvage of avascular necrosis of the talus by combined ankle and hindfoot arthrodesis without structural bone graft. Foot Ankle Int 2015;36(3):282–7.

[15] Noonan T, Pinzur M, Paxinos O, et al. Tibiotalocalcaneal arthrodesis with a retrograde intramedullary nail: A biomechanical analysis of the effect of nail length. Foot Ankle Int 2005;26(4):304–8.

[16] Muir DC, Amendola A, Saltzman CL. Long-term outcome of ankle arthrodesis. Foot Ankle Clin 2002;7(4):703–8.

[17] Coester LM, Saltzman CL, Leupold J, et al. Long-term results following ankle arthrodesis for post-traumatic arthritis. J Bone Joint Surg Am 2001;83(2):219–28.

[18] Ling JS, Smyth NA, Fraser EJ, et al. Investigating the relationship between ankle arthrodesis and adjacent-joint arthritis in the hindfoot: a systematic review. J Bone Joint Surg Am 2015;97(6):513–20.

[19] Jung HG, Parks BG, Nguyen A, et al. Effect of tibiotalar joint arthrodesis on adjacent tarsal joint pressure in a cadaver model. Foot Ankle Int 2007;28(1):103–8.

[20] Sturnick DR, Demetracopoulos CA, Ellis SJ, et al. Adjacent joint kinematics after ankle arthrodesis during cadaveric gait simulation. Foot Ankle Int 2017;38(11): 1249–59.

# 第8章 非感染性、复位欠佳的踝关节骨折术后翻修策略

## Revision Strategies for the Aseptic, Malaligned, Surgically Treated Ankle Fracture

Eitan M.Ingall John Zhao John Y.Kwon 著

### 本章要点

- 踝关节骨折切开复位内固定失败的原因应通过仔细回顾病史、体格检查、X 线片和进一步的影像检查来阐明。
- 非感染性失败可归因于骨不连、骨折畸形愈合、下胫腓联合复位不良或忽略的下胫腓联合损伤。
- 踝关节骨折切开复位内固定术后翻修应设法解决最初失败的原因，可能需要广泛断端清理、踝关节截骨和翻修固定、下胫腓联合清创 / 翻修、复位 / 固定、三角韧带修复或重建。
- 强烈推荐使用自体植骨或生物合成植骨材料，尤其是在骨不连的情况下。
- 术后伤口护理应更加频繁和细致，同时应考虑延迟负重时间和延长制动时间。

### 关键词

踝关节，骨折，翻修，切开复位内固定

踝关节骨折是骨科医生治疗的最常见的损伤之一，约占所有骨折的 9%[1]。尽管根据骨折的不同形态手术固定具有多种形式，切开复位内固定（open reduction internal fixation，ORIF）的目的是重建踝关节的稳定性并实现解剖复位。大量先前研究已经表明，下胫腓联合复位不良和腓骨长度未恢复是早期翻修手术的两个最重要的原因[2]。

不幸的是，另外一小部分患者可能在踝关节骨折 ORIF 术后表现出一些不良的证据，通常是指继发性的骨折复位不良、踝穴复位欠佳或者遗漏的下联合韧带损伤。如果对这些复位不良的情况不做处理而允许其自行愈合，则会导致胫距关节的压力增加、距骨移位增加和病理性关节负荷增加，从而进一步促进术后创伤性关节炎

的发生[3, 4]。

在本节内容中，我们着重于踝关节骨折手术后非感染失败的手术治疗和翻修策略。具体的治疗计划应该基于手术失败的原因及特定的患者因素。因此，对于踝关节 ORIF 失败的治疗，需要一个全面的计划，首先评估患者，阐明失败的原因，分析影像，并建立翻修手术的计划。本节的目标是描述我们偏爱的系统性方法。

### 一、初始评估

与任何新患者一样，初始评估应包括完整的病史。这一病史不仅对患者的整体护理有价值，而且还有助于阐明内固定失败的潜在原因。与骨科护理更相关的医疗合并症，如糖尿病、神经病

变、周围血管疾病、神经紊乱等。应询问生活史，特别是烟草和药物滥用。了解家庭状况、生活状况和职业很重要，因为次要需求可能会影响最佳恢复和遵守术后指导的能力。患者对于术后负重限制的不依从性是更常见的失败原因，应视为危险因素。

患者以前接受过的骨科治疗完整病史应记录在案。如果可能，应获取以前的医疗记录，因为它们可能会阐明失败的原因。考虑到在进行翻修手术时通常需要取出内植物，手术记录可能会有帮助，特别是如果以前放置的植入物的制造商不容易辨认的话。如果以前做过关节镜检查，获得关节镜成像可能有助于了解关节软骨的状态和相关的病理情况，因为踝关节骨折相关的软骨损伤发生率很高[5, 6]。当然，询问患者任何已知的感染或其他需要手术处理的并发症是骨科病史上的重要部分。

体格检查应当仔细，认真分析步态和后足力线情况。目视检查，着重注意以前的伤口及其愈合情况。考虑到踝关节骨折手术后腓浅神经麻痹的发生率，以及后外侧入路后腓肠神经损伤的可能性，神经状态应该获得很好的评估[7]，特别是记录对轻微触摸的感觉。如果存在临床怀疑，应排除慢性区域性疼痛综合征。应进行脉搏和整体血流灌注的评估。应评估活动范围，并与对侧进行比较，创伤后踝关节挛缩非常常见，应特别注意。如果怀疑存在下联合韧带损伤，可以进行激发性应力试验。

任何可能存在既往感染病史，无论是急性、慢性还是已治愈的感染，都应该引起关注，这对进一步治疗至关重要。非感染性内固定术失败是认为需要立即且明确需要进行翻修手术的，而感染性内固定失败通常需要一个分阶段的、多学科的方法，这超出了本文的范围。创面愈合问题和初次手术后是否需要抗生素治疗均应慎重评估。基础实验室研究，如有必要，应获得完整的血细胞计数、红细胞沉降率和 C 反应蛋白。如果仍有感染的临床怀疑，在考虑明确的翻修手术前，应进行关节抽吸和（或）规范的切开活检和培养。此外，即使没有明确的感染证据，但存在伤口愈合问题（如伤口裂开、内固定外露等），在确定的翻修手术之前，软组织的护理和治疗（或需要伴随的软组织修复手术）应优先进行。

## 二、影像检查评估

### （一）X 线

最初的放射学评估应包括踝关节的 X 线片，如果有必要，还应包括胫腓骨和足部的 X 线片。我们倾向于获得患者负重和非负重的正位、踝穴位和侧位 X 线片。虽然负重位 X 线片能明确站立位力线，但它们可能会无意中掩盖细微的踝穴对位不良，对于残存的踝关节不稳定也不能做出很好的判断。假设踝关节的骨性结构对位良好，所施加的轴向载荷可能会导致距骨位置正常化，并可能隐藏动态的对位不良[8]。

虽然在急性情况下，应力位摄片可能会阐明踝穴或下胫腓联合的不稳定性，但在考虑翻修手术时，它的应用相对有限。下胫腓联合分离在非应力性 X 线片往往比较明显，隐秘的错位通常很容易被 CT 或 MRI 等先进的影像检查所发现。一个例外是当考虑存在残留的下胫腓联合不稳定性时。如果为此目的进行重力应力位摄片，我们建议将用于腿部固定的支撑垫（用于支撑足踝）放置在膝关节处。如将垫子放置在足踝附近（尤其是在手术固定腓骨的情况下）可能会阻止距骨的外（下）方移位，从而潜在地掩盖了可能存在的放射学上的下胫腓联合不稳定（图 8-1）。

### （二）CT

对于踝关节切开复位内固定术后失败的病例，应进行彻底而全面的评估，检查通常应包括双侧踝关节 CT。因为 CT 对骨性结构具有更好的成像，特别是骨折愈合和胫腓骨及距骨关系。首先也是最重要的，应该评估骨折是否有延迟愈合、骨不连或畸形愈合的证据。早期骨小梁或骨痂在 6 周后应明显，如果不存在，应提醒临床医生考虑延

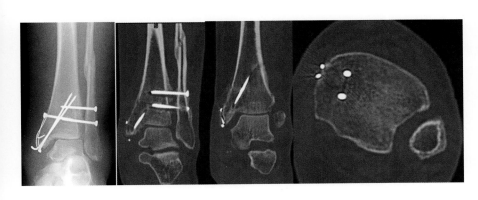

◄ 图 8-1　患者，57 岁，女性，踝关节骨折切开复位内固定术后 4 个月，影像资料显示腓骨畸形愈合、损伤未愈合的三角韧带（注意内侧间隙扩大）和胫腓联合间隙增宽

迟或骨不连的可能原因（取决于慢性病）。与大多数骨折一样，我们通常考虑 3 种可能的延迟愈合的原因：①感染；②患者骨骼生物活性差；③固定装置导致的力学环境的不稳定。任何松动或断裂的内固定装置也应特别注意，因为它通常意味着骨不连或病理性运动。就畸形愈合而言，骨折部位应注意腓骨解剖轴、冠状面/矢状面对位不良和旋转对位不良。

应在冠状和轴位图像上对内侧间隙（medial clear space，MCS）进行系统评估，并与健侧进行比较。显著增宽的 MCS 应提醒外科医生注意可能的三角韧带损伤、未矫正的腓骨长度/旋转不良或下胫腓联合对位不良。然而，还应该注意的是，内踝畸形愈合会影响 MCS。在冠状重建时，应评估腓骨长度，方法是评估其与外侧距骨突与对侧踝比较的轮廓的匹配性。

接下来，应该对下胫腓联合进行全面的评估。考虑到腓骨切迹的显著解剖变异和研究报道的下胫腓联合复位不良率的日益增加，建议进行双侧踝关节 CT，以更好地区分解剖变异和复位不良[9-12]。使用前面描述的测量标准对下胫腓联合对位关系进行仔细评估，通过双侧对照排除可能存在的假阳性[13]。我们首先评估轴位 CT，通常从胫骨远端关节面上方约 1cm 开始。同时对患侧和健侧进行对照，我们系统地评估了下胫腓前联合和下胫腓后联合是否有增宽或不对称的迹象。在行 CT 检查时，患者可能在 CT 检查台面上存在轻微体位不正，这可能导致双侧的轴向成像不对称，这种情况并不少见。在这种情况下，必须注意确保在距胫骨远端关节面相同高度处对双侧下胫腓联合进行比较。

尽管内固定的存在有时会模糊对下胫腓联合的评估，但根据我们的经验，畸形复位仍然可以很容易地识别。此外，先前下胫腓联合固定的具体位置可以进一步阐明疼痛的病因。放置在远前方或后方的金属螺钉可能导致联合韧带畸形复位，危及肌腱和神经血管结构。如果使用了缝合按钮装置，患者出现了踝关节内侧感觉障碍，应考虑隐神经卡压，并可通过按钮位置推断。后踝的畸形复位，尤其是在相当大的情况下，几乎总会导致下胫腓联合对位不良。

最后，应检查关节是否有严重的创伤后后遗症。如果发现关节间隙严重不对称、软骨下囊肿、急性骨软骨损伤和（或）大型骨赘，应将踝关节（切开复位内固定）ORIF 翻修方案与其他方案（如踝关节融合术）进行权衡。

### （三）MRI

如果对漏诊的下胫腓联合韧带损伤、骨软骨缺损（osteochondral defects，OCD）、游离体、三角韧带/外侧副韧带损伤、缺血性坏死的证据或相关的肌腱病变有进一步的担忧，我们主张进行 MRI 评估。尽管金属诱发的伪影可能会限制完整的可视化，但 MRI 应该还是有益的，特别是在患者抱怨不典型的同时存在踝关节疼痛，而通过体格检查、X 线片和 CT 检查无法解释病因时。

对于遗漏的急性下胫腓联合损伤，下胫腓联合韧带区域的 $T_2$ 信号（不规则的波浪形轮廓）提示损伤。我们还会寻求后踝骨髓水肿或存在腓骨切迹或下胫腓联合内的关节内液体信号的证据，提示下胫腓联合韧带损伤，或胫骨远端关节面上方超过 1~2cm 处的 $T_2$ 信号表明更广泛的骨间韧带损伤[14]。随着急性损伤转变成慢性损伤，MRI 对诊断的帮助可能会降低，因为这些信号变化不那么明显。

对关节面的仔细评估也有助于识别 OCD、游离体或关节磨损。如果踝关节在其他方面似乎对位良好的话，若发现了 OCD 的病变，这个因素可以解释患者的踝关节疼痛。如果 OCD 损伤是由踝关节骨折初次复位内固定失败的情况所导致的，那么在翻修固定时可以同时处理该损伤。虽然超出了本文的范围，但这些损伤（取决于患者因素、病变大小、位置等）可以通过各种方式解决，包括微骨折／钻孔、自体骨软骨移植系统或同种异体骨关节移植等。

无论是内侧三角韧带还是外侧距腓前韧带，在冠状位和轴位图像上都应仔细检查。三角韧带损伤可与内踝骨折并存，并可能是踝关节对位不良的原因，即使在内踝固定后也是如此[15]。三角韧带明显断裂，出现波状无定形肌腱或 $T_2$ 信号，应提醒治疗组外科医生考虑将三角韧带重建作为翻修手术的一部分。侧方韧带断裂可导致不对称的踝关节，特别是在非负重 X 线片上（图 8-2）。虽然同时发生的急性外侧韧带修复在踝关节骨折中的作用尚未在文献中有报道，但我们认为，在

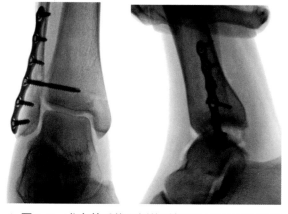

▲ 图 8-2 术中前后位和侧位透视显示切开复位内固定后残留的较大不稳定。在本次病例中，这种程度的不稳定可能代表下胫腓联合韧带和三角韧带损伤

翻修手术时应始终考虑到踝关节不稳定（如果存在）。考虑到手术治疗踝关节骨折后几乎无处不在的僵硬倾向，严重的踝关节不稳定通常是严重的韧带和关节囊断裂的迹象。

最后，内踝固定会引起胫后肌腱刺激[16]。应评估内踝固定的位置（通常采用螺丝钉的形式），特别是在放置在后丘或丘间沟时。应仔细检查胫骨后肌腱，$T_2$ 信号常提示撕裂。同样，如果患者存在后外侧疼痛，则应检查腓骨肌腱。尽管经常被金属伪影遮盖，但后路防滑钢板可导致腓骨肌腱病变，特别是在放置远端螺钉时[17]。如果发现这些问题，当在翻修的时候。如果足踝似乎在其他方面对齐良好，那么肌腱刺激应该被认为是持续疼痛的一个可能原因。

## 三、手术计划

一旦进行了充分的临床和放射学检查，就可以制订术前计划。虽然可能需要轻微调整修改、延长和（或）做额外的切口去，但通常可以使用以前的切口。熟悉踝关节周围血流分布非常重要，防止出现皮瓣缺血的情况。一般说来，尽管可能存在多种病理因素，外科医生仍应区别对待以下 3 种情况：①骨折不愈合；②骨折畸形愈合；③骨折解剖愈合合并踝穴／下胫腓联合对位不良。

一个重要的概念是，认识到 X 线片上的踝穴／下胫腓联合对位不良往往继发于骨关节的对位不良。骨折畸形愈合几乎总是会造成一个非解剖性的踝穴。然而，骨折的解剖复位并不能保证踝穴的良好对位。对位不良的下胫腓联合、三角韧带不稳定和（或）严重的外侧韧带损伤（导致病理性距骨倾斜）仍可导致非解剖性踝穴。

### （一）骨折不愈合

骨折不愈合通常在 X 线片和（或）CT 中很明显。此外，内固定松动或断裂是一个明显的迹象。术前应研究骨不连发生的可能原因。尽管骨不连在踝关节骨折手术中并不常见，但它仍然会是一个问题，尤其是在具有多种合并症的人群中。我

们主张进行骨代谢的基本实验室检查（维生素 D、甲状腺研究等），优化维生素 D 和钙的补充，并在必要时请内分泌科专家会诊。虽然有证据支持单纯应用更坚固的内固定装置，但我们更倾向于获得最大程度的生物学和内固定稳定性。为此，作者倾向于自体骨移植，并审慎地应用生物制剂促进骨折愈合。

自体骨移植有多个供区部位，常见的部位包括跟骨、胫骨远端、胫骨近端和髂骨。每个部位都有特定的考虑因素，包括细胞活性和可获得的骨量[18-20]。研究表明，相对于髂骨而言，虽然在下肢部位可能更容易获取，但间充质干细胞的数量较少[21]。然而，在进行自体髂骨移植的风险 / 收益分析时，供区部位的疼痛及股外侧皮神经损伤的可能性应该要考虑到[22, 23]。之前的文献报道髂骨取骨导致的慢性疼痛具有较高的发生率，此并发症可通过微创取骨技术来缓解，如集中抽吸骨髓方式[24]。

还应考虑使用同种异体骨移植生物制剂来提高成骨潜能。虽然对生物制剂的全面综述超出了本工作的范围，但可以考虑各种具有不同诱导特性的移植物替代品，如脱钙骨基质、骨形态发生蛋白和血小板衍生生长因子 –β。

虽然来源广泛，但作者倾向于采用两种通用策略。在非糖尿病 / 非吸烟的患者中，我们倾向于自体胫骨或跟骨移植，辅以脱钙骨基质。伴随着越来越多的并发症，如糖尿病、多次手术史和（或）长期骨不连，我们更喜欢自体髂骨移植和足够的生物制剂，包括骨形态发生蛋白和血小板衍生生长因子 –β。

重要的是要认识到，骨折不愈合可能会也可能不会导致踝穴 / 下胫腓联合对位不良。如果不存在这样的对位不良，对骨不连的治疗（并评估随后的踝穴 / 下胫腓联合的对位关系）通常是必要的。

## （二）骨折畸形愈合

骨折畸形愈合在平片上通常很明显，CT 可以更详细地描述骨折畸形愈合的特征。与骨不连不同的是，骨折畸形愈合几乎总是会导致踝穴对位不良。尽管 CT 对于评估下胫腓联合对位不良非常关键，提示距骨外移（或倾斜）的 MCS 增宽在 X 线片上也是很容易识别的。在评估下胫腓联合的骨性分离和病理改变时，在 X 线片上的下胫腓骨重叠和胫腓骨间隙往往比较明显。腓骨远端与距骨外突之间的对位关系（与健侧踝关节比较）是评估腓骨长度的最佳方法[25]。腓骨旋转对位不良可通过评估 MCS、上间隙（superior clear space，SCS）和外侧间隙（lateral clear space，LCS）的对称性，以及将腓骨远端窝形态与对侧进行比较来评估。

一般说来，如果不先解决骨折畸形愈合问题，便不能纠正踝穴 / 下胫腓联合对位不良。因此，腓骨骨折和（或）内踝骨折的畸形愈合几乎总是在翻修手术中解决。这需要：①移除先前放置的内固定装置；②如果可能的话，沿用先前的骨折线对畸形愈合进行截骨；③重新调整复位；④必要时植骨；⑤植入坚固的内固定。解剖矫正应使用本文其他部分所述的放射学技术进行评估。只有在骨折的对位关系得到调整后，才能将重点放在下胫腓联合矫正 / 重新复位，最后对踝穴的对位关系进行评估。

后踝畸形愈合需要特别注意。虽然 25%～30% 的关节表面受累历来被认为是手术治疗后踝骨折的适应证，但多项研究对这一长期存在的理论提出了挑战[26-28]。尽管尚不清楚这一常用标准是否应该表明畸形愈合的治疗，但当需要翻修时，显著的关节受累应该是一个认真的考虑因素。虽然后踝畸形愈合（典型的上位移位）几乎总是导致踝关节后方关节面不匹配，但在我们的经验中，距骨向后方的半脱位是罕见的。此外，轴向平面的错位（内踝后移位或外踝移位）可导致临床上显著的下胫腓对位不良。理解这一基本原则为考虑翻修时提供了一个框架。

应考虑以下这一简化的模式处理后踝骨不愈合，作者倾向于在以下情况下进行后踝翻修手术：①超过 25% 的后踝关节面受累，特别是当存在距骨后半脱位时；②轴向平面对位不良造成的下胫腓联合对位不良。虽然矫正的具体外科技术超出了本文的范围，但仍有关于外科手术方法的特殊考虑。不管最初的后踝骨折形态如何，我们的经验是，对于这种需要翻修的踝关节，骨折线通常最容易通过后内侧入路截骨进行，即使在之前的手术中采用了后外侧入路。这允许：①从内侧到外侧放置骨刀进行截骨；②关节表面的直接可视化；③神经血管结构的直接牵开和保护。如果采用后外侧入路，后踝截骨只能从上方近端向下方远端进行。虽然有可能，切口可以往近端延伸以获得合适的截骨角度。此外，医源性距骨软骨损伤的风险可能更高。在后踝截骨和复位过程中，应用仔细的透视检查和（或）使用关节镜来验证关节面的复位。如果合并的后踝和外踝需要翻修，应在放置腓骨钢板之前进行后踝的重新复位，因为腓骨钢板会妨碍术中侧位透视下对关节面复位的评估。

### （三）骨折解剖愈合伴踝穴 / 下胫腓联合对位不良

如果在之前的开放复位内固定手术中实现了骨折的解剖复位和固定，则踝穴 / 下胫腓联合对位不良最常见的原因是下胫腓联合复位不良。虽然不太常见，但次要原因（在良好的下胫腓联合复位的情况下）可能是三角韧带的残余功能不全或严重的外侧韧带和关节囊破裂，导致距骨异常倾斜。

尽管已经有很多研究在 CT 上对下胫腓联合对位关系进行评估的标准，但最近显现出来的下胫腓联合复位不良的高发生率的报道提出新的挑战。最近，Kubik 及其同事[13]使用了双侧下肢 CT 成像，并证明了在无症状的踝关节患者中，下胫腓联合对位不良的发生率约为 35%，这对通用的测量技术和先前报道的下胫腓联合对位不良发生率的准确性提出了质疑。

尽管有不少文献讨论了获得下胫腓联合解剖复位的方法，但作者倾向于在翻修过程中使用两种主要方法。首先，根据 Summers 及其同事的介绍[29]，在进行消毒和铺单之前，在手术室获得了对侧完美的踝穴位和侧位透视图像。使用健侧作为模板已被证明可导致更大概率的下胫腓联合解剖复位。我们更倾向于透视检查，而不是标准的 X 线片有以下几个原因：首先，使用 X 线透视可获得更完美更可靠的图像；其次，踝关节位置对评估 MCS 和腓骨长度至关重要。使用 X 线透视检查可以对两侧进行连续的比较。

我们通常对下胫腓联合进行开放复位。先前的多项研究表明，通过直接观察下胫腓关节，下胫腓联合的复位不良率更低[30, 31]。从实际情况看，大多数之前的手术切口都是直接外侧。如果翻修手术是急性或亚急性进行的，我们多采用先前的切口，主要考虑伤口愈合和血供的问题，这显然使胫骨腓切迹的显露更加困难。如果之前的切口愈合良好，我们的经验是，从保护血供的角度来看，在近端沿用之前的切口，同时在远端创建一个新的、更靠前的切口。

除开骨折解剖复位和下胫腓联合的解剖复位，踝穴对位不良的最后一个潜在因素是显著的三角韧带或外侧韧带 / 关节囊功能不全。主要在术前的 X 线片上表现为踝关节非负重时距骨倾斜增加，因此最好在非负重 X 线片上显示。外科医生在确定三角韧带功能不全是距骨倾斜的原因之前，必须确保所有其他矫正参数都符合正常解剖。最常见的情况是，距骨内侧倾斜继发于下胫腓联合对位不良或腓骨畸形愈合，特别是腓骨缩短。

如果踝关节在其他方面是完好的（下胫腓联合已复位且稳定，腓骨长度已恢复），三角韧带功能不全最好通过外翻或外部旋转应力位 X 线片和对侧踝关节比较来确定。通过内翻或前抽屉应力测试观察到的外侧踝关节不稳定性，如果踝关节在解剖学上对位良好，则应以标准方式解决。尽管 MRI 可以显示三角韧带损伤，但 Nortunen 及其同事[32]显示其与踝穴不稳定性的相关性较差。

## 四、技术考虑

虽然我们为确定病因和指导初次手术治疗后踝关节对位不良的治疗提供了一个系统的框架，但某些技术上的考虑值得特别关注，如本节中所详细描述的。

### （一）清创和取出内固定

踝关节 ORIF 翻修术的关键原则之一是充分暴露和清理。根据我们的经验，必须彻底清除瘢痕组织和纤维连接，从而获得骨折块足够的活动度。简而言之，所有导致对位不良的解剖区域，无论是骨或韧带，还是继发于纤维化和瘢痕组织，都应在重新复位和固定之前进行剥离。应特别注意 MCS 和腓切迹。我们建议对这两个部位进行规范的开放清理，以充分去除瘢痕组织，从而允许准确的踝穴复位。尽管关节镜检查可以解决关节内关节纤维化，但充分的内外侧沟，以及下胫腓联合的清理只能通过开放的方式实现。例如，对于下胫腓联合的清理，我们倾向于在胫骨和腓骨之间放置一个撑开器，该撑开器一般位于胫骨远端关节面上方 8～10cm 处，这会撑开下胫腓联合，通过单一的外侧切口可以获得很好的显露和彻底的清理（图 8-3）。如果存在腓骨内固定，我们建议在钢板取出前进行下胫腓联合清理。当撑开器放置在下胫腓联合时，这种做法能够减少通过腓骨上的旧螺钉钉道造成骨折的风险。当然，在清理过程中，使用咬骨钳时，必须小心防止医源性距骨外侧穹窿软骨损伤。在经年累月的腓骨缩短（尤其是近端腓骨骨折）病例中，如果不彻底清除腓切迹和骨间膜内的瘢痕组织，通常很难恢复合适的腓骨长度，因为这种瘢痕组织在其对位不良的位置与腓骨形成强烈的粘连。

只有在绝对必要的情况下，才能移除先前的内固定，以尽量减少软组织剥离和骨的血供破坏。通常以下 3 种情况下需要移除内固定：①骨折已畸形愈合，需要移除内固定以实现正确的复位；②先前的内固定阻碍了新的内固定应用；③先前内固定出现了问题。

### （二）关节镜检查

我们提倡在踝关节翻修切开复位内固定（ORIF）手术中常规使用踝关节镜（图 8-4）。该步骤通常在病例开始时，在手术切口和关节切开术之前进行。关节镜评估不仅可以评估关节内病理异常，还可以评估骨折复位和关节面台阶（后踝和内踝）。根据需要进行滑膜切除术、松脱体切除术和（或）微骨折，以及进行整体软骨状态和早期骨关节炎的预后评估。在先前存在的骨关节炎的严重病例中，患者可能会得到最佳建议，以确定是否需要进行胫距关节融合术或未来的人工关节置换术。然而，关节镜评估应有效且迅速地进行，以减少止血带时间并限制软组织液体外渗。外科医生可以考虑在关节镜下松开止血带，以保证止血带的整体时间[33]。

### （三）腓骨的术中评估

在踝关节切开复位内固定的翻修手术中，腓骨短缩、旋转对位不良（通常是外部旋转）是最常见的，必须对其进行纠正以恢复正常的踝穴对位关系（图 8-5）。在充分的显露和清理之后，可

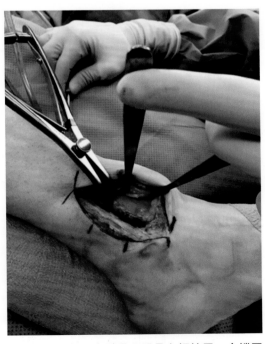

▲ 图 8-3 可以在胫骨和腓骨之间放置一个撑开器，以便彻底清理下胫腓联合

以使用各种技术和截骨术来恢复腓骨的长度[34]。根据存在的畸形，已经描述了许多技术。如果主要是旋转畸形，可以在先前骨折的平面进行横向截骨术，旋转远端并进行固定[35]。在需要更显著的长度矫正的情况时，已有报道采用倾斜或 Z 形截骨术[34]。倾斜截骨术的优点是，当腓骨被拉长到一定长度时，断端保持骨面接触，从而减少骨移植的必要性。即使只需要几毫米的长度矫正，作者也建议采用一个长的倾斜截骨（>4cm）。一个常见的错误是在进行短的斜行截骨术后，断端之间间距过大，增加了骨不连的发生率。相反，横向截骨术允许放置撑开器或持骨钳，以最大化恢复腓骨长度，同时还能给予外科医生很大的自由度来纠正旋转畸形。如果需要显著延长，我们建议按照上一节所述进行骨移植。尽管我们通常使

用倾斜截骨术或 Z 形切口来最大化骨接触，但偶尔适当长度的修复会产生相当大的骨间隙。在这种情况下，可以使用小型结构性骨移植来填充间隙。

无论进行哪种截骨术，最重要的因素是术中正确评估腓骨长度和旋转。应通过透视获得踝关节理的踝穴位图像。为了确定腓骨长度，应严格评估远端腓骨末端与外侧距骨突的关系，并以各种方式进行了评估，包括胫距角、Shenton 线和硬币征。最近，Panchbhavi 及其同事[25]提出了腓骨变异的概念，即在正常踝关节中，腓骨末端平均位于距外侧距骨突近端 2～3mm 处（图 8-6）。尽管这些方法都不完美，但我们主张基于 Panchbhavi 的工作来评估长度，因为没有研究证明 Shenton 线或一角符号的准确性和可靠性。然而，也许最重

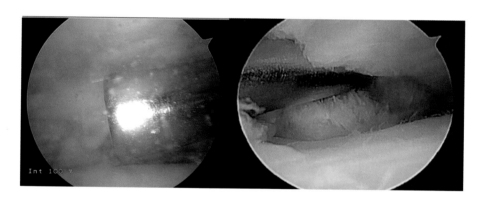

◀ 图 8-4　术中关节镜照片显示残存的下胫腓联合功能不全，这可以通过将 5mm 探针轻松插入腓切迹来证明

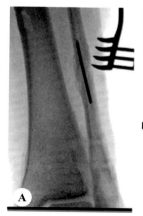
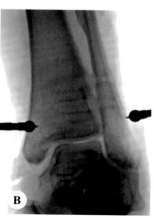
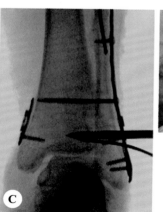
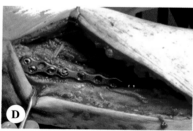

▲ 图 8-5　患者，58 岁，女性，踝关节切开复位内固定失败病例的术中透视 X 线片及缝合带袋置
尽管移除了内固定并完成了关节镜下 / 开放的内侧沟和下胫腓联合清理，对下胫腓联合进行钳夹，仍观察到残余的内侧间隙增加和轻微的距骨外侧移位（A），因此，进行了腓骨截骨术（B）。鉴于下胫腓前韧带功能不全，放置不可吸收缝合带装置（内支架，Arthrex，Naples，FL）（C 和 D），以在下胫腓联合固定后增强前下胫腓联合，缝合带装置在图像中可见

要的是，应该将腓骨长度与铺单前获得的初始对侧透视图像进行比较。

可以使用撑开器、推钉技术、螺钉牵引技术[36] 或手动牵引和经胫腓联合临时穿针固定等技术来恢复腓骨长度。纠正旋转畸形时，应将腓骨远端的形态与对侧进行比较和匹配。此外，MCS、上方间隙和外侧间隙在踝穴位片上应保持一致（图 8-7）。

### （四）坚强的固定

在踝关节翻修 ORIF 的手术中，与初次手术相比，通常需要更坚强的固定。这一点尤其适用于稳定性不足导致的肥厚性骨不连，先前的内固定失效或下胫腓联合分离。增强腓骨的固定可能

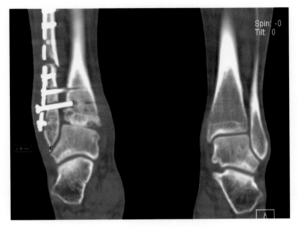

▲ 图 8-6　双侧 CT 扫描显示腓骨缩短。注意手术侧腓骨末端和外侧距骨突末端之间的距离较长

需要使用更厚的坚固钢板、双层 1/3 管状钢板或双钢板[37]。螺钉取出会留下多个钉道，导致翻修时螺钉固定的骨质较差，因此安装新的内固定应使用更长的钢板，以完全覆盖任何骨缺损，在骨质较差的区域应使用锁定螺钉。一些腓骨钢板系统允许放置 4.2mm 或 4.5mm 的螺钉，尤其应在之前的钉道附近使用。如果需要进行内侧翻修，则可将单独使用螺钉进行的固定转换为钩钢板和（或）防滑钢板（图 8-8）。对于下胫腓联合的固定，如果之前仅使用缝合扣装置实现了复位，则应考虑使用额外的下胫腓联合螺钉来增加强度。即使在没有下胫腓联合韧带损伤的情况下，我们也经常使用下胫腓联合螺钉，以最大限度地提高整体结构的硬度。最后，如果担心患者负重依从性，可以使用细钢丝外固定器用于补充和保护内固定。

### （五）踝关节挛缩

踝关节 ORIF 失败的患者通常表现出不同程度的踝关节活动范围丧失，多继发于跟腱、腓肠肌筋膜或后关节囊挛缩。由于最初的创伤、制动和踝关节 ORIF 失败，运动范围尤其是背伸活动常常严重受损。在随后的 ORIF 翻修术后，为了确保骨折愈合需要的长期制动和负重限制进一步加剧了这种缺陷。因此，我们主张通过 Silverskiold 试验（术前和术中立即）评估挛缩，并通过经皮跟腱延

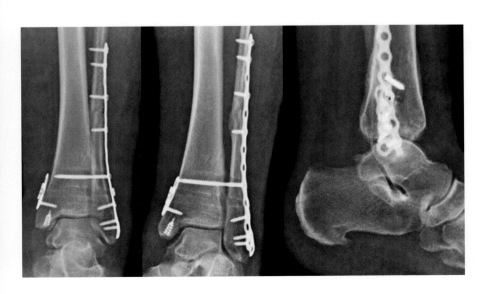

◀ 图 8-7　与图 8-5 为同一病例，目前为切开复位内固定翻修术后 6 个月的状态。请注意，腓骨截骨处已愈合，恢复了长度和旋转的腓骨，接近解剖的踝穴，以及同时修复的三角韧带

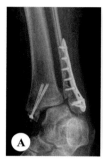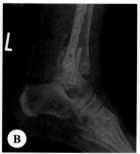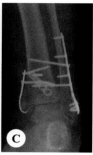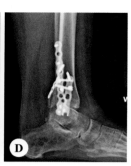

◀ 图 8-8　A 和 B. 患者，50 岁，女性，踝关术后 3 个月的前后位和侧位 X 线片，合并内踝和后踝畸形愈合，三角状韧带功能不全（注意 MCS 增加）和腓骨远端骨不连；C 和 D. 翻修手术包括关节镜下清理术、内踝截骨术、后踝截骨术、三角韧带修补术、腓骨植骨和重新内固定术获得一个接近正常的踝穴

长或腓肠肌延长手术处理所有挛缩，以最大限度地改善患者的踝关节背伸功能。经皮松解后关节囊可根据需要进行，尽管在严重挛缩的情况下，规范的开放手术行踝关节后关节囊松解和清理可能更安全。

### （六）三角韧带修复

在纠正任何腓骨畸形愈合和恢复踝穴对位关系之后，三角韧带的功能成为一个重要的考虑因素。特别是在慢性病例中，三角韧带愈合的生物动力仍然很小，因此，我们主张在大多数翻修手术中，如果在初始损伤时存在踝穴内侧韧带结构不稳定，建议进行规范的三角韧带修复或重建。我们直接在内侧切开踝关节。彻底清创内侧沟后，我们将三角韧带的深层和浅层进行编织并固定于内踝上，基本与 Brostom 修复方法一致。我们倾向于使用 2 个缝合锚钉，第一个沿着前丘的远侧前部放置，第二个更靠后放置。尽管切口位置和显露可能会限制远端的后方位置，但在后丘上重建三角韧带附着点也可能是有利的。

### （七）术后护理

踝关节翻修术后的伤口并发症是一个值得关注的问题。除了需要延长切口才能充分暴露，如（但不限于）患者合并症和延长的手术时间等多种因素可能会进一步增加风险。患者需要密切随访，早期每周一次门诊复查。伤口可以预防性使用负压辅助创面闭合（vacuum assisted closure，VAC）疗法，也可以用于软组织条件差或担心伤口引流不畅的病例。如果担心出现伤口感染问题，应考虑早期使用口服抗生素和（或）静脉注射抗生素治疗。

一般来说，与原发病例相比，翻修病例的拆线、活动范围的功能锻炼和负重活动均应延迟。虽然具体的时间会因患者而异，但我们通常让患者制动 2 周，完全不负重最长可达 6～8 周。虽然在大多数病例中，我们倾向于使用可拆卸支具以便于早期活动，但对于某些特定翻修患者来说，规范的石膏固定可能更为合适。当患者间隔一段时间来复诊时，除了复查标准 X 线片，还应该重复 CT。可以在术后早期间隔 2～6 周复查 CT。以评估术后对位和复位情况，也可在术后晚期间隔一段时间复查 CT 来评估骨折愈合的情况。

### 结论

对非感染性、复位不良、手术治疗后的踝关节骨折的处理具有特殊的挑战性，需要以系统的方法来诊断和治疗。必须全面回顾患者的病史，详细分析可能影响手术决策的患者因素。系统地评价 X 线片和更先进的影像将有助于外科医生分析前次踝关节 ORIF 失败的原因。在这篇文章中讨论的具体策略可以谨慎应用，以恢复正常的踝穴对位关系。

# 参考文献

[1] Court-Brown CM, Caesar B. Epidemiology of adult fractures: a review. Injury 2006;37(8):691–7.

[2] Ovaska MT, Ma¨kinen TJ, Madanat R, et al. A comprehensive analysis of patients with malreduced ankle fractures undergoing re-operation. Int Orthop 2014; 38(1):83–8.

[3] Ramsey PL, Hamilton W. Changes in tibiotalar area of contact caused by lateral talar shift. J Bone Joint Surg Am 1976;58(3):356–7.

[4] Lloyd J, Elsayed S, Hariharan K, et al. Revisiting the concept of talar shift in ankle fractures. Foot Ankle Int 2006;27(10):793–6.

[5] Lambers KTA, Saarig A, Turner H, et al. Prevalence of osteochondral lesions in rotational type ankle fractures with syndesmotic injury. Foot Ankle Int 2019; 40(2):159–66.

[6] Aktas S, Kocaoglu B, Gereli A, et al. Incidence of chondral lesions of talar dome in ankle fracture types. Foot Ankle Int 2008;29(3):287–92.

[7] Redfern DJ, Sauvé PS, Sakellariou A. Investigation of incidence of superficial peroneal nerve injury following ankle fracture. Foot Ankle Int 2003;24(10):771–4.

[8] Stewart C, Saleem O, Mukherjee DP, et al. Axial load weightbearing radiography in determining lateral malleolus fracture stability: a cadaveric study. Foot Ankle Int 2012;33(7):548–52.

[9] Ebraheim NA, Lu J, Yang H, et al. The fibular incisure of the tibia on CT scan: a cadaver study. Foot Ankle Int 1998;19(5):318–21.

[10] Tonogai I, Hamada D, Sairyo K. Morphology of the incisura fibularis at the distal tibiofibular syndesmosis in the Japanese population. J Foot Ankle Surg 2017; 56(6):1147–50.

[11] Boszczyk A, Kwapisz S, Krümmel M, et al. Correlation of incisura anatomy with syndesmotic malreduction. Foot Ankle Int 2018;39(3):369–75.

[12] Anand Prakash A. Is incisura fibularis a reliable landmark for assessing syndesmotic stability? A systematic review of morphometric studies. Foot Ankle Spec 2017;10(3):246–51.

[13] Kubik JF, Rollick NC, Bear J, et al. Assessment of malreduction standards for the syndesmosis in bilateral CT scans of uninjured ankles. Bone Joint J 2021; 103–B(1):178–83.

[14] Brown KW, Morrison WB, Schweitzer ME, et al. MRI findings associated with distal tibiofibular syndesmosis injury. Am J Roentgenol 2004;182(1):131–6.

[15] Gardner MJ, Demetrakopoulos D, Briggs SM, et al. The ability of the Lauge- Hansen classification to predict ligament injury and mechanism in ankle fractures: an MRI study. J Orthop Trauma 2006;20(4):267–72.

[16] Femino JE, Gruber BF, Karunakar MA. Safe zone for the placement of medial malleolar screws. J Bone Joint Surg Am 2007;89(1):133–8.

[17] Weber M, Krause F. Peroneal tendon caused by antiglide used for fixation of lateral malleolar fractures: the of plate and screw position. Foot Ankle Int 2005; 26(4):281–5.

[18] Mauffrey C, Madsen M, Bowles RJ, et al. Bone graft harvest site options in orthopaedic trauma: a prospective in vivo quantification study. Injury 2012;43(3): 323–6.

[19] Takemoto RC, Fajardo M, Kirsch T, et al. Quantitative assessment of the bone morphogenetic protein expression from alternate bone graft harvesting sites. J Orthop Trauma 2010;24(9):564–6.

[20] Engelstad ME, Morse T. Anterior iliac crest, posterior iliac crest, and proximal tibia donor sites: a comparison of cancellous bone volumes

in fresh cadavers. J Oral Maxillofac Surg 2010;68(12):3015–21.

[21] Berlet GC, Baumhauer JF, Glazebrook M, et al. The impact of patient age on foot and ankle arthrodesis supplemented with autograft or an autograft alternative (rhPDGF-BB/β-TCP). JBJS Open Access 2020;5(4). e20.00056–e20.00056.

[22] Baumhauer JF, Glazebrook M, Younger A, et al. Long-term autograft harvest site pain after ankle and hindfoot arthrodesis. Foot Ankle Int 2020;41(8):911–5.

[23] Baumhauer J, Pinzur MS, Donahue R, et al. Site selection and pain outcome after autologous bone graft harvest. Foot Ankle Int 2014;35(2):104–7.

[24] Harford JS, Dekker TJ, Adams SB. Bone marrow aspirate concentrate for bone healing in foot and ankle surgery. Foot Ankle Clin 2016;21(4):839–45.

[25] Panchbhavi VK, Gurbani BN, Mason CB, et al. Radiographic assessment of fibular length variance: the case for "fibula minus". J Foot Ankle Surg 2018; 57(1):91–4.

[26] O'Connor TJ, Mueller B, Ly TV, et al. "A to P" screw versus posterolateral plate for posterior malleolus fixation in trimalleolar ankle fractures. J Orthop Trauma 2015; 29(4):e151–6.

[27] Berkes MB, Little MTM, Lazaro LE, et al. Articular congruity is associated with short-term clinical outcomes of operatively treated SER IVAnkle fractures. J Bone Joint Surg Am 2013;95(19):1769–75.

[28] Van Hooff CCD, Verhage SM, Hoogendoorn JM. Influence of fragment size and postoperative joint congruency on long-term outcome of posterior malleolar fractures. Foot Ankle Int 2015;36(6):673–8.

[29] Summers HD, Sinclair MK, Stover MD. A reliable method for intraoperative evaluation of syndesmotic reduction. J Orthop Trauma 2013;27(4):196–200.

[30] Gosselin-Papadopoulos N, Hébert-Davies J, Laflamme GY, et al. Direct visualization of the syndesmosis for evaluation of syndesmotic disruption. OTA Int Open Access J Orthop Trauma 2018;1(2):e006.

[31] Miller AN, Carroll EA, Parker RJ, et al. Direct visualization for syndesmotic stabilization of ankle fractures. Foot Ankle Int 2009;30(05):419–26.

[32] Nortunen S, Lepoja¨rvi S, Savola O, et al. Stability assessment of the ankle mortise in supination-external rotation-type ankle fractures: lack of additional diagnostic value of MRI. J Bone Joint Surg Am 2014;96(22):1855–62.

[33] Dimnjaković D, Hrabač P, Bojanić I. Value of tourniquet use in anterior ankle arthroscopy: a randomized controlled trial. Foot Ankle Int 2017;38(7):716–22.

[34] Weber D, Weber M. Corrective osteotomies for malunited malleolar fractures. Foot Ankle Clin 2016;21(1):37–48.

[35] Myerson M, Kadakia A. Reconstructive foot and ankle surgery: management of complications. Philadelphia, PA: Elsevier; 2019.

[36] Briceno J, Vaughn J, Ye M, et al. Screw distraction technique for gaining fibular length. Foot Ankle Orthop 2018;3(3). 2473011418S0017.

[37] Kwaadu KY, Fleming JJ, Lin D. Management of complex fibular fractures: double plating of fibular fractures. J Foot Ankle Surg 2015;54(3):288–94.

# 第 9 章　踝关节不稳定
## Ankle Instability

Mark Drakos　Oliver Hansen　Saanchi Kukadia　著

**关键词**

足踝不稳，风险因素，慢性踝关节外侧不稳，内翻扭伤，慢性踝关节外侧不稳，Brostrom-Gould 重建，解剖修复，神经损伤，未知的病理，修复程序，骨软骨损伤

## 一、历史回顾

踝关节扭伤是体育运动人群中常见的一种损伤，可对外侧韧带造成持久损伤，在某些情况下可导致慢性功能不稳定。在美国，踝关节扭伤的年发生率约为 2.15‰ [1]。踝关节扭伤的风险在运动员、军人和参与跑步、跳跃和切割运动的人群中增加 [2]。此外，当跖屈足受到旋后力时发生的倒位扭伤可导致足部和踝关节外侧韧带损伤，其也是最常见的扭伤类型。这些扭伤占所有踝关节扭伤的 85% 以上，每天受伤的发生频率是 1‰，导致美国每天约有 27 000 例踝关节外侧韧带扭伤 [3]。无论最初的治疗方法如何，多发性扭伤都可能进一步损伤外侧韧带。10%～30% 的急性外侧扭伤患者会发展为慢性外侧踝关节不稳（chronic lateral ankle instability，CLAI）[1]。发生 CLAI 的危险因素包括 Ⅱ～Ⅲ 级踝关节扭伤 [4]，背屈范围减小，本体感觉受损 [5]，全身韧带松弛（generalized ligamentous laxity，GLL），跗骨联合和踝内翻成直线 [2]。

外侧韧带损伤可以保守处理，使用 Cam 靴、支架或包裹进行保护活动，然后进行物理治疗以加强肌肉和本体感觉再训练，使用非甾体抗炎药物和抗水肿措施，如休息、冰敷、压迫、抬高（rest，ice，compression，elevation，RICE）[6]。即使采用非手术治疗，踝关节扭伤的复发率仍高达 56%～74% [7]。然而，考虑到扭伤发生率 [8]，以及需要手术的症状相对较少，80%～85% 的患者可以通过非手术治疗获得良好的效果和最小的损伤 [9]。CLAI 患者如果不能通过保守措施缓解症状，可能需要手术来恢复稳定。这些外科技术包括直接韧带修复、解剖重建和非解剖重建。在 85% 的患者中，使用解剖修复的各种程序产生良好到极好的结果 [2]。进行手术时无论是否进行增强术，都能恢复踝关节的解剖结构、稳定性和关节运动学，同时还能保持踝关节和距下运动功能 [10]。

踝关节稳定包括一系列技术，从直接修复到解剖和非解剖重建，Brostrom 是最早描述解剖修复技术人之一，这种方法的变体至今以他的名字命名 [11-13]。这项技术经受住了时间的考验。非解剖重建技术涉及肌腱固定术稍后描述。Watson-Jones、Evans 和 Chrisman-Snook 手术是最常见的肌腱固定术 [14-16]。开发这些技术可为外侧韧带明显恶化的病例提供直接修复的替代方案。然而，它们通常与并发症相关，如距下骨关节炎、活动范围受限和复发性不稳定 [17-22]。Brostrom 的技术发展于 1966 年，是踝关节外侧韧带解剖修复的基础，

包括 Gould 和 Karlsson 的改良术式[23, 24]。微创关节镜方法的外侧韧带修复时最近发展的新术式[25]。虽然还需要长期的临床实践和可靠的依据，但已经有了不错的结果[26-28]。

Brostrom 修复的施行通常是成功的，因为踝关节固有的骨稳定性。由于韧带位于关节外，受伤时通常会形成血肿，从而以瘢痕组织方式愈合。如果这些韧带因以前的损伤和炎症反应而产生严重瘢痕或缺失（这是很少见的情况），直接修复术后可能容易失败[2]。临床很难判断组织的质量，因为一旦受伤，即使在组织正常的情况下，距腓骨前韧带（anterior talofibular ligament，ATFL）的 MRI 通常也不会恢复正常。正因为如此，应力 X 线片往往更有助于确定受伤组织的功能及其各自的能力。在不能直接补片的情况下，可能需要解剖重建。解剖重建被发现优于非解剖重建，因为它们直接重建 ATFL 和跟骨腓骨韧带（calcaneofibular ligament，CFL）[29]。解剖重建的选择包括异体移植[30]、自体移植[31] 或缝合带重建[32]。虽然这些方法在一些临床试验中显示了令人满意的结果，但这些结果属于早期术后，还需要长期的结果。

直接修复和解剖重建均显示出积极的结果，但每一种都存在显著和明显并发症的风险。这些并发症包括复发性踝关节不稳、神经损伤和由未解决的病理条件引起的症状，如骨软骨病变（osteochondral lesions，OCL）、腓肌腱损伤和内翻对齐不良。对这些可能的并发症的认识将允许临床医生限制它们的频率，并在它们发生时更好地处理这些症状。

## 二、讨论

根据我们的经验和现有文献的支持，我们将重点讨论踝关节稳定最常见、严重的并发症。这些并发症包括复发性不稳定，腓浅神经（superficial peroneal nerve，SPN）损伤，以及继续引起症状和限制功能的未处理的病理。这些问题可能会导致一些患者持续的不适和功能障碍，可能需要进一步的治疗。我们提供了管理这些条件的可能方法

以及可用的结果数据。

### （一）复发性不稳定

Brostrom-Gould 手术是足部和足踝手术中最常用的手术之一，85%～95% 患者可重返运动[9]。已经证明使用固定和覆盖组织这一技术并没有明显优于其他技术。外侧韧带修复后复发性不稳可导致患者经历持续疼痛和身体功能障碍。初次修复的失败率和复发不稳定率根据研究差异很大，已发现为 2%～18%[33]。

在我们的实践中，在 GLL、再次手术和更大量级不稳定的情况下需要增强。如果外侧韧带的 Brostrom 不能稳定踝关节，可能需要进行翻修手术。当用于翻修外侧韧带修复时，改良 Brostrom 手术可能与高失败率相关[24]。Kuhn 和 Lippert[34] 发现 Brostrom 修复相对有效，尽管作者承认将其应用于组织质量良好的患者是很重要的。我们通常选择用肌腱移植重建外侧韧带。该技术可用于解剖重建韧带严重缺损，不能直接修复的 ATFL 和 CFL。与非解剖重建方法相比，腘绳肌腱移植重建不影响正常踝关节生物力学。这是可取的，因为非解剖重建已被证明可以改变关节负荷[17, 18]，在长期随访中，约 10% 的患者会出现骨关节炎，多达 67% 的患者会复发不稳定[20, 21]。

我们的指征是根据患者病史和客观结果测量相结合的基础上，将腘绳肌腱外侧韧带移植重建作为一种恢复稳定的手术。描述持续症状和身体活动导致踝关节松动的患者，用多次站立位 X 线检查进行评估。距骨倾斜超过 20° 或前抽屉大于 15mm 提示可能需要翻修手术和移植物重建（图 9-1）[35]。我们也更有可能考虑对 GLL 患者进行重建，其特征是 Beighton 评分 ≥5。这些患者在病情稳定后继续发生 CLAI 的风险可能较高。Park 和同事[36] 研究了 199 例经改良的 Brostrom 检测，非 GLL 患者的失败率为 10.8%，而 GLL 患者的失败率为 45.2%（P<0.001）。因此，我们更倾向于在 GLL 病例中加入腘绳肌移植，特别是在翻修的情况下。当比较自体移植物和异体移植物时，自体

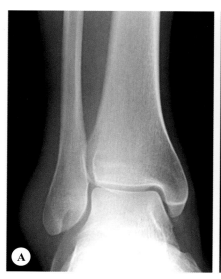
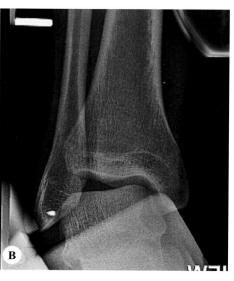

◀ 图 9-1 踝关节松动患者的站立位 X 线片
A. 稳定；B. 不稳定

移植物在多个病例被发现可以提高稳定性[37]。

侧韧带的重建可以用自体或异体肌腱移植进行。我们倾向于自体移植重建，因为其成本较低，膝关节功能影响较低[38]，以及自体组织较高的愈合潜力。然而，比较缺乏数据和异体移植物重建已显示出不错的结果[39]。其他形式的增强术也被用于直接修复失败后的重建，包括缝合带[32]。尽管该技术证明了令人满意的结果，但也缺乏对这些术式的比较研究。

同样重要的是要考虑反复发生的不稳定是否可能是由于在初次手术中未处理的病理，这可能包括内翻对齐不良、腓骨肌腱损伤、关节过度活动或 OCL。这些情况与 CLAI 的发生率和管理方案将在后续部分讨论。对这些情况保持警惕是很重要的，因为内翻对齐尤其可能使患者易复发不稳定。

### 重建技术

可在仰卧位通过胫骨近端 3cm 切口取肌腱，可见股薄肌和半腱肌，可根据外科医生的习惯采取术式。通常股薄肌被先收获，如果直径小于 3.5cm，可以收获半腱肌作为补充。通常情况下，骨薄肌是非常充足的，可以折叠起来，形成长度为 12～15cm 的双束移植物。然后以逐层缝合切口，并在后台上准备移植物；这包括可拆卸缝线的小管化和去除附着的肌肉组织。我们的目标是创造一个长 15cm，直径 4～5mm 的最终移植物。

做一个曲线切口用来放入外侧韧带。切口长度通常为 5cm，以腓骨远端为中心（图 9-2）。对从腓骨远端切下的 ATFL 和 CFL 进行分离。肌腱在后方受到保护。用刮匙准备腓骨远端。在腓骨远端切开 1cm 的切口，直到跟骨上 CFL 的插入点对跟骨结节进行钝性分离。我们注意保护腓肌腱和腓肠神经（sural nerve，SN）。在 CFL 插入部位的跟骨结节中形成一个隧道，在透视引导下确定其位置。用螺钉将移植物固定在盲道中。

接下来，从前向后钻腓骨隧道。所有的肌腱都受到保护，不受钻头的伤害。隧道的出口位置应该在 CFL 解剖插入位置的后端和近端。一个足够的骨桥将确保腓骨远端不会骨折。然后，移植物从跟骨隧道深入到腓肌腱，并通过腓骨隧道，由后向前（图 9-3）。

在透视引导下放置导线后，在距骨颈处钻出最后的隧道。距骨孔应开始于距骨外侧突的前方，作为 ATFL 的止点（图 9-4）。该隧道应在胫骨前肌腱和后肌腱止点之间发出。在内侧做一个小切口，将移植物拉回原位。然后在腓骨和距骨隧道置入螺钉，使踝关节处于最大外翻和后翻状态。原生 ATFL 和 CFL 最终得到修复，并可通过下伸肌支持带进行增强。

伤口闭合后，用短夹板固定。这个夹板可以

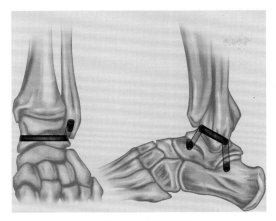

▲ 图 9-2　骨道示意

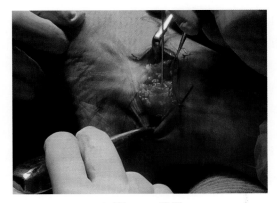

▲ 图 9-3　隧道

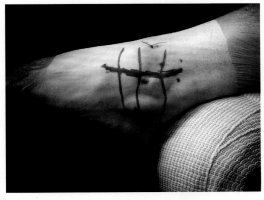

▲ 图 9-4　距腓前韧带插入点

固定位置 2 周，这时患者可以过渡到步行靴，并可以开始活动范围的锻炼。患者在 6 周内保持无负重状态，此时开始出现部分负重进展。患者在 6 周后开始与理疗师一起训练，3～4 个月后可以开始轻度慢跑。完全恢复运动通常是在 6～12 个月后，这取决于伴随的病理变化。

## （二）神经损伤

踝关节稳定手术有造成周围神经损伤的风险 [40]。在这些操作中，SPN 特别容易受伤。调查 16 例踝关节镜手术并发症的研究报道中有 4 例发生 SPN 损伤，占所有并发症报道的 1/3～1/2 [41]。这些研究表明，周围神经损伤并不罕见，应特别注意避免术后并发症和使人衰弱的疼痛。虽然这些神经的损伤很难治疗，但通过对足部和足踝区域结构的充分了解，可以避免损伤。

在对大体踝关节进行关节镜手术时，发现当门静脉置于前外侧时，SPN 的损伤风险较高，而当门静脉置于前内侧时，隐神经的损伤风险较低 [41]。然而，必须考虑到患者足部解剖结构的变化，以避免脆弱的结构。

在一项对比全内关节镜改良 Brostrom 手术（modified Brostrom operation，MBO）和开放式 MBO 的研究中，发现两者在神经并发症发生率上无显著差异 [42]。在开放性 MBO 中，在腓骨前缘 SPN 和 SN 之间做一个 5cm 的弯曲切口，13% 的患者有并发症，8% 的患者有 SPN 损伤 [43]。在全关节镜下 MBO 中，一个门静脉位于腓骨前表面的前外侧，另一个门静脉位于跗骨窦区的前下方，20% 的患者有并发症。8% 的患者 SPN 受伤，4% 的患者 SN 受伤 [43]。在所有的神经损伤病例中，症状在 3～6 个月后消退。结果表明两种手术在神经损伤率上无显著差异。

在关节镜下修复踝关节外侧不稳的系统综述中，发现神经损伤是开放式 MBO 后最常见的并发症，发生率为 7%～19% [44]。临床和影像学结果，以及神经并发症发生率，似乎在所有踝关节稳定手术中是相似的。然而，关节镜手术的总并发症发生率似乎为 15%，高于开放手术的 8% [45]。这是因为外科医生是盲目打结的，可能没有意识到可能存在的嵌套结构 [46]。例如，ATFL 缝合线可以套住附近 55 个解剖结构中的 9 个。特别是腓骨第三肌、伸肌腱和 SPN，由于它们靠近 ATFL，所以套结的风险很高 [46]。因此，必须仔细注意踝关节外侧韧带复合体附近的结构，以建立一个安全区域，通过该区域进行关节镜修复[46]。

轻度神经损伤，如神经炎可以通过使用矫形器和物理治疗进行非手术治疗[47]。然而，在更严重的情况下，如术后 3 个月无改善或存在神经瘤，可能需要手术干预。神经瘤导致足部和踝关节的局部神经疼痛，被认为是与足部和踝关节手术相关的最常见的并发症[48]。具体来说，SN 和 SPN 的神经瘤是最常见的，可以通过使用处理过的异体神经移植物来连续连接神经瘤末端和神经瘤的神经间隙，从而有效地进行治疗[49]。然而，积极的一面是，主要的危险神经是感觉神经。因此，当它们受损时，可能会引起疼痛，但通常不会导致任何运动障碍。为了从一开始就避免关节镜手术和开放手术的神经并发症，密切注意解剖安全区是很重要的[46]。

### （三）未知的病理生理过程

在某些情况下，临床医生可能会忽视踝关节稳定时的共存条件，这些条件可能会在稳定后继续引起症状，如 OCL[50-52]、腓肌腱损伤[52-55]和高足弓畸形[55-59]。如果它们在最初稳定后继续引起症状，则可以在修复训练中进行治疗。

当关节镜检查慢性踝关节不稳的患者时，通常会观察到 OCL。这些病变的发生率各不相同，一项研究发现 66% 的 CLAI[50]患者有一定程度的软骨损伤，另一项研究发现 95% 的 CLAI 患者有相关的关节内病理情况，这为所有 CLAI 患者的范围提供了支持[51]。此外，其他研究发现约 20% 的

患者有 OCL[51, 52]。这些病变可能是由急性创伤引起的，如踝关节扭伤或慢性微创伤[60]。多达 50% 的急性踝关节扭伤患者可能发展为 OCL，尽管其中许多病变不会引起症状，只是偶然发现[61]。然而，有症状的病变可能需要手术干预，因为非手术治疗已被证明对超过 50% 有症状的 I 级和 II 级病变无效[60]。

OCL 的手术治疗策略从关节镜手术，如微骨折到开放手术，包括骨软骨自体移植（osteochondral transplantation，OAT）。关节镜治疗一般适用于小病变，因为病变越大失败率越高[62, 63]。移植手术（如 OAT）已被证明对大型病变有效[64, 65]，甚至可能对距骨中等骨软骨病变（osteochondral lesions of the talus，OLT）有利（图 9-5）[66]。对于小到可以通过关节镜治疗的病变，我们倾向于将清创与同种异体移植物细胞外基质和骨髓抽吸液的放置相结合，这种方法可能促进微骨折术后的组织恢复[67]。许多术式适用于距骨软骨损伤治疗，其中也包括补充生物制剂[68]。虽然这些方法中有许多已经显示出有希望的初步结果，但它们需要进一步的研究来确定它们的真正疗效[69]。这些方法往往很昂贵，而且通常不包括在保险之内。

如果在踝关节不稳患者的术前成像中发现了 OCL，我们建议对其进行治疗，避免继续恶化。考虑到伴随的病理，很难精确地确定 OCL 是否有症状。我们建议所有患者术前进行 MRI 检查。考虑到非手术治疗即使对低级别病变也有不同的结果[60]，我们通常选择在一期术中修复这些病变，

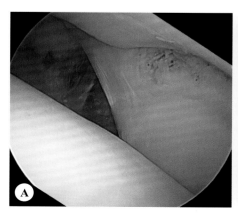
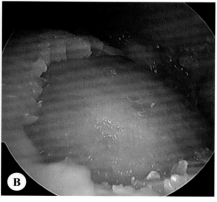

◀ 图 9-5　关节镜下软骨
A. 健康；B. 不健康

以防止继续恶化和返工。如果 OCL 在最初稳定时没有得到治疗，但持续引起症状，可以在以后的手术中进行治疗。

腓骨肌腱损伤在 CLAI 患者中也很常见，在常规关节镜手术中可能会被遗漏。外伤性踝关节内翻可损害腓骨[53]，使许多慢性不稳定的患者伴腓骨病变。在 61 例 CLAI 患者中，77% 的病例出现腓骨腱鞘炎，54% 的病例出现腓骨支持带损伤，25% 的病例出现腓骨短撕裂[52]。另一组 160 例 CLAI 病例中发现 28% 的病例存在腓骨肌腱损伤，研究人员认为，腓骨肌腱损伤是患者持续疼痛和复发不稳的常见原因，这些患者需要进行翻修稳定手术[55]。因此，对于在稳定手术后仍有 CLAI 症状的患者，要警惕腓肌腱病变。

腓肌腱在预防踝关节扭伤和 CLAI 方面的重要性进一步得到了生物力学证据的支持。一项这样的研究发现，腓骨在足着地时施加强大的外翻力矩，可以防止踝关节倒置扭伤，并保护扭伤后受损的腓肌腱[54]。

因此，我们建议在踝关节稳定时处理腓骨肌腱损伤，或在有需要的患者进行翻修时处理。腓骨肌腱撕裂的治疗包括直接修复、肌腱固定术、腓骨长肌转移至腓骨短肌或用移植物重建[70-73]。对于有明显肌腱退变的病例，我们更倾向于使用腘绳肌腱移植物重建以恢复外翻强度，而不存在局部肌腱转移的生物力学缺陷（图 9-6）。尽管目前关于该技术的证据有限，但已经报道了积极的结果[72, 73]。

对非手术治疗无效的腓骨腱鞘炎患者也可以接受手术治疗，如清创和腱鞘切除术[74]。如果腓骨肌腱脱位或半脱位，可修复腓骨支持带，必要时可进行腓骨沟加深[75-77]。一项比较研究表明，即使腓骨槽较浅或不存在，加深腓骨槽也不能改善预后[76]。为了明确腓肌腱手术是否必要，我们建议术前检查 MRI，然后在术中再次检查肌腱。

在许多研究中，踝关节和后足内翻对齐不良与 CLAI 有关[56-59]。这两种情况都被认为是 CLAI 的风险因素[58]。另外，在 20 名需要翻修稳定的患

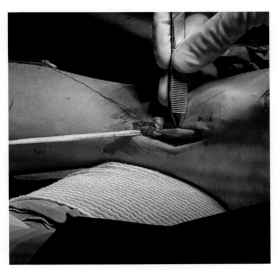

▲ 图 9-6　损伤的腓骨肌腱

者组中，后足内翻也被确定为持续疼痛和不稳定的主要原因[55]。约 35% 需要翻修的患者出现后足内翻。因此，未经治疗的内翻对齐会使踝关节稳定手术的结果复杂化，可能导致持续的症状和功能不稳定。

对于踝关节稳定后持续出现症状的患者，内翻畸形可以通过一系列的程序进行矫正。通常联合使用，包括跟骨截骨术、背屈截骨术、腓肌腱修复术、距下和外侧闭合楔形关节融合术[78, 79]。适当的治疗方法将根据个人的病理情况而有所不同，决策需要对畸形和患者的需求进行细致的评估[78]。我们倾向于采用距下关节融合术结合背屈截骨术和长-短骨转移术，在严重的情况下，采用腿筋移植进行短骨重建。最终取决于外科医生的判断，以确定导致畸形的原因，然后根据严重程度决定哪种治疗方法可能最适合特定的患者。对于在初次踝关节稳定时没有矫正的内翻对齐患者，可以考虑采用这种手术。我们推荐使用 Malerba 侧向足跟滑动，因为它可以进行平移和旋转，并已被证明可以潜在地降低跗骨隧道的风险[80]。

**临床要点**

➤ 重要的是要了解患者是否有广泛性韧带松弛，因为这增加了复发不稳的风险。

➤ 复发性不稳定可以通过修复程序进行处理，

但在讨论术式时，调查持续症状的原因是重要的。如果相关的病理条件，如 OCL，腓骨肌腱损伤或 cavouus 畸形，这些都应该被注意到。

➤ 如果在最初的稳定过程中不进行治疗，OCL 可能导致持续症状；这些可以通过关节镜处理，或者根据病变的大小进行开放移植手术。

➤ 腓肌腱损伤在 CLAI 患者中很常见，如果不及时处理，可能会导致持续症状。腓肌腱修复或重建可能适合于此类病例的外科治疗，这取决于损伤的类型和严重程度。

➤ 内翻对齐不良与 CLAI 相关，可能增加患者的失败风险，需要翻修。因此，矫正手术中应纠正对齐，以防止进一步的症状。

➤ 微创稳定技术可以安全地用于小切口修复外侧韧带。需要经验丰富且对 SPN 解剖结构全面了解才能安全使用这些方法，而不会增加患者神经损伤的风险。对患者的解剖安全区有良好的了解，可降低神经损伤的风险。

# 参考文献

[1] Sarcon AK, Heyrani N, Giza E, et al. Lateral Ankle Sprain and Chronic Ankle Instability. Foot Ankle Orthop 2019;4(2). 2473011419846938.

[2] McCriskin BJ, Cameron KL, Orr JD, et al. Management and prevention of acute and chronic lateral ankle instability in athletic patient populations. World J Orthop 2015;6(2):161–71.

[3] Renström PA, Konradsen L. Ankle ligament injuries. Br J Sports Med 1997; 31(1):11.

[4] Pourkazemi F, Hiller CE, Raymond J, et al. Predictors of chronic ankle instability after an index lateral ankle sprain: A systematic review. J Sci Med Sport 2014; 17(6):568–73.

[5] de Noronha M, Refshauge KM, Herbert RD, et al. Do voluntary strength, proprioception, range of motion, or postural sway predict occurrence of lateral ankle sprain? Br J Sports Med 2006;40(10):824.

[6] Maffulli N, Ferran NA. Management of Acute and Chronic Ankle Instability. JAAOS – J Am Acad Orthop Surg 2008;16(10). Available at: https://journals.lww.com/jaaos/ Fulltext/2008/10000/Management_of_Acute_and_Chronic_Ankle_Instability.6.aspx.

[7] Swenson DM, Yard EE, Fields SK, et al. Patterns of Recurrent Injuries among US High School Athletes, 2005–2008. Am J Sports Med 2009;37(8):1586–93.

[8] Waterman BR, Owens BD, Davey S, et al. The Epidemiology of Ankle Sprains in the United States. JBJS 2010;92(13). Available at: https://journals.lww.com/ jbjsjournal/Fulltext/2010/10060/The_Epidemiology_of_Ankle_Sprains_in_the_United. 3.aspx.

[9] Baumhauer JF, O'Brien T. Surgical Considerations in the Treatment of Ankle Instability. J Athl Train 2002;37(4):458–62.

[10] Ferran NA, Maffulli N. Epidemiology of sprains of the lateral ankle ligament complex. Foot Ankle Clin 2006;11(3):659–62.

[11] Broström L. Sprained ankles. VI. Surgical treatment of "chronic" ligament ruptures. Acta Chir Scand 1966;132(5):551–65.

[12] Broström L. Sprained ankles. V. Treatment and prognosis in recent ligament ruptures. Acta Chir Scand 1966;132:537–50.

[13] Bell SJ, Mologne TS, Sitler DF, et al. Twenty-six-year results after Broström procedure for chronic lateral ankle instability. Am J Sports Med 2006;34(6):975–8.

[14] Evans DL. Recurrent Instability of the Ankle-a Method of Surgical Treatment. Proc R Soc Med 1952;46(5):343–4.

[15] Watson-Jones R. The classic: "Fractures and Joint Injuries" by Sir Reginald Watson-Jones, taken from "Fractures and Joint Injuries," by R. Watson-Jones, Vol. II, 4th edition., Baltimore, Williams and Wilkins Company, 1955. Clin Orthop. 1974;(105):4–10.

[16] Chrisman OD, Snook GA. Reconstruction of lateral ligament tears of the ankle. An experimental study and clinical evaluation of seven patients treated by a new modification of the Elmslie procedure. J Bone Joint Surg Am 1969;51(5):904–12.

[17] Hennrikus WL, Mapes RC, Lyons PM, et al. Outcomes of the Chrisman-Snook and modified-Broström procedures for chronic lateral ankle instability. A prospective, randomized comparison. Am J Sports Med 1996;24(4):400–4.

[18] Rosenbaum D, Bertsch C, Claes L. Tenodeses do not fully restore ankle joint loading characteristics: a biomechanical in vitro investigation in the hind foot. Clin Biomech 1997;12(3):202–9.

[19] Rosenbaum AJ, Uhl RL, Dipreta JA. Acute fractures of the tarsal navicular. Orthopedics 2014;37(8):541–6.

[20] Bahr R, Pena F, Shine J, et al. Biomechanics of Ankle Ligament Reconstruction: An In Vitro Comparison of the Broström Repair, Watson-Jones Reconstruction, and a New Anatomic Reconstruction Technique. Am J Sports Med 1997;25(4): 424–32.

[21] Krips R, Brandsson S, Swensson C, et al. Anatomical reconstruction and Evans tenodesis of the lateral ligaments of the ankle. J Bone Joint Surg Br 2002; 84–B(2):232–6.

[22] Nimon GA, Dobson PJ, Angel KR, et al. A long-term review of a modified Evans procedure. J Bone Joint Surg Br 2001;83–B(1):14–8.

[23] Gould N, Seligson D, Gassman J. Early and late repair of lateral ligament of the ankle. Foot Ankle 1980;1(2):84–9.

[24] Karlsson J, Bergsten T, Lansinger O, et al. Reconstruction of the lateral ligaments of the ankle for chronic lateral instability. J Bone Joint Surg Am 1988;70(4):581–8.

[25] Acevedo JI, Mangone P. Arthroscopic Brostrom Technique. Foot Ankle Int 2015; 36(4):465–73.

[26] Rigby RB, Cottom JM. A comparison of the "All-Inside" arthroscopic Broström procedure with the traditional open modified Broström-Gould technique: A review of 62 patients. Foot Ankle Surg 2019;25(1):31–6.

[27] Guelfi M, Zamperetti M, Pantalone A, et al. Open and arthroscopic lateral ligament repair for treatment of chronic ankle instability: A systematic review. Foot Ankle Surg 2018;24(1):11–8.

[28] Guelfi M, Vega J, Malagelada F, et al. The arthroscopic all-inside ankle lateral collateral ligament repair is a safe and reproducible technique. Knee Surg Sports Traumatol Arthrosc 2020;28(1):63–9.

[29] Dierckman B, Ferkel R. Anatomic Reconstruction With a Semitendinosus Allograft for Chronic Lateral Ankle Instability. Am J Sports Med 2015;43(8):1941–50.

[30] Jung H, Kim T, Park J, et al. Anatomic reconstruction of the anterior talofibular and calcaneofibular ligaments using a semitendinosus tendon allograft and interference screws. Knee Surg Sports Traumatol

Arthrosc 2012;20(8):1432–7.

[31] Coughlin MJ, Schenck RC Jr, Grebing BR, et al. Comprehensive reconstruction of the lateral ankle for chronic instability using a free gracilis graft. Foot Ankle Int 2004;25(4):231–41.

[32] Cho BK, Kim YM, Choi SM, et al. Revision anatomical reconstruction of the lateral ligaments of the ankle augmented with suture tape for patients with a failed Broström procedure. Bone Jt J 2017;99–B(9):1183–9.

[33] Finney FT, Irwin TA. Recognition of Failure Modes of Lateral Ankle Ligament Reconstruction: Revision and Salvage Options. Foot Ankle Clin 2021;26(1): 137–53.

[34] Kuhn MA, Lippert FG. Revision lateral ankle reconstruction. Foot Ankle Int 2006; 27(2):77–81.

[35] Eble SK, Hansen OB, Patel KA, Drakos MC. Lateral Ligament Reconstruction With Hamstring Graft for Ankle Instability: Outcomes for Primary and Revision Cases. Am J Sports Med 2021;49(10):2697–706. https://doi.org/10.1177/03635465211026969.

[36] Park KH, Lee JW, Suh JW, et al. Generalized Ligamentous Laxity Is an Independent Predictor of Poor Outcomes After the Modified Broström Procedure for Chronic Lateral Ankle Instability. Am J Sports Med 2016;44(11):2975–83.

[37] Karnovsky SC, Cabe TN, Drakos MC. Reconstruction of Chronic Ankle Instability With Hamstring Autograft. Tech Foot Ankle Surg 2018;17(1). Available at: https:// journals.lww.com/techfootankle/Fulltext/2018/03000/Reconstruction_of_Chronic_Ankle_Instability_With.6.aspx.

[38] Cody EA, Karnovsky SC, DeSandis B, et al. Hamstring Autograft for Foot and Ankle Applications. Foot Ankle Int 2017;39(2):189–95.

[39] Youn H, Kim YS, Lee J, et al. Percutaneous Lateral Ligament Reconstruction with Allograft for Chronic Lateral Ankle Instability. Foot Ankle Int 2012;33(2):99–104.

[40] Ucerler H, Ikiz 'Z, Aktan Asli. The Variations of the Sensory Branches of the Superficial Peroneal Nerve Course and its Clinical Importance. Foot Ankle Int 2005;26(11):942–6.

[41] Saito A, Kikuchi S. Anatomic Relations Between Ankle Arthroscopic Portal Sites and the Superficial Peroneal and Saphenous Nerves. Foot Ankle Int 1998; 19(11):748–52.

[42] Zhi X, Lv Z, Zhang C, et al. Does arthroscopic repair show superiority over open repair of lateral ankle ligament for chronic lateral ankle instability: a systematic review and meta-analysis. J Orthop Surg 2020;15(1):355.

[43] Yeo ED, Lee K-T, Sung I, et al. Comparison of All-Inside Arthroscopic and Open Techniques for the Modified Broström Procedure for Ankle Instability. Foot Ankle Int 2016;37(10):1037–45.

[44] Wang J, Hua Y, Chen S, et al. Arthroscopic Repair of Lateral Ankle Ligament Complex by Suture Anchor. Arthrosc J Arthrosc Relat Surg 2014;30(6):766–73.

[45] Shakked RJ, Karnovsky S, Drakos MC. Operative treatment of lateral ligament instability. Curr Rev Musculoskelet Med 2017;10(1):113–21.

[46] Drakos M, Behrens SB, Mulcahey MK, et al. Proximity of Arthroscopic Ankle Stabilization Procedures to Surrounding Structures: An Anatomic Study. Arthrosc J Arthrosc Relat Surg 2013;29(6):1089–94.

[47] Lezak B, Massel D, Varacallo M. Peroneal Nerve Injury. StatPearls 2021. Available at: https://www.ncbi.nlm.nih.gov/books/NBK549859/. In press.

[48] Poage C, Roth C, Scott B. Peroneal Nerve Palsy: Evaluation and Management. JAAOS – J Am Acad Orthop Surg 2016;24(1). Available at: https://journals.lww. com/jaaos/Fulltext/2016/01000/Peroneal_Nerve_Palsy__Evaluation_and_Management. 1.aspx.

[49] Souza JM, Purnell CA, Cheesborough JE, et al. Treatment of Foot and Ankle Neuroma Pain With Processed Nerve Allografts. Foot Ankle Int 2016;37(10): 1098–105.

[50] Hintermann B, Boss A, Schäfer D. Arthroscopic Findings in Patients with Chronic Ankle Instability. Am J Sports Med 2002;30(3):402–9.

[51] Ferkel RD, Chams RN. Chronic Lateral Instability: Arthroscopic Findings and Long-Term Results. Foot Ankle Int 2007;28(1):24–31.

[52] DiGiovanni BF, Fraga CJ, Cohen BE, et al. Associated Injuries Found in Chronic Lateral Ankle Instability. Foot Ankle Int 2000;21(10): 809–15.

[53] Sobel M, Geppert M, Warren R. Chronic ankle instability as a cause of peroneal tendon injury. Clin Orthop 1993;(296):187–91.

[54] Ashton-Miller JA, Ottaviani RA, Hutchinson C, et al. What Best Protects the Inverted Weightbearing Ankle Against Further Inversion?: Evertor Muscle Strength Compares Favorably with Shoe Height, Athletic Tape, and Three Orthoses. Am J Sports Med 1996;24(6):800–9.

[55] Strauss JE, Forsberg JA, Lippert FG. Chronic Lateral Ankle Instability and Associated Conditions: A Rationale for Treatment. Foot Ankle Int 2007;28(10):1041–4.

[56] Larsen E, Angermann P. Association of ankle instability and foot deformity. Acta Orthop Scand 1990;61(2):136–9.

[57] Sugimoto K, Samoto N, Takakura Y, et al. Varus Tilt of the Tibial Plafond as a Factor in Chronic Ligament Instability of the Ankle. Foot Ankle Int 1997;18(7):402–5.

[58] Krause F, Seidel A. Malalignment and Lateral Ankle Instability: Causes of Failure from the Varus Tibia to the Cavovarus Foot. Foot Ankle Clin 2018;23(4):593–603.

[59] Valderrabano V, Hintermann B, Horisberger M, et al. Ligamentous Posttraumatic Ankle Osteoarthritis. Am J Sports Med 2006;34(4):612–20.

[60] Tol JL, Struijs PAA, Bossuyt PMM, et al. Treatment Strategies in Osteochondral Defects of the Talar Dome: A Systematic Review. Foot Ankle Int 2000;21(2): 119–26.

[61] Kraeutler MJ, Chahla J, Dean CS, et al. Current Concepts Review Update: Osteochondral Lesions of the Talus. Foot Ankle Int 2016;38(3):331–42.

[62] Choi W, Park K, Kim B, et al. Osteochondral lesion of the talus: is there a critical defect size for poor outcome? Am J Sports Med 2009;37(10):1974–80.

[63] Chuckpaiwong B, Berkson E, Theodore G. Microfracture for osteochondral lesions of the ankle: outcome analysis and outcome predictors of 105 cases. Arthrosc J Arthrosc Relat Surg 2008;24(1):106–12.

[64] Shimozono Y, Hurley ET, Myerson CL, et al. Good clinical and functional outcomes at mid-term following autologous osteochondral transplantation for osteochondral lesions of the talus. Knee Surg Sports Traumatol Arthrosc 2018;26(10): 3055–62.

[65] Hangody L, Kish G, Módis L, et al. Mosaicplasty for the treatment of osteochondritis dissecans of the talus: two to seven year results in 36 patients. Foot Ankle Int 2001;22(7):552–8.

[66] Hansen OB, Eble SK, Patel K, et al. Comparison of Clinical and Radiographic Outcomes Following Arthroscopic Debridement With Extracellular Matrix Augmentation and Osteochondral Autograft Transplantation for Medium-Size Osteochondral Lesions of the Talus. Foot Ankle Int 2021;42(6):689–98.

[67] Drakos MC, Eble SK, Cabe TN, et al. Comparison of Functional and Radiographic Outcomes of Talar Osteochondral Lesions Repaired With Micronized Allogenic Cartilage Extracellular Matrix and Bone Marrow Aspirate Concentrate vs Microfracture. Foot Ankle Int 2021.1071100720983266.

[68] Hansen OB, Eble SK, Drakos MC. Diagnosis and Treatment of Persistent Problems After Ankle Sprains: Surgical Management of Osteochondral Lesions of the Talus. Tech Foot Ankle Surg 2021;20(1). Available at: https://journals.lww. com/techfootankle/Fulltext/2021/03000/Diagnosis_and_Treatment_of_Persistent_

Problems.5.aspx.

[69] Shimozono Y, Yasui Y, Kennedy J. Scaffolds Based Therapy for Osteochondral Lesion of Talus: A Systematic Review. Foot Ankle Orthop 2017;2(3). 2473011417S000373.

[70] Demetracopoulos CA, Vineyard JC, Kiesau CD, et al. Long-Term Results of Debridement and Primary Repair of Peroneal Tendon Tears. Foot Ankle Int 2014;35(3):252–7.

[71] Squires N, Myerson MS, Gamba C. Surgical Treatment of Peroneal Tendon Tears. Tendon Inj Repair 2007;12(4):675–95.

[72] Mook WR, Parekh SG, Nunley JA. Allograft Reconstruction of Peroneal Tendons: Operative Technique and Clinical Outcomes. Foot Ankle Int 2013;34(9):1212–20.

[73] Chrea B, Eble SK, Day J, et al. Clinical and Patient-Reported Outcomes Following Peroneus Brevis Reconstruction With Hamstring Tendon Autograft. Foot Ankle Int 2021. https://doi.org/10.1177/107110 07211015186.10711007211015186.

[74] Heckman DS, Reddy S, Pedowitz D, et al. Operative Treatment for Peroneal Tendon Disorders. JBJS 2008;90(2). Available at: https:// journals.lww.com/ jbjsjournal/Fulltext/2008/02000/Operative_ Treatment_for_Peroneal_Tendon_Disorders.28.aspx.

[75] Heckman DS, Gluck GS, Parekh SG. Tendon Disorders of the Foot and Ankle, Part 1: Peroneal Tendon Disorders. Am J Sports Med 2009;37(3):614–25.

[76] Cho J, Kim J-Y, Song D-G, et al. Comparison of Outcome After Retinaculum Repair With and Without Fibular Groove Deepening for Recurrent Dislocation of the Peroneal Tendons. Foot Ankle Int 2014;35(7):683–9.

[77] Porter D, McCarroll J, Knapp E, et al. Peroneal Tendon Subluxation in Athletes: Fibular Groove Deepening and Retinacular Reconstruction. Foot Ankle Int 2005;26(6):436–41.

[78] Kaplan JRM, Aiyer A, Cerrato RA, et al. Operative Treatment of the Cavovarus Foot. Foot Ankle Int 2018;39(11):1370–82.

[79] Bariteau JT, Blankenhorn BD, Tofte JN, et al. What is the Role and Limit of Calcaneal Osteotomy in the Cavovarus Foot? Innov Cavus Foot Deform 2013;18(4): 697–714.

[80] Cody EA, Greditzer HG, MacMahon A, et al. Effects on the Tarsal Tunnel Following Malerba Z-type Osteotomy Compared to Standard Lateralizing Calcaneal Osteotomy. Foot Ankle Int 2016;37(9): 1017–22.

# 第 10 章 距骨骨软骨损伤治疗失败的处理对策
## Management of Treatment Failures in Osteochondral Lesions of the Talus

Kenneth J. Hunt　Benjamin J. Ebben　著

**本章要点**

- 在过去的 10 多年中，相比非手术治疗，手术治疗距骨骨软骨损伤取得了巨大进步。
- 微骨折或钻孔的骨髓刺激技术是最常用的修复方法，尤其是对于面积较小而边界较为清晰的距骨骨软骨损伤。
- 与微骨折技术生成的纤维软骨层不同，软骨再生技术试图产生正常的透明软骨。
- 距骨骨软骨损伤手术治疗的并发症是很常见的，特别是对于一些挽救性的手术方法。
- 踝关节置换术和踝关节融合术是一些距骨骨软骨损伤治疗失败后出现踝关节退行性病变患者的最后选择。

**关键词**

骨软骨损伤，距骨，治疗失败，骨软骨移植

## 一、历史回顾

距骨骨软骨损伤是指距骨穹窿关节面软骨和软骨下骨出现损伤。它通常与踝部创伤有关，如严重的踝关节扭伤、踝关节骨折和撞击伤等。此外，由于踝关节不稳或下肢力线异常而导致的慢性超负荷，特别是明显的足内翻，也会导致距骨软骨损伤。在这样的一个慢性过程中，逐渐出现软骨碎片的剥脱和分离，以及软骨下骨的损伤，最终出现软骨下骨的囊性变而导致疼痛。

由于软骨的修复能力有限，距骨骨软骨损伤的临床治疗面临着巨大挑战。其病变所在部位也与疼痛程度、功能缺失及继发退行性关节炎的发生有密切关系。对于有症状的距骨骨软骨损伤，目前主要的治疗方式为非手术治疗和手术治疗。非手术治疗包括石膏固定和减轻体重，最大限度

地减少对病变的剪应力，减少对软骨的反复机械刺激。随后在加以物理治疗和支具保护，再逐渐恢复活动。非手术治疗的目标是提供一个稳定的力学环境，减少水肿。有时候通过非手术治疗，也可以出现纤维软骨的愈合，产生稳定的关节面，最后疼痛症状消失。根据 Zengerink[1] 等的研究结果显示，通过休息和石膏制动治疗的成功率分别为 45% 和 53%。

由于非手术治疗的成功率较低，在过去的 10 年中，随着更多的研究成果的发现，新技术的产生，以及我们对生物制剂的治疗作用更深入地理解，都使距骨骨软骨损伤的手术治疗有了很大发展。一般来说，手术治疗方法除了清除不稳定的软骨和骨碎片、植骨或骨髓刺激技术来填补骨软骨缺损，还包括某些情况下使用软骨或骨软骨移

植。具体方式的选择取决于损伤的面积、深度，以及患者的个体情况。当关节已经发生了严重的退行性病变时，各种保关节技术已经不再适用，这时候也不得不选择踝关节置换或关节融合术来改善症状了。

虽然我们对距骨骨软骨损伤的认识越来越深刻，可供选择的手术治疗方案也越来越多，然而治疗失败的情况还是时有发生。同所有的外科治疗方式一样，在距骨骨软骨损伤的外科治疗过程中也是有并发症出现的可能。本章将主要阐述这些并发症，包括在外科治疗过程中发生的不良事件、失败案例及处理对策。

## 二、距骨骨软骨损伤治疗中的手术并发症

距骨骨软骨损伤初次手术的并发症相对较少。同其他所有手术一样，也面临着发生伤口问题、深部感染、邻近神经血管结构损伤、深静脉血栓和麻醉相关并发症的风险。神经阻滞麻醉对所有的关节手术来说风险是较低的，因此常作为主要的麻醉方式或者辅助的麻醉方式[2]。下面主要讨论距骨骨软骨损伤手术特有的一些并发症。主要包括软骨再生不足、骨不愈合及软骨损伤发展到骨关节病所导致的持续性疼痛。由于有时很难区分是手术严重并发症还是治疗的失败，所以我们将从如何处理治疗失败的背景下来讨论每种手术技术的并发症。

## 三、修复、再生和组织替代技术

为了更好地理解治疗失败的原因，我们先逐一介绍目前常用的手术治疗技术。总的来说，距骨骨软骨损伤的手术大致可分为 3 类，每一类都属于保关节技术（表 10-1）。同时我们也会介绍一些不属于其中任何类别的治疗手段，以及由于关节严重退变而超出保关节范畴的一些抢救性手术技术，包括软骨修复技术、软骨再生技术和软骨替代技术。

### （一）软骨修复技术

修复技术可以定义为在不引入外界组织和生物制剂的前提下，采用外科技术改善损伤部位环境而促进局部愈合的方法。通过微骨折或钻孔的骨髓刺激（bonemarrow stimulation，BMS）是最常用的修复技术，尤其是对于面积较小、边界清楚的距骨骨软骨病变，它可以完全在关节镜下进行，包括彻底清除病变软骨，达到稳定的边缘（软骨成形术），然后对软骨下骨进行开窗，使得炎症细胞和生长因子进入骨床。这种方法被认为是非手术治疗无效后的首选方法。目前大家的共识认为修复后的软骨主要是 I 型纤维软骨，而不是接近天然的透明软骨（主要是 II 型胶原）。对膝关节的研究表明，由此形成的纤维软骨在结构上差于透明软骨[3]。然而，中期结果显示术后功能良好，两者并无差异[4, 5]。在 Robinson 等的系列研究中，13 例较差的结果中有 12 例是距骨内侧病变，而且近 50% 的患者在 X 线片和 MRI 上都显示出囊性变，而仅有 1 例距骨外侧的病变出现这种囊性改变。结果与患者的年龄无关，与是否由创伤引起，也没有发现差异[4]。

微骨折治疗效果不佳与许多因素有关。这些因素包括病变的时间、大小、位置，以及是否为

| 表 10-1 距骨骨软骨损伤的阶梯化手术治疗技术 | |
|---|---|
| **第 1 级方案——初次手术技术[a]** | **指 征** |
| 骨髓刺激技术（如微骨折或者钻孔） | 小面积的软骨损伤（直径 <15mm，面积 <150mm²），伴有轻微软骨下骨囊性变或者骨质塌陷 |
| 基质诱导的自体软骨细胞移植 | 骨髓穿刺浓缩液或者富血小板血浆 |

（续表）

| 第 1 级方案——初次手术技术 [a] | 指　征 |
| --- | --- |
| 逆行处理<br>逆行钻孔或者植骨 | 软骨面完整，软骨下骨囊性变 |

| 第 2 级方案——初次或者翻修手术技术 [b] | 说　明 |
| --- | --- |
| 同种异体软骨颗粒移植（DeNovo，BioCartilage） | • 中等面积，包容性损伤<br>• 合并软骨下骨囊性变时必须同时植骨<br>• 关节镜下一期完成 |
| 自体软骨细胞移植 | • 小于 200mm$^2$ 的中等面积，包容性损伤<br>• 合并软骨下骨囊性变时应在软骨细胞植入时同期进行植骨<br>• 关节镜下分二期完成 |
| 同种异体骨软骨移植（如 Cartiform） | • 中等面积，包容性损伤<br>• 合并软骨下骨囊性变应同时植骨<br>• 开放性截骨，一期完成<br>• 骨成分是非结构性的 |
| 结构性自体或者同种异体骨软骨移植 | • 损伤面积较大、骨缺损、距骨肩部的损伤<br>• 作为翻修手术的方案<br>• 适用于软骨下骨严重病变、坏死的情况<br>• 细节：要注意供区并发症的发生 |

| 第 3 级方案——挽救性手术 [c] | 说　明 |
| --- | --- |
| 距骨部分表面置换（如 HemiCAP） | • 大面积的非包容性损伤<br>• 软骨下骨骨量缺失<br>• FDA 未批准在美国使用<br>• 适用于翻修手术<br>• 胫骨侧"接吻样"损伤是其禁忌证 |
| 全踝关节置换术 | • 适用于重度而病变广泛的踝关节骨性关节炎患者<br>• 尤其是活动要求低的老年患者<br>• 在后足关节已经融合的情况下考虑 |
| 胫距关节融合术 | • 适用于重度而病变广泛的踝关节骨性关节炎患者<br>• 相对年轻，活动需求高的人群<br>• 在后足关节活动度良好的情况下考虑 |
| 全距骨置换术 | • 适用于距骨坏死伴弥漫性软骨下骨塌陷<br>• 禁忌证是伴发胫骨或跟骨关节面的退行性改变 |

a. 第 1 级方案主要是一些骨髓刺激技术

b. 第 2 级方案主要包括一些软骨再生或者替代的保关节技术。这些技术可以作为首次治疗的方案，也可以作为其他治疗失败后的补救措施

c. 第 3 级方案不考虑用于距骨骨软骨损伤的首次治疗中。而是当其他手术或者非手术治疗措施失败后而采取的不保留关节的治疗手段

包容性损伤。此外，是否合并关节退变和软骨下囊肿已被认为是影响愈合的因素。但最主要的还是与损伤的面积有关。Chuckpaiwong 等[6] 报道了一大批接受微骨折治疗的距骨骨软骨损伤患者[6]，发现所有失败病例都是损伤直径大于 15mm。与此同时，Choi[7] 也发现病变面积大于 150mm$^2$ 的失败率更高[7]。他们的结论是，术前通过在 MRI 上确认病变大小有助于获得更好的治疗效果。Ramponi[8] 回顾了 25 篇评估距骨骨软骨损伤治疗的文献并得出结论：骨髓刺激技术可能最适合损伤面积小于 107.4mm$^2$ 或者直径 10.2mm 左右的患者。根据病变大小来决定是否选择骨髓刺激技术来治疗距骨骨软骨损伤也符合生物力学的研究结果——损伤直径大于 10mm，其边缘软骨负荷将明显增大[9]。

有关其他因素的报道有一些差异。比如关于损伤的时间，Becher 和 Thermann[10] 的报道就认为，创伤后发生的慢性退行性软骨损伤预后要更差。虽然他们没有根据病变大小进行量化，但他们发现退行性骨软骨病变比距骨骨软骨损伤的治疗效果更差[10]。软骨下骨囊肿对于治疗效果的影响也是一个有争议的话题。在一些研究中，伴有软骨下骨囊肿的距骨骨软骨损伤，微骨折治疗表现出较差的临床结果，失败率相对较高[4]。在其他研究中，对于有软骨下囊肿的患者和没有软骨下囊肿的患者，没有报道认为他们微骨折的效果是有差异的[11]。另外损伤部位及是否是包容性损伤对预后也有影响。在一项大样本的研究中，Choi 及其同事[12] 发现，非包容性损伤的患者微骨折术的预后要比包容性损伤患者差很多，而面积对预后的影响较小。内侧病变更多地与治疗失败有关[4]，而中央部位的病变则与较高的 BMI 和随年龄增长而导致的踝关节退变有关[13]。

逆行钻孔是另外一种针对特殊距骨骨软骨损伤患者的软骨修复技术。虽然比较少见，但是有症状的距骨软骨下骨损伤（如囊肿、水肿）可以在不破坏表面关节软骨的情况下发生。这种类型可以被认为是完全的包容性损伤，也是逆行钻孔

的适应证。这种类型可能是由于只造成了骨的损伤，或者是曾有较小的软骨损伤，后来愈合了，仅留下了软骨下骨的损伤。当距骨病变伴有软骨下囊肿，但关节镜检查发现其表面软骨完整时，就可以通过逆行钻孔的方法来有效地解决这一问题[14, 15]。各种钻孔方法也介绍过很多[16]。总的来说，手术步骤包括关节清理和软骨下囊肿的清除和刺激，无论是否植骨，都可以为表面完整的关节软骨提供软骨下的机械支撑。这些技术报道中没有详细提及手术并发症的问题。潜在的并发症主要包括钻头破坏软骨下骨和软骨而进入胫距关节。因此，操作的关键是要进行关节镜检查，确认软骨的完整性，并在逆行钻孔或者逆行植骨过程中要避免破坏上方的软骨面，避免植入物进入关节腔。

## （二）软骨再生技术

与微骨折等软骨修复技术不同，修复技术是产生纤维软骨，而再生技术则试图重建正常的透明软骨。自体软骨细胞移植（autologous chondrocyte implantation，ACI）就是软骨再生技术之一，最初是在用于膝关节软骨损伤的治疗上。随后被推广用于踝关节，用于较大的软骨病变或微骨折治疗失败的病例。该技术分为两个步骤：首先，通过关节镜在非负重部位获取自体关节软骨，一般是膝关节的髁间窝或者距骨的前缘切迹处，获取的软骨细胞将在体外培养数周；然后，再将培养的自体软骨细胞注射到软骨缺损处。为了固定移植的软骨细胞，需要在胫骨远端获取骨膜进行覆盖，这就不得不在踝关节前方做一个切口进行暴露，这也算是软骨再生技术的缺点之一。另一个缺点就是需要分期进行，增加了医疗成本。同时有学者关注到软骨细胞过度生长增殖的现象，这可能与使用的骨膜封闭组织有关[17]。因此，目前自体软骨细胞移植技术仅仅在少数几个医学中心能够开展。

尽管有这些局限性，但有关软骨细胞移植的临床疗效报道大多还是积极的。Giannini[18] 报道了自体软骨细胞移植治疗距骨骨软骨损伤随访

10 年的临床疗效和 MRI 结果。其临床效果良好，影像学上通过 MRI 也显示了距骨关节面得到显著改善。其中，8 名运动员中有 7 名恢复了运动，其中 5 名恢复到了伤前的运动水平。在 Niemeyer 等[19]的一项系统回顾中，213 名患者的临床成功率为 89.9%。Kwak 及其同事报道[20]，在平均随访 70 个月的自体软骨细胞移植患者（平均病变面积为 200mm²）中，72% 的患者临床结果为良或优，Tegner 活动评分有了明显改善。自体软骨细胞移植最常见的并发症包括移植物失败、分层和组织增生肥大[21]。

基质诱导自体软骨细胞移植（matrix-induced autologous chondrocyte implantation，MACI）是第二代自体软骨细胞移植技术。虽然还是需要两个阶段，但软骨细胞被植入到可降解的生物支架中，这种支架能够很好地改善细胞植入、分布和包容性问题。支架的出现也解决了需要手术切取骨膜瓣的问题。这项技术虽然已经显示出良好的结果[22]，但仅限于在少数几个医学中心开展。Lenz 及其同事[23]发表了可能是距骨软骨损伤中关于基质诱导自体软骨细胞移植的样本量最大和随访时间最长的数据。他们的数据包括 15 名患者，最长随访 12 年，87% 的患者踝关节功能达到正常或接近正常。同时也出现了 1 例由于移植物不稳定而出现撞击的病例，最终对其进行了清理。

还有一类软骨再生技术不涉及自体软骨细胞的采集或培养，因此可以一期完成。这类技术利用患者干细胞的多能性，主要包括自体基质诱导软骨生成（autologous matrix-induced chondrogenesis，AMIC）和其他类似方法。这类技术通常是微骨折后再注射自体髂骨骨髓浓缩物或者富血小板血浆（platelet-rich plasma，PRP）到病变中。其优点主要包括使用自体组织且供区部位并发症的发生率较低。使用这类技术的报道不多，但大多数研究已经证明了这类技术并不逊色于其他治疗技术。

**（三）软骨替代技术**

考虑到上述修复技术所产生软骨的生物力学

差异，如果能够成功进行软骨替代将具有很大的优势。软骨替代技术作为骨髓刺激技术失败患者补救性的手术方式特别受欢迎，同时也越来越多地被用于较大的距骨骨软骨损伤的初次治疗。到目前为止，大多数软骨替代技术的数据都是来自于结构性自体骨软骨移植或同种异体骨软骨移植的研究。

同种异体软骨移植的新技术在应用上有了相当大的进步，早期结果令人振奋。不管来源是同种异体幼儿软骨[24]还是碎片化的异体成人软骨[25]，同种异体移植需要将含有新鲜软骨细胞和细胞外基质的软骨碎片，使用纤维蛋白黏合剂（组织胶）牢牢地固定在预先准备好的病变处（图 10-1）。移植物是颗粒状的，可以在关节镜下完成操作，在大多数情况下避免了踝关节截骨的需要。同时避免了供体区并发症的发生，可以一期手术完成。操作中还可以加入骨髓来源的干细胞作为辅助，该方法的主要缺点是缺乏长期数据的观察。

Coetzee 及其同事[26]报道了一组 24 例距骨软骨损伤的随访研究，患者接受了幼儿同种异体软骨颗粒移植，平均随访 16 个月，结果显示其临床效果与骨髓刺激技术、自体软骨细胞移植和基质诱导自体软骨细胞移植技术相似。并发症包括 1 例植入物出现部分分离，6 例在平均术后 15 个月时因有症状需要去除截骨固定装置或者因为踝关节前方撞击而再次手术。再次手术患者可以发现病变部位已经修复到接近正常了。最近的研究也表明，这种技术并不总是能产生透明软骨，效果也不一定优于单纯的骨髓刺激技术[27]。新的软骨替代技术显示出美好的前景，但仍需要更多的中长期随访研究来证明它的优越性。

还有一些其他软骨替代技术，可能对某些距骨骨软骨损伤也有效。冷冻保存的同种异体软骨由存活的软骨细胞、软骨生长因子和细胞外基质蛋白组成。这种来源于人的供体组织被加工成一层薄薄的软骨下骨，并且经过打孔后使其具有灵活的延展性，满足不同解剖形状的需要（图 10-2）。这些加工步骤使其成为理想的同种异体表面覆

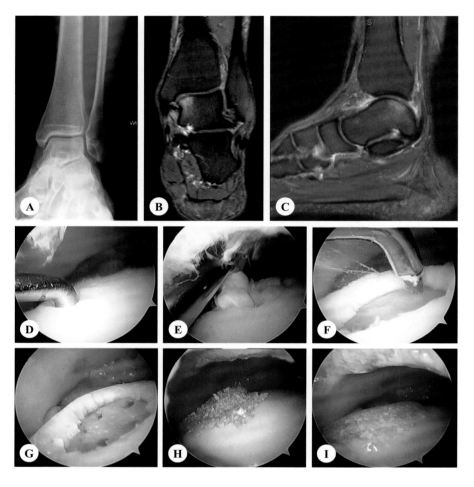

◀ 图 10-1　BioCartilage 的临床应用：1 例距骨内侧软骨损伤患者接受了关节镜下使用 BioCartilage 的软骨修复手术

A 至 C. 术前 X 线片和 MRI T$_2$ 加权像。D 至 I. 术中关节镜下的情况。首先将病变彻底清除至稳定的软骨边缘，然后进行微骨折。H. 随后在关节腔内液体彻底排出之后，将混有骨髓浓缩液的 BioCartilage 填充至软骨缺损处。I. 适当整理填充物的轮廓后，注入纤维蛋白胶将其固定

盖材料。冷冻保存的同种异体骨软骨移植是治疗软骨下骨缺损较少的全层软骨损伤的可行方案。对于软骨下囊变的患者，需要先在缺损处用松质骨填充植骨，然后再覆盖上这种深低温保存的同种异体骨膜。冷冻保存的同种异体骨软骨移植物比新鲜保存的同种异体骨软骨移植物更有优势，因为它是低温保存，更容易获取和加工处理。此外，这项技术没有供区并发症，而且可以一期手术完成。术中用缝线、缝合锚钉或纤维蛋白胶固定移植物，同时也会使用到清创、软骨成形和微骨折等骨髓刺激技术。目前评估冷冻保存同种异体骨软骨移植治疗软骨损伤的数据有限，特别是用于距骨还没有相关数据报道。2021 年 Bennett 和他的同事回顾了 12 名因膝关节骨软骨损伤而接受冷冻保存同种异体骨软骨移植术后至少 2 年的情况，包括患者术后磁共振检查的表现[28]。作者没有报道有移植失败而需要翻修或关节置换的病例，膝关节功能良好，根据软骨修复组织的磁共振评分系统（magnetic resonance observation of cartilage repair tissue，MOCART）显示，平均评分为 59.6 分。2021 年 Pereira 及其同事发现，在纳入 191 名患者的 12 项研究中，新鲜同种异体骨软骨移植后没有出现早期并发症，移植物存活率为 86.6%[29]。

（四）表面置换、关节成形和关节融合技术

当上述治疗措施出现并发症或者不能解决软骨损伤带来的疼痛和功能限制时，有许多补救性方案也已被证明可以有效改善功能（图 10-3）。使用 HemiCAP（ArthroSurface Inc.，Franklin，MA）假体的部分距骨置换可作为距骨穹顶部软骨病变的一种持久的非组织替代技术。这种植入物是由一枚中空的钛金属螺钉和一个钴铬合金的关节面

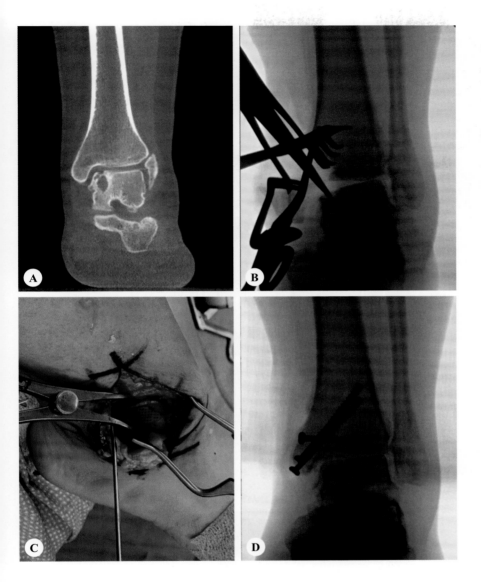

◀ 图 10-2　**Cartiform 移植物的临床应用**

A. 左踝的冠状位 CT 图像，显示距骨内侧的骨软骨病变，并伴有很大的软骨下骨囊肿；B. 术中透视，内踝截骨后暴露距骨内侧病变，在植骨前彻底刮除囊性病变；C. 术中显示松质骨填塞后，用同种异体 Cartiform 移植物覆盖。术后透视显示了对内踝截骨块进行了固定。也可以看到松质骨移植充填后的图像

组件构成（图 10-4）。它起到了替代部分距骨表面的作用，适用于面积巨大，伴有软骨下囊肿形成和软骨下骨缺损的距骨骨软骨损伤。这种部分距骨表面置换效果优于自体软骨细胞移植和自体骨软骨移植，因为它是一期手术，没有相关的供区并发症。它可以填补大的软骨下空洞，也是一种永久性材料，不会被吸收。尽管如此，但植入物需要精确的设计，使之与距骨穹顶的几何形状能够精确匹配，同时关于金属表面与胫骨软骨面的磨损情况目前也知之甚少。

一些研究报道了 HemiCAP 植入物的临床效果。2017 年，Ettinger 及其同事回顾分析了 10 名在初次手术治疗失败后接受植入 HemiCAP 治疗的

距骨骨软骨损伤患者，中期随访结果显示获得了良好的效果。在另一项研究中，7 例（70.0%）患者在初次手术后平均间隔（28.4±13.35）个月进行了 10 次手术。3 例行踝关节截骨内固定物取出，4 例（40.0%）因顽固性踝关节疼痛或踝关节撞击而行关节镜治疗。2 例（20.0%）最终接受了踝关节融合术[30]。2020 年，Ebskov 及其同事分析总结了 31 名在初次手术失败后接受距骨 HemiCAP 表面重建的患者。作者发现，平均术后 50 个月时疼痛和功能评分有显著改善[31]。与 Ettinger 的研究结果一样，作者指出在随访期内，再次手术率高达 42%，包括 8 名患者接受关节镜下或切开清理手术，13 名患者去除截骨固定装置。2013 年在迄今

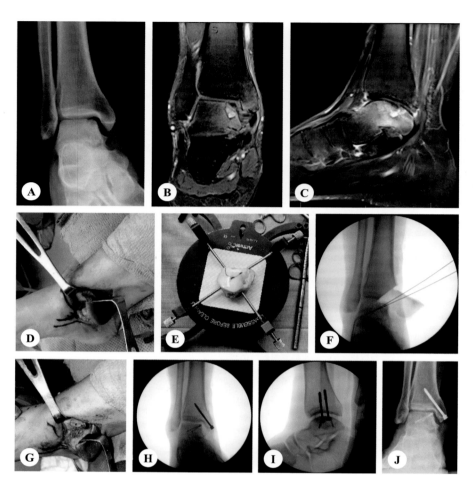

▶ 图 10-3　伴有巨大软骨下囊性变的距骨内侧骨软骨损伤患者，行同种异体骨软骨移植术。考虑到病变的大小和深度，建议患者采用异体骨软骨移植手术

A 至 C. 术前 X 线片和 $T_2$ 加权 MRI 图像。D 至 F. 通过内踝截骨充分暴露病损。清理病损后，测量大小，用供体距骨制作形状匹配的同种异体骨软骨，并临时固定。G 至 I. 最后用两枚埋头加压螺钉固定移植物，并固定内踝。J. 术后 6 个月的踝关节平片显示截骨块愈合并且距骨内侧穹窿轮廓也基本正常

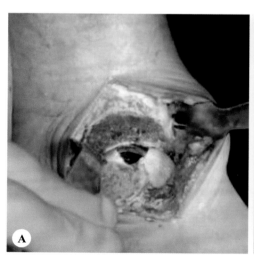

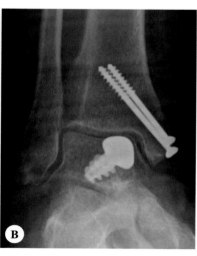

▶ 图 10-4　HemiCAP 植入术的临床应用

A. 术中通过内踝截骨在距骨的内侧肩部植入了 HemiCAP 假体；B. 术后 X 线片显示植入物和内踝截骨固定良好［来源于 Ebskov LB，Hegnet Andersen K，Bro Rasmussen P，Johansen JK，Benyahia M. Mid-term results after treatment of complex talus osteochondral defects with HemiCAP implantation. Foot Ankle Surg.2020 Jun；26（4）：384 to 390. Elsevier 已授权］

为止规模最大的 HemiCAP 研究中，van Bergen 及其同事前瞻性地评估了 20 名患者在初次手术失败后接受 HemiCAP 植入物治疗的情况。笔者发现，与其他研究相比，患者术后评分（AOFAS 评分和 FAOS 评分）在随访 3 年后得到显著改善，再手术率较低[32]。目前，这种治疗方案的临床研究有限，而且各研究结果也不一致。因此有必要进行更大规模的研究，并延长随访时间，确定距骨 HemiCAP（Arthrosurface，Franklin，MA）植入物和其他部分距骨置换技术在初次手术失败后治疗距骨骨软骨损伤的有效性。

## 四、距骨骨软骨损伤后踝关节退行性变的处理

总的来说，踝关节置换和踝关节融合在距骨软骨损伤的初次治疗中的作用有限。然而，随着软骨缺损的增大和反复高强度创伤的发生，踝关节出现退行性病变的风险也随之增加。对于骨软骨移植失败导致的退行性关节病，踝关节置换和踝关节融合可能都适合挽救性治疗选择。由于踝关节出现了退行性改变，使得之前所介绍的那些软骨移植、软骨替代、软骨重建等技术的效果

大打折扣。高龄、面积较大的距骨骨软骨损伤并且合并较大软骨下囊性变或骨缺损，以及胫骨侧还有病损的患者最后接受踝关节置换或踝关节融合手术的概率最大。

我们在这里并不讨论踝关节置换的产品和技术。图 10-5 显示了一例同种异体骨软骨移植手术失败的患者。患者的距骨出现了超过 1/3 表面积的严重骨软骨损伤，并且胫骨一侧也出现了退行性改变。经过与患者的沟通和讨论，最终选择进行踝关节置换，并获得了良好的临床效果。踝关节置换的优点是保留了踝关节活动功能，保护了中足和后足关节，使患者能够维持正常的步态。

最近的研究表明[33]，是踝关节置换还是融合需要个体化选择。总的来说，年轻的体力劳动者倾向于选择关节融合，老年、活动量小的患者倾向于踝关节置换。虽然踝关节置换能够满足很多类型的体育运动，但是对于竞技运动员来说，踝关节置换还不能被广泛地接受[34]。但是随着假体的进步，更长时间的随访观察，这个界限也越来越模糊了。与踝关节融合术相比，踝关节置换术后步态更正常，在不平坦路面上行走带来的磨损更少，总体并发症发生率更低，但再手术率更高。

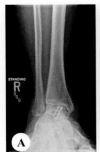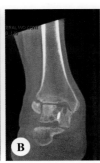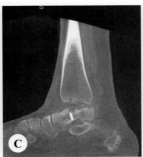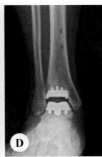

◀ 图 10-5　同种异体骨软骨移植失败后接受踝关节置换
A. X 线片显示右踝距骨内侧穹窿部有 2 枚埋头螺钉固定的同种异体骨软骨块。异体骨块部分吸收，螺钉进入关节腔。B 和 C. CT 冠状位和矢状位显示移植失败并出现距骨内侧囊性改变。胫骨侧软骨也出现囊性改变，可能是由于螺钉刺激引起的。患者最终选择接受踝关节置换。D. 术后 1 年的 X 线片

# 参 考 文 献

[1] Zengerink M, Struijs PA, Tol JL, et al. Treatment of osteochondral lesions of the talus: a systematic review. Knee Surg Sports Traumatol Arthrosc 2010;18:238–46.

[2] Phan KH, Anderson JG, Bohay DR. Complications Associated with Peripheral Nerve Blocks. Orthop Clin North Am 2021;52(3):279–90. https://doi.org/10. 1016/j.ocl.2021.03.007.

[3] Nehrer S, Spector M, Minas T. Histologic analysis of tissue after failed cartilage repair procedures. Clin Orthop Relat Res 1999;149–62.

[4] Robinson DE, Winson IG, Harries WJ, et al. Arthroscopic treatment of osteochondral lesions of the talus. J Bone Joint Surg Br 2003;85: 989–93.

[5] Savva N, Jabur M, Davies M, et al. Osteochondral lesions of the talus: results of repeat arthroscopic debridement. Foot Ankle Int 2007;28: 669–73.

[6] Chuckpaiwong B, Berkson E, Theodore G. Microfracture for osteochondral lesions of the ankle: outcome analysis and outcome predictors of 105 cases. Arthroscopy 2008;24:106–12.

[7] Choi W, Park K, Kim B, et al. Osteochondral lesion of the talus: is there a critical defect size for poor outcome? Am J Sports Med 2009;37: 1974–80.

[8] Ramponi L, Yasui Y, Murawski C, et al. Lesion size is a predictor of clinical outcomes after bone marrow stimulation for osteochondral lesions of the talus: a systematic review. Am J Sports Med 2017; 45:1908–2705.

[9] Hunt K, Lee A, Lindsey D, et al. Osteochondral lesions of the talus: effect of defect size and plantarflexion angle on ankle joint stresses. Am J Sports Med 2012;40:895–901.

[10] Becher C, Thermann H. Results of microfracture in the treatment of articular cartilage defects of the talus. Foot Ankle Int 2005;26:583–9.

[11] Han SH, Lee JW, Lee DY, et al. Radiographic changes and clinical results of osteochondral defects of the talus with and without subchondral cysts. Foot Ankle Int 2006;27:1109–14.

[12] Choi WJ, Choi GW, Kim JS, et al. Prognostic significance of the containment and location of osteochondral lesions of the talus: independent adverse outcomes associated with uncontained lesions of the talar shoulder. Am J Sports Med 2013;41:126–33.

[13] D'Ambrosi R, Maccario C, Serra N, et al. Relationship between symptomatic osteochondral lesions of the talus and quality of life, body mass index, age, size and anatomic location. Foot Ankle Surg 2018;24(4):365–72.

[14] Geerling J, Zech S, Kendoff D, et al. Initial outcomes of 3–dimensional imagingbased computer-assisted retrograde drilling of talar osteochondral lesions. Am J Sports Med 2009;37:1351–7.

[15] Kono M, Takao M, Naito K, et al. Retrograde drilling for osteochondral lesions of the talar dome. Am J Sports Med 2006;34:1450–6.

[16] Anders S, Lechler P, Rackl W, et al. Fluoroscopy-guided retrograde core drilling and cancellous bone grafting in osteochondral defects of the talus. Int Orthop 2012;36:1635–40.

[17] Nam EK, Ferkel RD, Applegate GR. Autologous chondrocyte implantation of the ankle: a 2- to 5-year follow-up. Am J Sports Med 2009;37:274–84.

[18] Giannini S, Battaglia M, Buda R, et al. Surgical treatment of osteochondral lesions of the talus by open-field autologous chondrocyte implantation: a 10-year followup clinical and magnetic resonance imaging T2-mapping evaluation. Am J Sports Med 2009;37(Suppl

1):112S–8S.

[19] Niemeyer P, Salzmann G, Schmal H, et al. Autologous chondrocyte implantation for the treatment of chondral and osteochondral defects of the talus: a metaanalysis of available evidence. Knee Surg Sports Traumatol Arthrosc 2012;20: 1696–703.

[20] Kwak SK, Kern BS, Ferkel RD, et al. Autologous chondrocyte implantation of the ankle: 2- to 10-year results. Am J Sports Med 2014;42:2156–64.

[21] Wood JJ, Malek MA, Frassica FJ. Autologous cultured chondrocytes: adverse events reported to the United States Food and Drug Administration. J Bone Joint Surg Am 2006;88:503–7.

[22] Giza E, Sullivan M, Ocel D, et al. Matrix-induced autologous chondrocyte implantation of talus articular defects. Foot Ankle Int 2010;31:747–53.

[23] Lenz CG, Tan S, Carey AL, et al. Matrix-induced autologous chondrocyte implantation (MACI) grafting for osteochondral lesions of the talus. Foot Ankle Int 2020; 41:1099–105.

[24] Manzi J, Arzani A, Hamula MJ, et al. Long-term patient-reported outcome measures following particulated juvenile allograft cartilage implantation for treatment of difficult osteochondral lesions of the talus. Foot Ankle Int 2021;42(11): 1399–409.

[25] Cunningham DJ, Adams SB. Arthroscopic treatment of osteochondral lesions of the talus with microfracture and platelet-rich plasma-infused micronized cartilage allograft. Arthrosc Tech 2020;9:e627–37.

[26] Coetzee JC, Giza E, Schon LC, et al. Treatment of osteochondral lesions of the talus with particulated juvenile cartilage. Foot Ankle Int 2013;34:1205–11.

[27] Karnovsky SC, DeSandis B, Haleem AM, et al. Comparison of Juvenile Allogenous articular cartilage and bone marrow aspirate concentrate versus microfracture with and without bone marrow aspirate concentrate in arthroscopic treatment of talar osteochondral lesions. Foot Ankle Int 2018;39:393–405.

[28] Bennett CH, Nadarajah V, Moore MC, et al. Cartiform implantation for focal cartilage defects in the knee: A 2–year clinical and magnetic resonance imaging follow-up study. J Orthop 2021;24:135–44.

[29] Pereira GF, Steele JR, Fletcher AN, et al. Fresh osteochondral allograft transplantation for osteochondral lesions of the talus: a systematic review. J Foot Ankle Surg 2021;60(3):585–91. https://doi.org/10.1053/ j.jfas.2021.02.001.

[30] Ettinger S, Stukenborg-Colsman C, Waizy H, et al. Results of HemiCAP((R)) implantation as a salvage procedure for osteochondral lesions of the talus. J Foot Ankle Surg 2017;56:788–92.

[31] Ebskov LB, Hegnet Andersen K, Bro Rasmussen P, et al. Mid-term results after treatment of complex talus osteochondral defects with HemiCAP implantation. Foot Ankle Surg 2020;26:384–90.

[32] van Bergen CJ, van Eekeren IC, Reilingh ML, et al. Treatment of osteochondral defects of the talus with a metal resurfacing inlay implant after failed previous surgery: a prospective study. Bone Joint J 2013;95–B:1650–5.

[33] Lawton CD, Butler BA, Dekker RG 2nd, et al. Total ankle arthroplasty versus ankle arthrodesis-a comparison of outcomes over the last decade. J Orthop Surg Res 2017;12:76.

[34] Johns WL, Sowers CB, Walley KC, et al. Return to sports and activity after total ankle arthroplasty and arthrodesis: a systematic review. Foot Ankle Int 2020;41: 916–29.

# 第 11 章　腓骨肌腱并发症的处理
## Management of Peroneal Tendon Complications

James P.Davies　　W.Bret Smith　　著

**关键词**

腓骨肌腱，腓骨肌支持带，超声，异体腱

## 一、腓骨肌腱损伤的治疗方式

腓骨肌腱损伤是足踝外科常见的疾病，通常由运动损伤和踝扭伤引起。好发于年轻的运动人群，会使患者放弃原来的体育活动，并且迁延不愈。有许多不同的病理类型属于腓骨肌腱和外踝损伤的范畴，包括腱鞘炎、肌腱病、肌腱撕裂、腓骨肌腱滑脱或脱位，甚至常出现踝关节不稳定。正因为有很多的病理类型，手术和非手术治疗方式也都有很多不同的选择（图 11-1 至图 11-11）。

许多文章讨论了各种腓骨肌腱手术干预的技术，本文的目标是讨论与以前的手术相关并发症的管理，重点关注了翻修手术，激发大家对这些并发症的思考，更重要的是调动读者参与腓骨肌腱相关问题的讨论，这样有利于我们成长和学习。

## 二、常见并发症

大多数常见并发症和其他类型的手术类似，包括切口问题或局部神经损伤。任何手术都可能出现伤口并发症，腓骨肌腱手术也不例外。大多数伤口通过加强局部护理有效，必要时可以口服抗生素，某些情况下可能需要考虑更积极的方案，如果伤口区域的软组织覆盖有限，应早期和积极的干预。

由于解剖差异，腓肠神经和（或）腓浅神经侧支可能受到损伤。根据损伤的位置或严重程度，治疗方法也会有所不同，初期可采用非手术治疗并监测神经恢复情况[1]。

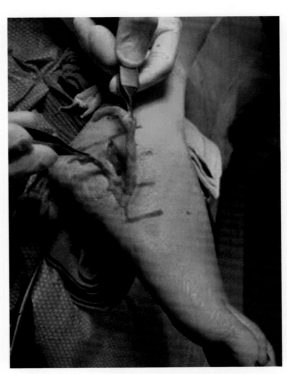

▲ 图 11-1　术中可见两条肌腱陈旧性断裂并回缩。腓骨短肌腱近端部分明显变性，予以清理直至健康的肌腱末端。然后在自体肌腱移植之前，决定腓骨长肌腱保留的长度

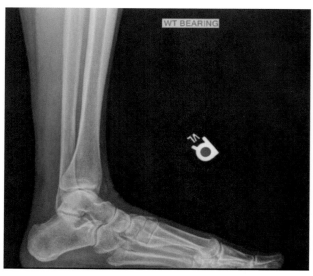

▲ 图 11-2　侧位负重位 X 线显示踝内翻和"钟形"骰骨

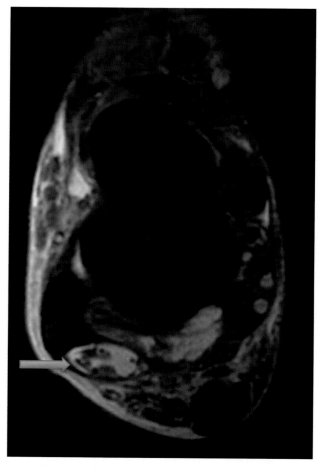

▲ 图 11-3　轴向 MRI T$_2$ 显示腓骨肌腱腱鞘内空虚

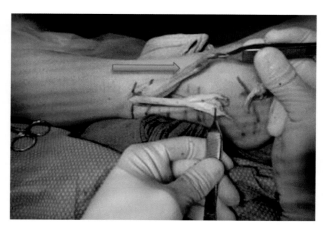

▲ 图 11-4　肌腱部分清理后的照片，与下方质量较好的长肌腱相比，上方短肌腱颜色改变和退变（箭），进一步清创后，进行肌腱固定术

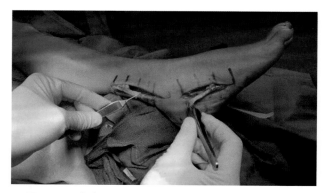

▲ 图 11-5　在自体腘绳肌腱整合和编织前，对近端和远端肌腱残端进行清理和固定

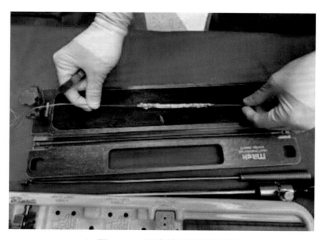

▲ 图 11-6　预制好的移植肌腱

通过标准技术取得自体股薄肌和半腱肌肌腱，为了获得最小直径为 8mm 的移植物，根据重建肌腱所需的长度，可以将自体肌腱折叠成 4 股。此病例需要约 7cm 的长度，所以我们取了两根自体腱。如果自体肌腱尺寸不够，建议使用同种异体肌腱增补

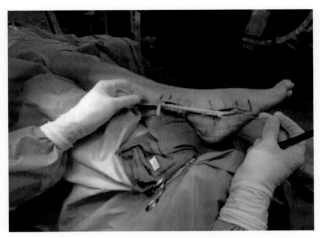

▲ 图 11-7 自体肌腱移植编织缝合之前：预制好的移植物，近端和远端肌腱残端

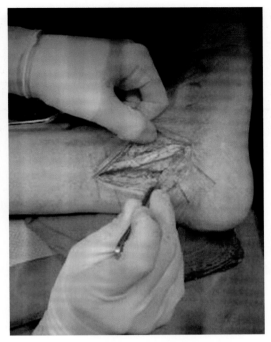

▲ 图 11-9 腓骨沟加深、肌腱减张和固定术

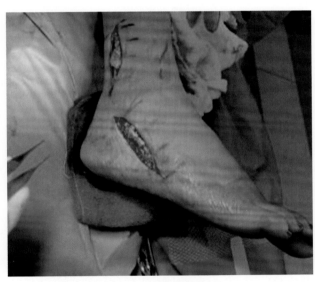

▲ 图 11-8 在减张之前，自体腘绳肌腱在最大背屈和外翻时进行编织缝合后重建的外观。对于残端极短的病例，可采用带线锚钉将肌腱固定于第五跖骨基底部。此例患者在前足轻度旋后的情况下进行长短肌腱的移植缝合，以放松长肌腱，恢复到术前的前足弓。我们考虑进行第一跖骨背屈截骨术，但重建后的肌腱张力适当，最终不需要进行截骨。术中将长短肌腱固定后，将足放置在平板上的模拟负重位，第一跖骨头与第二跖骨头的位置接近，因此推迟了截骨术

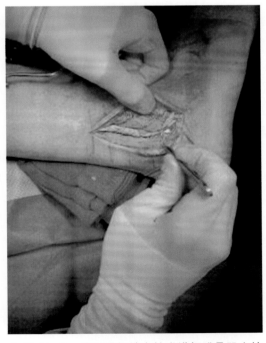

▲ 图 11-10 使用锚钉缝合技术进行腓骨肌支持带增强修复

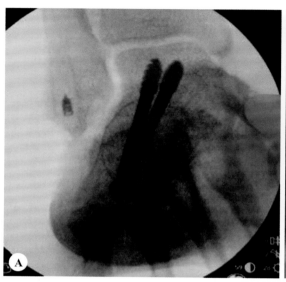
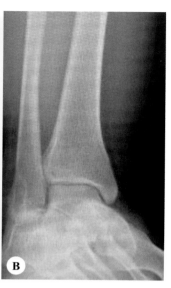

◀ 图 11-11 距下关节融合术

术中在后关节突平面由外侧至内侧置入克氏针引导摆锯，行术中 CT 确认克氏针位置后摆锯去除关节面。关节面去除后，在距下关节将跟骨相对于距骨内移。临床上，我们也会用载距突位来观察跟骨相对距骨的内移程度，然后将其临时固定，通过 C 臂和术中 CT 确保腓骨不会撞击跟骨，确定合适的位置后置入内固定。A. 术后图像；B. 术前图像

应该给予适当的时间来评估神经有没有可能恢复。如果临床观察不清楚，可以考虑影像学检查，如 MRI 可能观察到变化，可以考虑采用影像学引导注射等高级治疗方法。如果是手术所致神经损伤，肌电图有时能指导进一步干预或监测某些病例的恢复情况。

对于长期的神经问题，可考虑在神经周围进行超声引导下的诊断 / 治疗性注射。如果经非手术治疗后症状仍持续，可考虑进行神经探查术，松解受影响的神经或对病变神经进行切除，对切除神经的病理检查可能获得额外的信息[2]。如果症状有所改善但效果较为短暂，仍处于研究阶段的低温或射频消融技术，对其他周围神经问题，如莫顿神经瘤、足底足跟 / 神经疼痛，以及足踝的慢性神经问题，有希望成为神经探查的替代方案[3-6]。

### 三、腓骨肌腱的重建

腓骨肌腱的复发性或退行性撕裂给我们带来了很多挑战，在许多病例中，可用于修复的组织质量并不理想。文献表明，对于严重撕裂超过肌腱 50% 的病例，应采用异体或自体肌腱进行移植重建，尽管两种技术都有其局限性[7]。在本节中，我们将通过几个病例来看看挽救的措施和一些值得注意的文献。

同种异体移植物可能引起排斥反应和组织可

用性问题，而使用自体移植物的主要问题是膝关节供体部位可能出现并发症。然而，Cody 等在一项评估足踝应用自体肌腱移植的研究中报道，37 名患者中有 32 例（86%）在取腱部位没有疼痛或不适，而其余 5 名患者（14%）只有轻度到中度疼痛，屈肌力量损失在临床上不明显[8]。同种异体肌腱重建的结果数据目前较少，但一篇 14 名患者的文献报道显示了良好的结果，没有任何与移植相关的并发症[9]。而其他作者报道了相似病例的高并发症发生率，包括肌腱固定、肌腱转移和同种异体移植重建术。Redfern 和 Myerson 对 28 名患者进行了平均 4.6 年的术后随访，观察到 31% 的患者出现了并发症，50% 的患者有一定程度的持续疼痛。在另一项评估腓骨肌腱修复术后结果的研究中，16 名患者中有 2 名（12.5%）在手术后没有恢复正常活动[10, 11]。

相关文献还报道了包括分期或一期移植重建的其他治疗选择。两根腓骨肌腱均慢性断裂的病例虽然罕见，但会给手术带来很大的困难。Mizel 等建议使用 Hunter 腱棒来二期重建技术，通过趾长屈肌或踇长屈肌转位来修复缺失的肌腱[12-14]。

一期趾长屈肌或踇长屈肌转位技术也有被提到。Seybol 等发现，在伴有腓骨长肌和短肌撕裂的病例中，趾长屈肌和踇长屈肌肌腱都是外侧转位的成功选择。客观的力量和平衡测量显示，即

使在手术后数年，手术肢体仍存在明显的外翻力量缺失。尽管解剖学研究已经证明趾长屈肌转位优于姆长屈肌，然而这些差异似乎并没有改变或限制患者的运动水平，从而提高手术的满意度[15]。

此外，Sherman 等发现，与非手术侧相比，在不可修复的腓骨肌腱病变采用趾长屈肌转位术，患者的外翻平均减少 58%，内翻减少 28%，等距峰值扭矩和等张峰值速度分别比对侧低 38.4% 和 28.8%。与非手术肢体相比，手术肢体的平均力量降低了 56%。然而患者总体上仍表现良好，他们认为采用趾长屈肌转位至第五跖骨基底，治疗不可修复的腓骨肌腱病是一种有效的治疗选择[16]。

文献同样提到了一期自体腘绳肌腱移植，这种技术可以减少额外的手术干预，比如 Hunter 腱棒病例，趾长屈肌 / 姆长屈肌转位。肌腱转位能充分利用转位肌肉 / 腱单位所提供的力量，而同种异体腱或自体腱移植有可能恢复腓骨肌肉的功能。虽然患者的预后有所改善，但并没有使用自体腱修复后和非手术侧外翻力量的对比研究，与之对比趾长屈肌 / 姆长屈肌转位手术却有相应的研究[17, 18]。根据目前的文献，使用同种异体腱 / 自体腱移植修复的治疗方式越来越受欢迎，但可能在某些特殊情况下这种方法不可用。

在处理那些复杂的病例时，必须彻底了解还有哪些其他的治疗方法。总结以往的研究，尽管姆长屈肌比趾长屈肌更有力，但尚未发现两者之间有明显的可测量的临床差异[15]。姆长屈肌的另一个优势可能是，如果使用足底姆长屈肌收获方法，可以获得比趾长屈肌更长的移植物。在评估姆长屈肌和趾长屈肌转位术时，Seybol 等的研究显示患者受累一侧肢体有 4/5 的外翻肌力，内翻和外翻活动范围的平均损失分别为正常的 24.7% 和 27.2%。与正常肢体相比，术后外翻应力和肌力峰值平均下降 55% 以上。患者在平衡测试中显示压力中心轨迹长度和速度均增加近 50%。姆长屈肌和趾长屈肌转位组在临床检查或客观力量和平衡测试方面没有统计学上的显著差异[15]。

据笔者所知，对于腓骨肌腱疾病，目前还没

有直接比较趾长屈肌 / 姆长屈肌与自体 / 异体腘绳肌腱移植的强度或结果的研究，也没有异体与自体腘绳肌腱的比较。

在其他骨科手术如前交叉韧带重建中，自体腘绳肌腱比异体腱更受青睐，自体腱尽管可能存在供体部位并发症，但文献已经证实，因其结构完整性更好、移植肌腱蠕变 / 松动较少和移植物排斥率较低等原因，自体肌腱优于异体肌腱。由于类似的原因，人们可以期望自体移植物在腓骨肌腱手术中也优于同种异体移植物，但这在文献中还没有明确的表述。此外，一些医生可能会受到其执业范围的限制，无法进行自体腘绳肌腱移植。

### 病例

54 岁女性患者，既往体健，无外伤史，后足外侧疼痛加重 9 个月。体查显示外翻肌力弱，腓骨区有疼痛，伴有轻微前足驱动性内翻，木块试验可纠正。MRI 显示双侧腓骨肌腱完全性慢性断裂伴回缩。与患者讨论选择姆长屈肌转位还是自体 / 异体腘绳肌腱移植术，经过彻底的沟通后，决定行自体腘绳肌腱移植术。

虽然缺乏文献证实其改善临床的效果，许多外科医生会使用胶原移植材料包裹或覆盖肌腱。在我们的病例中，我们保留了足够的腱鞘来进行修复。

术后，患者在拆除缝线前需使用夹板 2 周，之后再用 2～3 周的短腿石膏，同时需要穿上 CAM 助行靴。负重和活动范围一起逐渐增加，手术后 10～12 周开始腓骨肌的主动运动。

### 四、不稳定：腓骨和足踝

在一项研究中，腓骨肌腱损伤与外侧不稳定同时发生的比例至少为 25%，此外当骨性结构内翻对线时会发生外踝不稳定[19, 20]。因此，如果治疗腓骨肌腱损伤时不解决外踝不稳定，可能会有高风险出现较差的长期预后。但在治疗踝关节不稳定时，我们也必须考虑腓骨肌腱，如果漏诊或忽视，结果可能会受到影响。

治疗复发性或慢性腓骨肌腱滑脱和脱位的主要方法，无论是一期还是二期手术，都可分为软组织手术和骨性结构手术两种。腱鞘内软组织的减容可通过管状清理扁平／层裂的腓骨短肌腱来实现，包括打薄低位的腓骨短肌腹。另一种选择是将长肌腱固定至短肌腱，以减少软组织负荷，减少复发性脱位和腓骨后沟狭窄的风险。根据外科医生的习惯以及可修复的腓骨肌支持带（superficial peroneal retinaculum，SPR）组织的质量，也可使用缝合锚钉在腓骨止点或腓骨结节止点处来最终增强修复腓骨肌支持带。

提高稳定性的骨性手术可以通过腓骨沟加深术来实现，可以使用高速磨钻，也可以钻空腓骨髓腔，向内压紧腓骨后皮质以加深腓骨后沟[21]。文献中描述了多种腓骨远端滑移／旋转截骨术，治疗无法修复腓骨肌支持带组织的慢性腓骨肌腱脱位。文献表明，采用腓骨沟加深／腓骨肌支持带修复术治疗后的复发率较低，但不幸的是肌力也会下降[22]。

文献对鞘内滑脱也有很好的描述，但通常诊断困难，在踝关节极度外翻和背屈时，表现为可触及的弹响伴有疼痛，没有可重现的临床脱位。开放腓骨沟加深术和支持带紧缩术，以及手术修复腓骨短肌腱纵裂已显示出很好的效果[23, 24]。Thomas 等报道了 7 例腓骨肌腱鞘内滑脱，其中 6 例有低位腓骨短肌肌腹或第四腓骨，在 3 例接受手术治疗的患者中，开放切除低位肌腹消除了滑脱症状[25]。

### 病例 1

65 岁男性患者，从 4.5 米高处坠落，跟骨粉碎性关节内骨折，外伤性腓骨肌腱脱位伴腓骨肌支持带腓骨止点断裂。跟骨骨折切开复位内固定时，在腓骨肌支持带腓骨止点处钻出多个 2mm 骨道，同时修复了腓骨肌支持带。术中可见腓骨肌支持带组织坚固，有充足的组织用于修复，但在手术后约 9 个月时，腓骨肌支持带组织随时间推移出现退变，并导致复发性滑脱，术后 1 年左右

出现慢性脱位。通过彻底加深腓骨沟，在腓骨止点和腓骨结节止点处使用锚钉翻修腓骨肌支持带治疗此病例。

### 病例 2

18 岁女性患者，在外院接受 Brostrom 手术后约 3 年，使用同种异体腘绳肌腱修复腓骨肌腱，初次手术中未解决距下骨桥和腓骨下撞击。由于腓骨下撞击，初次手术后疼痛没有明显缓解。我们制订了翻修 Brostrom 手术和腓骨肌腱修复的计划，术中通过 CT（Ziehm）去除距下骨桥，复位距下关节并融合。

## 五、高弓内翻

虽然腓骨肌腱急性损伤已得到很好的认识，但大多数腓骨肌腱撕裂是继发于多种因素造成的慢性超负荷和重复应力[26]。常见的因素包括踝关节内翻损伤、腓骨后沟狭窄、低位腓骨短肌腹、副肌腱、腓骨肌支持带功能不全、体内半脱位、腓骨后突、腓骨结节肿大和其他病理[27-34]，内翻也是这些因素之一[35-38]。最近一项研究旨在验证一种假设：高弓内翻畸形与腓骨肌腱撕裂相关，与对照组相比，高弓内翻畸形与腓骨肌腱断裂有相关性在统计学上具有显著性[39]。

在腓骨肌腱翻修手术中，很重要的一点是要考虑之前的失败继发于残存的高弓内翻足，可以通过木块试验分为前足或后足驱动的高弓内翻。对于较小畸形，可以在腓骨肌腱手术后用木块实验矫形器纠正高弓内翻，或者根据需要同时进行外侧跟骨截骨术或第一跖骨背屈截骨术。虽然文献中对高弓内翻足的手术治疗有很好的描述，但很少有研究探讨与之相关的腓骨肌腱病变的手术。是否进行额外的骨性手术高度取决于外科医生个体，这在目前的文献中也没有很好的描述。

### 结论

腓骨肌腱损伤有着显著的复杂性，在复发或翻修时更加明显。当和患者沟通腓骨肌腱损伤

可能的手术治疗时，要充分考虑可用的多种术式。当与患者讨论具体选择时，要考虑包括自体移植物、同种异体移植物、分期手术、软组织和骨性手术在内的多种选择，从整体角度治疗患者。要经常阅读文献并结合自己的经验。不稳定和高弓内翻畸形混杂一起的病例具有独特的挑战性，软组织和骨性手术都要考虑，并且经常联合使用。

# 参考文献

[1] Baima J, Krivickas L. Evaluation and treatment of peroneal neuropathy. Curr Rev Musculoskelet Med 2008;1:147–53.

[2] Hendrickson NR, Cychsoz CC, Akoh CC, et al. Treatment of Postsurgical Neuroma in Foot and Ankle Surgery. Foot Ankle Orthop 2018.

[3] Thomson, et al. Non-surgical treatments for Morton's neuroma: A systematic review. Foot Ankle Surg 2020;26(7):736–43.

[4] Burke, et al. Ultrasound-guided Therapeutic Injection and Cryoablation of the Medial Plantar Proper Digital Nerve (Joplin's Nerve): Sonographic Findings, Technique, and Clinical Outcomes. Acad Radiol 2020;27(4):518–27.

[5] Caporusso EF, Fallat LM, Savoy-Moore R. Cryogenic neuroablation for the treatment of lower extremity neuromas. J Foot Ankle Surg 2002;41:286–90.

[6] Rukstalis DB, Goldknopf JL, Crowley EM, et al. Prostate cryoablation: a scientific rationale for future modifications. Urology 2002;60:19–25.

[7] Pellegrini MJ, Glisson RR, Matsumoto T, et al. Effectiveness of allograft reconstruction vs tenodesis for irreparable peroneus brevis tears: a cadaveric model. Foot Ankle Int 2016;37(8):803–8.

[8] Cody EA, Karnovsky SC, DeSandis B, et al. Hamstring autograft for foot and ankle applications. Foot Ankle Int 2017;39(2):189–95.

[9] Mook WR, Parekh SG, Nunley JA. Allograft reconstruction of peroneal tendons: operative technique and clinical outcomes. Foot Ankle Int 2013;34(9):1212–20.

[10] Redfern D, Myerson M. The management of concomitant tears of the peroneus longus and brevis tendons. Foot Ankle Int 2004;25(10): 695–707.

[11] Saxena A, Cassidy A. Peroneal tendon injuries: an evaluation of 49 tears in 41 patients. J Foot Ankle Surg 2003;42(4):215–20.

[12] Mizel, et al. Diagnosis and treatment of peroneus brevis tendon injury. Foot Ankle Clin 1996;1:343–54.

[13] LaBarbiera, et al. Silastic Tendon Graft: Its role in neglected tendon repair. J Foot Surg 1990;29:439–43.

[14] Wapner, et al. Staged reconstruction for chronic rupture of both peroneal tendons using Hunter rod and FHL tendon transfer: a long term follow up study. Foot Ankle Int 2006;27:591–7.

[15] Seybol, et al. Outcome of Lateral Transfer of the FHL or FDL for Concomitant Peroneal Tendon Tears. Foot Ankle Int 2016;37(6): 576–81.

[16] Sherman, et al. Lateral Transfer of the Flexor Digitorum Longus for Peroneal Tendinopathy. Foot Ankle Int 2019;40(9):1012–7.

[17] Ellis SJ, Rosenbaum AJ. Hamstring autograft reconstruction of the peroneus brevis. Tech Foot Ankle Surg 2018;17(1):3–7.

[18] Bopha, et al. Clinical and Patient-Reported Outcomes Following Peroneus Brevis Reconstruction With Hamstring Tendon Autograft. Foot Ankle Int 2021.

[19] Sammarco, et al. Chronic peroneus brevis tendon lesions. Foot Ankle Int 1989; 9(4):163–70.

[20] Digiovanni, et al. Associated injuries found in chronic lateral ankle instability. Foot Ankle Int 2000;21(10):809–15.

[21] Shawen SB, Anderson RB. Indirect groove deepening in the management of chronic peroneal tendon dislocation. Tech Foot Ankle 2004;3:118–25.

[22] Ward P, Anderson R, Ellington JK, et al. What Is the Rate of Recurrence of Peroneal Groove Deepening for Subluxation/ Dislocation. Foot Ankle Orthop 2018.

[23] Raikin SM, Elias I, Nazarian LN. Intrasheath subluxation of the peroneal tendons. J Bone Joint Surg Am 2008;90–A:992–9.

[24] Raikin SM. Intrasheath subluxation of the peroneal tendons. Surgical technique. J Bone Joint Surg Am 2009;91–A(Suppl 2):146–55.

[25] Thomas JL, Ben Lopez R, Maddox J. A preliminary report on intrasheath peroneal tendon subluxation: A prospective review of 7 patients with ultrasound verification. J Foot Ankle Surg 2009;48(3):323–9.

[26] Clark HD, Kitaoka HB, Ehman RL. Peroneal tendon injuries. Foot Ankle Int 1998; 19(5):280–8.

[27] Boles MA, Lomasney LM, Demos TC, et al. Enlarged peroneal process with peroneus longus tendon entrapment. Skeletal Radiol 1997;26:313–5.

[28] Bruce WD, Christofersen MR, Phillips DL. Stenosing tenosynovitis and impingement of the peroneal tendons associated with hypertrophy of the peroneal tubercle. Foot Ankle Int 1999;20(7):464–7.

[29] Burman M. Stenosing tendovaginitis of the foot and ankle; studies with special reference to the stenosing tendovaginitis of the peroneal tendons of the peroneal tubercle. AMA Arch Surg 1953;67(5):686–98.

[30] Geller J, Lin S, Cordas D, et al. Relationship of a low-lying muscle belly to tears of the peroneus brevis tendon. Am J Orthop (Belle Mead Nj) 2003;32(11):541–4.

[31] Hyer CF, Dawson JM, Philbin TM, et al. The peroneal tubercle: description, classification, and relevance to peroneus longus tendon pathology. Foot Ankle Int 2005;26(11):947–50.

[32] Pierson JL, Inglis AE. Stenosing tenosynovitis of the peroneus longus tendon associated with hypertrophy of the peroneal tubercle and os peroneum. J Bone Joint Surg Am 1992;74(3):440–2.

[33] Sobel M, Geppert MJ, Olson EJ, et al. The dynamics of peroneus brevis tendon splits: a proposed mechanism, technique of diagnosis, and classification of injury. Foot Ankle 1992;13(7):413–22.

[34] Zammit J, Singh D. The peroneus quartus muscle. Anatomy and clinical relevance. J Bone Joint Surg Br 2003;85(8):1134–7.

[35] Krause JO, Brodsky JW. Peroneus brevis tendon tears: pathophysiology, surgical reconstruction, and clinical results. Foot Ankle Int 1998;19(5):271–9.

[36] Cerrato RA, Myerson MS. Peroneal tendon tears, surgical management and its complications. Foot Ankle Clin 2009;14(2):299–312.

[37] Squires N, Myerson MS, Gamba C. Surgical treatment of peroneal tendon tears. Foot Ankle Clin 2007;12(4):675–95.

[38] Manoli A, Graham B. The subtle cavus foot, "the underpronator." Foot Ankle Int 2005;26(3):256–63.

[39] Akira, et al. Association of cavovarus foot alignment with peroneal tendon tears. Foot Ankle Int 2021;42(6):750–5.

# 第 12 章 阿喀琉斯之踵：跟腱的急性修复失败
## Achilles: Failed Acute Repair

Selene G. Parekh  Fernando S. Aran  Suhail Mithani  Aman Chopra  著

**本章要点**

- 解决急性跟腱断裂修复中最常见的并发症。
- 提供并发症的历史发生率和技术的发展。
- 讨论如何避免和处理特殊手术的并发症。

**关键词**

并发症，急性跟腱修复，急性跟腱修复失败

## 一、手术并发症

急性跟腱断裂是足踝部骨科医生常见的治疗病理。年发病率高达 21/10 万。这是大多数整形外科医生经常见到的一种疾病[1]。近年来一些文献探讨急性跟腱断裂是通过手术治疗还是通过非手术的功能康复方案能获得更好的治疗效果[2-7]。尽管外科手术技术的进步降低了跟腱再断裂的发生率，但跟腱断裂的手术修复仍存在较高的手术相关风险[8-10]。本章讨论最常见的术后并发症和手术技术之间并发症发生率的差异、风险分层的因素，旨在降低风险的术中手术技术以及术后并发症管理。

开放修复和微创手术（minimally invasive surgery，MIS）常见的术后并发症包括跟腱再断裂、伤口并发症、腓肠神经损伤和静脉血栓栓塞（venous thromboembolism，VTE）。

### （一）肌腱再断裂和松弛

急性跟腱断裂的非手术治疗和手术治疗存在争议[2-6]。非手术治疗进行 6~8 周的石膏治疗的再断裂率为 13%，而手术患者的再断裂率为 3%，但是术后患肢功能完全康复的概率较低[8]。Nilsson-Helander 研究发现非手术再断裂率为 12%，而手术再断裂率为 4%[11]。Bhandari 研究和 Nilsson-Helander 研究被用来评估急性跟腱断裂的手术治疗策略。

Willits 和 Amendola 认为早期功能康复和肌腱负荷使得跟腱断裂非手术治疗有更好的康复效果。他们发现 4.7% 的再断裂率明显低于以前的研究，并且在损伤后 1 年和 2 年的强度相似。在 240°/s 非手术治疗组的足底屈曲强度下降了 20%，这表明那些对运动能力要求较高的患者可能希望接受手术治疗，以保持他们的运动水平[6]。随访研究显示，在接受非手术治疗的军人患者中，再断裂率为 6.7%，而手术组为 3.7%[12]。使用功能性康复方案的非手术治疗有导致再断裂率略高的趋势，但大多数研究没有发现统计学意义。

手术病例系列中再断裂率在 0%~12% 范围内

变化[13, 14]。早期报道的 Ma-Griffith 经皮技术和随后的微创方法，如经皮跟腱修复系统（percutaneous achilles repair system，PARS）和跟腱缝合导向器在临床中的应用，使得真正经皮技术的再断裂率为 8%[15, 16]，在微创技术中约占 6%[15, 17]。当关注更有力的研究或 Meta 分析时，MIS 和开放技术的再破裂率都在 1.5%~4%[7, 18-22]。

肌腱松弛可能是非手术强度下降的罪魁祸首和手术队列。研究发现，肌腱延长较少的患者在强度和结果评分方面有更好的结果[23]。手术组的早期活动方案可能导致肌腱伸长减少[23]。

### （二）伤口并发症：粘连和感染

急性跟腱断裂术后发生伤口并发症相当常见。现有的文献虽然质量不尽相同，但对 6 项 1 级研究的 Meta 分析显示，伤口并发症的范围为 0%~15%[14]。这些伤口并发症从浅表和深部伤口裂开到不同深度的感染。早期的研究报道具有较高的异质性，因此很难汇总数据。在 Khan 的 Meta 分析中，1 级研究中有 5 项报道了 197 名患者中有 7 例感染，发生率为 3.5%[14]。由于伤口并发症的报道方式有很大的差异性，因此不可能对浅表和深部伤口感染和裂开进行分层分析。

不同研究之间的瘢痕粘连报道不一致。在 Khan 和他的同事在 12 项研究中的 4 项分析报道了瘢痕粘连的存在。开放手术组瘢痕粘连的发生率为 37/202（18.3%），而非手术组这一比例为 2/209（0.95%）[14]。

开放性跟腱断裂修复和经皮跟腱断裂修复之间的分析发现，开放性组粘连 4/53，经皮组粘连 0/53[14]。

Cretnik 和他的同事比较了大型传统开放技术和 1991 年至 1997 年在斯洛文尼亚对患者进行了 Ma-Griffith 经皮技术治疗，共有 248 名患者（133 例经皮 vs. 115 例开放）。他们的研究显示，开放组的浅表感染率为 4.6%，而经皮队列组为 0.7%，开放组深部感染率为 1.9%，经皮组为 0%。开放组皮肤坏死为 5.6%，经皮组为 0%[15]。总的来说，经皮手术组的伤口并发症发生率为 0.7%，而开放组的染伤口并发症发生率为 13.9%[15]。

Bartel 及其同事汇总了微创技术（整合生命科学，新泽西州）的数据，显示 253 例患者的感染率为 0.8%，伤口并发症为 2%[18]。

Hsu 及其同事有 270 名急性期患者跟腱修复。101 例患者采用了 PARS（PARS Arstrex Inc Naples, FL）微创技术和 169 例开放手术进行比较。这些患者在 2005—2014 年期间接受了手术修复。他们报道了 3% 的 PARS 浅表伤口裂开，而开放性为 4.1%。PARS 浅表伤口感染为 0%，而口服抗生素治疗的为 1.8%。总的来说，2% 的 PARS 患者因钢丝缝合的异物反应而再次手术，而开放组为 0%。关于深部感染，1.8% 的开放组有再次手术，而 PARS 组为 0%。总的来说，PARS 的伤口并发症为 5%，而开放组为 7.6%，但没有统计学意义[13]。

尽管大多数研究倾向于表明开放入路与 MIS 入路的伤口并发症发生率略高，但情况并非总是如此[13, 15, 20, 24]。2019 年的研究显示，开放手术队列中伤口并发症发生率为 5%，而微创队列中为 7.6%。这是一项大型多中心研究，包括 2001—2016 年 615 名接受跟腱修复的患者。MIS 组的并发症发生率远高于既往报道，615 例患者中只有 53 例接受了这种技术。本研究还表明，创伤外科医生的创伤并发症发生率为 9.1%，高于非创伤外科医生为 4.1%[7]。

### （三）腓肠神经损伤

腓肠神经的解剖过程使其在修复跟腱手术中有损伤的危险。开放手术总是有腓肠神经损伤的风险。虽然大多数研究报道的发生率在 0%~3%，但一些研究报道腓肠神经的敏感性改变高达 12.5%[25]。MIS 技术更关注腓肠神经损伤。早期的解剖研究表明，使用马格里菲斯技术的损伤率为 60%[26]。

许多外科医生希望继续追求微创技术，如希望减少伤口并发症，更快地恢复运动。因此，设计了新的方法，以尽量减少腓肠神经损伤的风险。Cretnik 及其同事试图通过在一个清醒的患者身上使用利多卡因和肾上腺素进行修复来减少腓肠神经损伤。如果患者在针进入近端和外侧进入部位时出现严重疼痛，他们会将针取出并放置在不同的位置。他们报道了腓肠神经损伤的发生率为4.5%，而开放组为 2.8%[15]（图 12-1）。

最近，为了避免腓肠神经损伤，MIS 技术（图12-2）已经改进为在副切口内放置经皮导管，这样缝合线就可以深入到腓肠神经。这可能可以避免在缝合时缝入腓肠神经，但仍有一个当神经通过经皮夹具时，有通过针和缝合的风险。PARS 和Achillon 系统是两种最常见的经皮系统，腓肠神经炎的发生率已从 1.9% 下降到 0%[7, 13, 18]。如果缝线打结在外侧，腓肠神经仍然可以被卡住，而且在术中很难评估，因为你无法看到线结。

为了避免用非直视下损伤腓肠神经的风险，Akoh 及其同事最近发表了一种非器械经皮技术，采用 3cm 切口，在直接可视化下缝合。本研究有33 例患者接受了这种技术，没有关于腓肠神经损伤的报道[27]。

在最近由斯塔文尼特所做的大型跟腱研究中，腓肠开放技术和 MIS 技术的神经损伤率相似，分别为 2% 和 1.9%[7]。

### （四）静脉血栓栓塞和肺栓塞

无论是在手术和非手术的方案，跟腱损伤治疗中静脉血栓栓塞和肺栓塞是需要特别关注的。腓肠肌和比目鱼肌在提供力学作用的过程中起着关键的作用，收缩比目鱼肌可以促进下肢静脉回流。当跟腱断裂时，这些肌肉腹部都不能用力收缩[28-35]。

有症状的静脉血栓栓塞的发生率在 0.7%～7%[7, 18, 36, 37]，这可能不能完全体现实际的发生率。在一项包括 105 例跟腱断裂患者的研究中，所有患者都接受了深静脉血栓形成（deep vein thrombosis，DVT）的超声筛查。研究发现，即使使用了化学预防药物，34% 的患者也发生了深静脉血栓[37, 38]。

Calder 及其同事对足部和踝关节手术患者的VTE 进行了大型 Meta 分析，确定在跟腱断裂的情况下，定期使用化学预防是必要的。在这项特别的研究中，他们推荐使用低分子肝素[36]。

对足部和踝关节损伤的患者进行适当的 VTE预防仍然存在争议[7, 36, 39-41]。在 Stavenuiter 的研究中，他们报道了 3.6% 的 VTE 发生率，2.9% 的患者继续形成深静脉血栓，1.3% 的患者最终发生肺栓塞。在这项研究中，对于应该使用哪种化学预防措施还没有达成共识[7]。

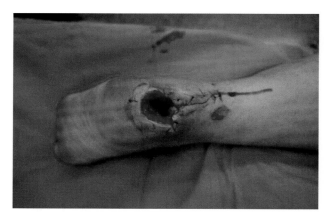

▲ 图 12-1　插入性破裂修复后的深部伤口感染和皮肤坏死
图片由 Suhail Mithani，MD 提供

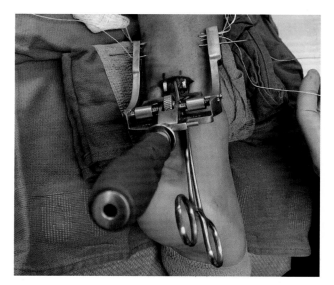

▲ 图 12-2　经皮跟腱修复系统和跟腱缝合导向器（Achillon）
图片由 Karl Schweitzer，MD 提供

## 二、在风险分层中使用的因素

在跟腱断裂的手术和非手术治疗中存在一定的危险因素，会增加并发症发生率。在与患者讨论管理时，了解危险因素是很重要的，而优化可改变的因素可能会改善预后。虽然这是一种对时间敏感的手术修复，但患者可以在术前和术后期间立即改变行为，并看到更好的结果。

### （一）可改善的因素

#### 1. 吸烟

吸烟是在发生急性跟腱断裂时最重要的考虑因素之一。Bruggeman 及其同事证明，吸烟患者的伤口并发症发生率为 38.5% 而非吸烟者的伤口并发症发生率为 7.9%；按深浅部伤口感染分类又分成吸烟者浅表伤口坏死发生率为 23.1%，非吸烟者为 6.0%，吸烟者深部感染为 15.4%，非吸烟者为 2.0%[42]。

Pajala 及其同事也同样证明了吸烟者的情况更糟，包括深度感染和再断裂，33% 的感染和 39% 的再断裂发生在吸烟者中[43]。2019 年的 Stavenuiter 研究显示，当前吸烟者的并发症比为 3.2%，与非吸烟者比较有显著的统计学意义。但既往有吸烟史的患者的并发症比为 1.7%，与非吸烟者比较未达到统计学意义[7]。

在骨科文献中没有关于跟腱的证据建议短期改变吸烟会改变这些并发症，但应该讨论吸烟者更高的并发症发生率，以及手术治疗与非手术治疗是否最好。

在所有的联合文献中，Boylan 及其同事发现与当前吸烟者相比，术前至少 10 周戒烟的吸烟者的总关节感染情况减少了 29%。这里的问题是戒烟者的平均时间是 22 年[44]。在之前的一项研究中，有一个显著的术前接受戒烟干预的患者戒烟成功率为 64% 与术前简单被告知戒烟的患者术前戒烟成功率仅为 8% 的差异[45]。目前有 2 个大型的跨越外科专业的系统回顾和 Meta 分析用于确定戒烟的时间长短[45, 46]。Wong 及其同事，以及 Sorensen 及其同事也对现有的文献进行了评估，并得出了类似的结论。他们主要评估术后的肺部、心血管和伤口并发症。术前 2～4 周戒烟的患者发生肺部并发症的相对风险为 1.2，4 周以上的风险为 0.77，而 8 周以上的风险为 0.53[46]。在伤口并发症方面，与当前吸烟者相比，在 3～4 周前戒烟的患者出现伤口并发症的相对风险为 0.69。因此，目前的骨科指南建议术前至少戒烟 4 周[46]。

#### 2. 糖尿病

因为急性中段跟腱断裂往往发生在活跃的人群中。目前，大多数研究都包括了少量的糖尿病患者。Bruggeman 研究在 164 名糖尿病患者中只有 3 名，而 Stavenuiter 研究在 615 名糖尿病患者中只有 12 名。由于这些数字很小，故没有统计学意义。在 Stavenuiter 研究中，12 例糖尿病患者中有 3 例出现并发症，占 25%，而总并发症发生率为 11.7%（$P=0.156$）[7]。在 Bruggeman 的研究中，糖尿病患者的伤口并发症发生率为 33%，而非糖尿病患者为 9.9%（$P=0.21$）[42]。

虽然在这些研究中没有达到统计学意义，因为考虑到糖尿病患者的运动能力不足从而总体发生率较低，其感染发生率与糖尿病患者其他常见疾病有相似的情况。分析治疗踝关节骨折的患者，据报道糖尿病患者的感染率为 32%，而非糖尿病患者的感染率为 8%[47]。McCormick 及其同事同样证明，与年龄匹配的对照组相比，患有踝关节骨折的糖尿病患者的并发症发生率为 42%[48]。

#### 3. 体重指数

BMI 大于 $30kg/m^2$ 时，与 BMI 小于 $30km/m^2$ 的患者相比出现并发症的发生率要高 1.82%。有一些混杂变量与 BMI 相关，如糖尿病。经多变量回归分析，在 Stavenuiter 研究中，BMI 单独对并发症无统计学意义（$P=0.058$）[7]。

Bruggeman 及其同事证明了 BMI 大于 $30km/m^2$ 的患者伤口并发症的差异的比率。符合肥胖标准的患者的伤口并发症发生率为 14.6%，而 BMI 小于 $30km/m^2$ 的患者为 8.7%。

除了伤口并发症和再破裂，肥胖增加了风险足 / 踝关节手术后的 VTE[36, 49–51]。

### （二）不可变因素

#### 年龄

随着患者年龄的增大，急性跟腱断裂修复术后并发症的发生率也随之增加。在斯塔文尼特和他的同事们的研究中，有并发症的患者的平均年龄为 45.2 岁，无并发症的患者，年龄为 41.1 岁。经多变量回归分析，比值比仅为 1.04，差异有统计学意义[7]。

年龄每增长 10 年，鞋跟上升的不对称性就会增加 6% 高度。Carmont 及其同事将此归因于肌腱的年龄相关弹性下降，并发现年龄是手术修复后结果的最强预测因子[52]。虽然还没有确定年龄的界限，但老年患者的手术回报可能会减少。

在其他研究中，年龄被发现是足 / 踝关节手术后 VTE 的危险因素[36, 50, 51, 53-56]。

## 三、避免并发症的技巧

### 1. 跟腱再断裂

有许多不同的术后方案，其中许多是针对外科医生的。作者鼓励用静息状态的跖屈夹板固定 2 周。然后患者佩戴 4 层鞋跟的 CAM 靴进行负重，每周减去一层鞋跟。在第 6 周，让患者在适当的范围和强度下开始物理治疗。患者通常能够在第 6 周后的 1 周内，在物理治疗的帮助下自行脱离 CAM 靴子。患者可以在第 10 周恢复运动特异性治疗。一旦治疗师给患者安排了充分的运动活动，他们就可以回去玩了。

### 2. 深静脉血栓形成的预防

避免深静脉血栓栓塞最重要的因素是鼓励患者行走，甚至在刚刚做完手术之后也能保持活动。我们鼓励患者每小时起床一次，发现膝盖脚踏车在行走时特别有用。对于既往无深静脉血栓形成或凝血功能障碍的患者，我们常规使用 325mg 阿司匹林，每日 2 次。如果患者有深静脉血栓病史，我们将与他们的家庭医师或血液学家讨论预防措施。

### 3. 伤口并发症

为了避免急性跟腱断裂修复过程中的伤口并发症，应注意皮肤的血管区域、软组织处理和伤口闭合。

### 4. 皮肤的血管区域

紧邻跟腱外侧的皮肤由跟骨灌注腓骨动脉的分支和肌腱内侧的皮肤由胫骨后动脉的跟骨分支灌注。阿廷格和他的同事使用这种方法是为了避免损害阻塞皮瓣的血管[57]。

中线入路已安全使用，使得伤口并发症减少到 8.2%，低于 14.6% 的历史值[58, 59]（图 12-3）。

Yepes 及其同事最近对此提出了质疑，因为后内侧切口也可以安全地将伤口并发症减少到 8.3%[58, 60]。需要注意的是，外侧皮瓣的穿支较少，理论上在肌腱外侧的切口可能有更高的并发症发生率。

### 5. 软组织处理

外科医生在切开分离组织和闭合伤口时必须非常注意软组织。

锐性分离到旁肌水平，避免过度逆行对皮肤的作用和受力将有助于维持健康的皮肤灌注。这对于使用自挡牵开器尤为重要。

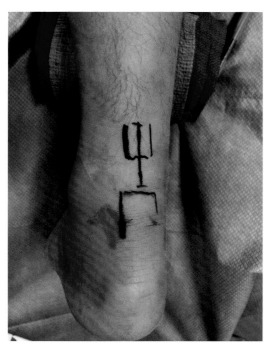

▲ 图 12-3　中线切口位于皮肤血管区域之间，使得愈合良好

图片由 Selene Parekh，MD 提供

在使用止血带时也应考虑皮肤灌注。因为毛细管床可能会被过度的钝力损坏。我们经常使用大腿止血带，使用的压力在 250～300mmHg。我们尽量把止血带的时间保持在 30min 左右。

**6. 腓肠神经**

在开放手术中，为避免神经损伤，直视下缝合肌腱是最重要的。我们并不是在每个病例中都把神经分离出来，但是如果神经穿过了手术区域，在修复时我们就需要将其分离出来。

在微创技术中，使用经皮夹具是有利的。一些研究人员还将建议旋转夹具几度，以便使近端外侧进入部位更靠前。此外，其他外科医生甚至让他们的患者清醒，如果他们在近端侧缝时有明显疼痛，他们移除并重新定位[15]。

**7. 关闭伤口**

通过关闭副切口来分层闭合肌腱修复可能有助于肌腱与皮肤的粘连、缝合线的凸出和对肌腱的血液供应。如果没有足够的组织放置修复，我们将使用薄羊膜组织移植来创建分层分离。我们认为，这些分层的分离允许不同的组织平面，然后可以独立移动，而不是融合的血肿和瘢痕组织从肌腱层到皮肤。

避免含硅胶缝合线可能有助于减少异物对缝合线的反应。

对于有不足的患者，缝合线应保持至少 2 周，急性跟腱修复和受损患者应密切评估。有伤口愈合问题的患者每周被带到诊所检查伤口，并根据需要进行伤口护理。

对于愈合不当的伤口，缝合线可以保留较长的时间。

## 四、如何管理并发症

如果你要管理急性跟腱断裂的患者，你的临床团队应该做好准备并能够处理以下问题。

**1. 跟腱再断裂**

如果患者主诉有可能的肌腱再断裂，请进行早期体格检查是关键。Thompson 测试和触诊的缺失是必要的体格检查结果。如果临床医生有经验

和可以在办公室使用超声波机，这可能是一个快速的方法来确定修复是否有延长或完全的再破裂。MRI 是一种先进的成像选择，但术后的改变将造成额外的信号干扰。与每个病例的患者进行术前讨论，治疗范围可以从非手术到翻修手术。

(1) Maffulli 和他的同事在 2012 年报道了 Z 形缩短跟腱部位已经以一种拉长的位置愈合了[61]。我们建议在缩短跟腱的情况下，再断裂愈合在拉长的位置，导致推力减少。

(2) 在修复手术中使用踇长屈肌（flexor hallucis longus，FHL）移植能够达到功能性修复和增强力量的作用。在慢性再断裂的情况下，有踇长屈肌移植的患者的 AOFAS 评分有显著改善[62]，这可以在腓肠肌推进时完成[62]。

**2. 伤口并发症**

伤口并发症的复杂性也有所不同。人们首先必须考虑患者的愈合能力。糖尿病患者应检查糖化血红蛋白。重复记录吸烟史，并考虑可能进行的尼古丁测试。对患者的医疗优化是最重要的。

可密切监测皮肤浅表坏死和伤口裂开。使用如果涉及浅表感染，延长缝合保留和口服抗生素是重要的。在某些情况下，留下的无菌条纹过长会被困在碎片中，导致潜在的感染。此外，一些浅表缝合线肉芽肿可能有症状。在许多情况下，缝合线肉芽肿将开始脱离皮肤，必要时可以在诊所用镊子切除。在手术时，后足跟应该很好地填充，以卸载皮肤。许多浅表的皮肤并发症都会顺利消失。

深部伤口裂开有或没有感染都需要更多地参与。我们建议与整形外科医生和伤口护理人员保持良好的工作关系。使用局部佐剂，如磺胺嘧啶银和医用级蜂蜜洗液，可能有助于保持伤口无菌，并最终愈合，而不需要额外的手术[63]。除了局部伤口佐剂，使用伤口真空负压吸引已被证明可以减少开放性伤口的愈合时间，并导致更高的成功率完全愈合，不需要使用皮瓣技术[64]。

有几种压缩敷料，也可以使用，除了帮助伤口愈合。这些敷料大多用于静脉淤积性溃疡，但

在某些患者中，持续肿胀和静脉淤积可能会抑制伤口愈合。它们是按最多到最少的顺序排列的。对持续肿胀间歇性气动压缩装置似乎是最有效的。多层压缩敷料是所研究的干预措施的第二种最有效的方式。锌浸渍敷料，如 Unna 靴子，有助于伤口愈合，但效果最小 [65]。

在这些情况下，特别是如果怀疑有感染，临床医生应该做好准备将患者返回手术进行早期冲洗和清创。如果感染达到缝合线的水平，那么这部分必须被切除，以根除感染。根据缺损的大小，用单丝缝合可以进行初次缝合。如果不可能，可能有必要使用创口真空。在某些情况下，可能需要用皮瓣进行最终关闭。我们的整形外科团队已经使用了单期双蒂移植和裂层移植来覆盖这些缺损（图 12-4 至图 12-8）。

### 3. 腓肠神经损伤

如果腓肠神经受伤，可以讨论在粘连的情况下行神经松解术和可能的神经瘤切除术。当外科医生在进行处理腓肠神经的手术时，外科医生必须准备好处理几种不同的情况。神经传导速度和体格检查对术前是否存在神经瘤和确定神经瘤是否具有连续性具有诊断意义。如果神经被横断，腓肠神经有一个神经瘤，它可以被切除，神经残端可以被缝合成骨膜或肌肉。在经皮修复的情况下，损伤很可能发生在比目鱼肌腹附近，它可能被用于埋葬腓肠神经的健康末端。如果神经是连续的，就可以进行神经松解术。一些外科医生提

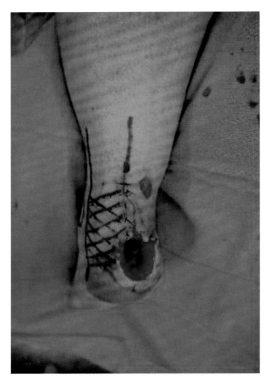

▲ 图 12-5　特征标记表明皮肤区域被破坏，以允许后部缺损的闭合
图片由 Suhail Mithani, MD 提供

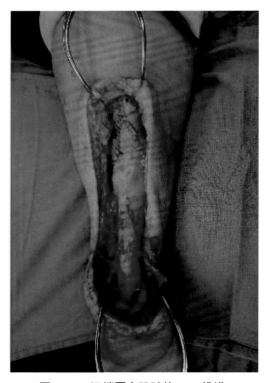

▲ 图 12-6　远端固定肌腱的 V-Y 推进
图片由 Suhail Mithani, MD 提供

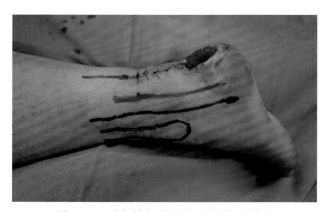

▲ 图 12-4　准备修复跟腱术后的深部感染伤口
图片由 Suhail Mitani, MD 提供

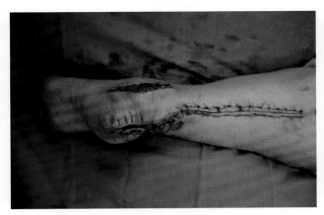

▲ 图 12-7　术中用外侧切口切开皮肤移植闭合，用于局部组织移植

图片由 Suhail Mithani，MD 提供

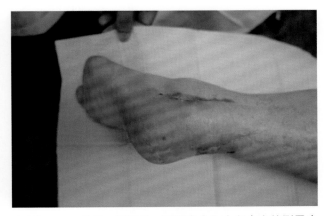

▲ 图 12-8　术后 6 周随访，跟腱愈合和大多愈合的裂层皮肤移植

图片由 Suhail Mithani，MD 提供

倡用羊膜组织或脂肪移植物包裹神经，以防止复发性粘连。

**临床要点**

➤ 目前的骨科指南建议选择性外科手术至少

4 周戒烟[46]。

➤ 深静脉血栓是常见的跟腱断裂并发症，建议对所有这种损伤的患者进行化学预防。

➤ 合并跟腱断裂的糖尿病患者的伤口并发症发生率较高。

# 参考文献

[1] Lantto I, Heikkinen J, Flinkkila T, et al. Early functional treatment versus cast immobilization in tension after Achilles rupture repair: results of a prospective randomized trial with 10 or more years of follow-up. Am J Sports Med 2015;43(9): 2302–9.

[2] Olsson N, Silbernagel KG, Eriksson BI. Stable surgical repair with accelerated rehabilitation versus nonsurgical treatment for acute Achilles tendon ruptures: a randomized controlled study. Am J Sports Med 2013;41(12):2867–76.

[3] Soroceanu A, Sidhwa F, Aarabi S, et al. Surgical versus nonsurgical treatment of acute Achilles tendon rupture: a meta-analysis of randomized trials. J Bone Joint Surg Am 2012;94(23):2136–43.

[4] Twaddle BC, Poon P. Early motion for Achilles tendon ruptures: is surgery important? A randomized, prospective study. Am J Sports Med 2007;35(12):2033–8.

[5] Wallace RG, Traynor IE, Kernohan WG, et al. Combined conservative and orthotic management of acute ruptures of the Achilles tendon. J Bone Joint Surg Am 2004;86–A(6):1198–202.

[6] Willits K, Amendola A, Bryant D. Operative versus nonoperative treatment of acute Achilles tendon ruptures: a multicenter randomized trial using accelerated functional rehabilitation. J Bone Joint Surg Am 2010;92(17):2767–75.

[7] Stavenuiter XJR, Lubberts B, Prince RM 3rd, et al. Postoperative Complications Following Repair of Acute Achilles Tendon Rupture. Foot Ankle Int 2019;40(6): 679–86.

[8] Bhandari M, Guyatt GH, Siddiqui F. Treatment of acute Achilles tendon ruptures: a systematic overview and metaanalysis. Clin Orthop Relat Res 2002;400: 190–200.

[9] Jones MP, Khan RJ, Carey Smith RL. Surgical interventions for treating acute Achilles tendon rupture: key findings from a recent Cochrane review. J Bone Joint Surg Am 2012;94(12):e88.

[10] Khan RJ, Carey Smith RL. Surgical interventions for treating acute Achilles tendon ruptures. Cochrane Database Syst Rev 2010;9:CD003674.

[11] Nilsson-Helander K, Silbernagel KG, Thomeé R, et al. Acute Achilles tendon rupture: a randomized, controlled study comparing surgical and nonsurgical treatments using validated outcome measures. Am J Sports Med 2010;38(11): 2186–93.

[12] Renninger CH, Kuhn K, Fellars T, et al. Operative and Nonoperative Management of Achilles Tendon Ruptures in Active Duty Military Population. Foot Ankle Int 2016;37(3):269–73.

[13] Hsu AR, Jones CP, Cohen BE, et al. Clinical Outcomes and Complications of Percutaneous Achilles Repair System Versus Open Technique for Acute Achilles Tendon Ruptures. Foot Ankle Int 2015;36(11):1279–86.

[14] Khan RJ, Carey Smith RL. Surgical interventions for treating acute Achilles tendon ruptures. Cochrane Database Syst Rev 2010;(9):CD003674.

[15] Cretnik A, Kosanovic M, Smrkolj V. Percutaneous versus open repair of the ruptured Achilles tendon: a comparative study. Am J Sports Med 2005;33(9): 1369–79.

[16] Klein W, Lang DM, Saleh M. The use of the Ma-Griffith technique for percutaneous repair of fresh ruptured tendo Achillis. Chir Organi Mov 1991;76:223–8.

[17] Webb JM, Bannister GC. Percutaneous repair of the ruptured tendo

Achillis. J Bone Joint Surg Br 1999;81:877–80.

[18] Bartel AF, Elliott AD, Roukis TS. Incidence of complications after Achillon® miniopen suture system for repair of acute midsubstance Achilles tendon ruptures: a systematic review. J Foot Ankle Surg 2014;53(6):744–6.

[19] Assal M, Jung M, Stern R, et al. Hoffmeyer, Pierre MD Limited Open Repair of Achilles Tendon Ruptures. J Bone Joint Surg 2002;84(2):161–70.

[20] Porter KJ, Robati S, Karia P, et al. An anatomical and cadaveric study examining the risk of sural nerve injury in percutaneous Achilles tendon repair using the Achillon device. Foot Ankle Surg 2014;20(2):90–3.

[21] McMahon SE, Smith TO, Hing CB. A meta-analysis of randomised controlled trials comparing conventional to minimally invasive approaches for repair of an Achilles tendon rupture. Foot Ankle Surg 2011;17(Issue 4):211–7.

[22] Khan RJ, Fick D, Keogh A, et al. Treatment of acute achilles tendon ruptures. A meta-analysis of randomized, controlled trials. J Bone Joint Surg Am 2005; 87(10):2202–10.

[23] Kangas J, Pajala A, Ohtonen P, et al. Achilles tendon elongation after rupture repair: a randomized comparison of 2 postoperative regimens. Am J Sports Med 2007;35(1):59–64.

[24] McMahon SE, Smith TO, Hing CB. A meta-analysis of randomised controlled trials comparing conventional to minimally invasive approaches for repair of an Achilles tendon rupture. Foot Ankle Surg 2011;17(4):211–7.

[25] Cetti R, Christensen SE, Ejsted R, et al. Operative versus nonoperative treatment of Achilles tendon rupture. Am J Sports Med 1993;21:791–9.

[26] Hockenbury RT, Johns JC. A biomechanical in vitro comparison of open versus percutaneous repair of tendon Achilles. Foot Ankle 1990;11(2):67–72.

[27] Akoh CC, Fletcher A, Sharma A, et al. Clinical Outcomes and Complications Following Limited Open Achilles Repair Without an Instrumented Guide. Foot Ankle Int 2021;42(3):294–304.

[28] Reis FP, Aragão JA, de Figueiredo LF, et al. Venous drainage of the soleus muscle. Surg Radiol Anat 2008;30(4):341–5.

[29] Cohen BJ, Wood DL. Vasos sanguíneos e circulação do sangue. In: Cohen BJ, Wood DL, editors. O corpo humano na saúde e na doença. Manole, São Paulo; 2002. p. 267–90.

[30] Garrido MBM. Anatomia médico-cirúrgica do sistema venoso dos membros inferiores. In: Maffei FHA, editor. Doenças vasculares perifé ricas. 3rd edn. São Paulo: Medisi; 2002. p. 133–67.

[31] Hollerweger A, Macheiner P, Rettenbacher T, et al. Sonographic diagnosis of thrombosis of the calf muscle veins and the risk of pulmonary embolism (commented on in Ultraschall Med 2002;21:45–6). Ultraschall Med 2000;21:45–6.

[32] Krünes U, Teubner K, Knipp H, et al. Thrombosis of the muscular calf veins– reference to a syndrome which receives little attention. Vasa 1998;27(3):172–5.

[33] Labropoulos N, Webb KM, Kang SS, et al. Patterns and distribution of isolated calf deep vein thrombosis. J Vasc Surg 1999;30:787–91.

[34] Ohgi S, Tachibana M, Ikebuchi M, et al. Pulmonary embolism in patients with isolated soleus vein thrombosis. Angiology 1998;49(9):759–64.

[35] Sprayegen S, Koenigsberg K, Haimovici H. Flebografia contrastada e imagens ultra-sônicas venosas. In: Haimovici H, editor. Cirurgia vascular: princípios e técnicas. 4th edn. Rio de Janeiro: Di-Livros; 1999. p. 1172–90.

[36] Calder JD, Freeman R, Domeij-Arverud E, et al. Meta-analysis and suggested guidelines for prevention of venous thromboembolism (VTE) in foot and ankle surgery. Knee Surg Sports Traumatol Arthrosc 2016;24(4):1409–20.

[37] Nilsson-Helander K, Thurin A, Karlsson J, et al. High incidence of deep venous thrombosis after Achilles tendon rupture: a prospective study. Knee Surg Sports Traumatol Arthrosc 2009;17(10):1234–8.

[38] Lapidus LJ, Rosfors S, Ponzer S, et al. Prolonged thromboprophylaxis with dalteparin after surgical treatment of achilles tendon rupture: a randomized, placebocontrolled study. J Orthop Trauma 2007;21:52–7.

[39] Fleischer AE, Abicht BP, Baker JR, et al. American College of Foot and Ankle Surgeons' clinical consensus statement: risk, prevention, and diagnosis of venous thromboembolism disease in foot and ankle surgery and injuries requiring immobilization. J Foot Ankle Surg 2015;54(3):497–507.

[40] Griffiths JT, Matthews L, Pearce CJ, et al. Incidence of venous thromboembolism in elective foot and ankle surgery with and without aspirin prophylaxis. J Bone Joint Surg Br 2012;94(2):210–4.

[41] Pelet S, Roger ME, Belzile EL, et al. The incidence of thromboembolic events in surgically treated ankle fracture. J Bone Joint Surg Am 2012;94(6):502–6.

[42] Bruggeman NB, Turner NS, Dahm DL, et al. Wound complications after open Achilles tendon repair: an analysis of risk factors. Clin Orthop Relat Res 2004;(427):63–6.

[43] Pajala A, Kangas J, Ohtonen P, et al. Rerupture and deep infection following treatment of total Achilles tendon rupture. J Bone Joint Surg 2002;84A:2016–21.

[44] Boylan MR, Bosco JA 3rd, Slover JD. Cost-Effectiveness of Preoperative Smoking Cessation Interventions in Total Joint Arthroplasty. J Arthroplasty 2019;34(2): 215–20.

[45] Møller AM, Kjellberg J, Pedersen T. Sundhedsøkonomisk analyse af rygestop før operation–baseret på et randomiseret studie [Health economic analysis of smoking cessation prior to surgery–based on a randomised trial]. Ugeskr Laeger 2006;168(10):1026–30.

[46] Wong J, Lam DP, Abrishami A, et al. Short-term preoperative smoking cessation and postoperative complications: a systematic review and meta-analysis. Can J Anaesth 2012;59(3):268–79.

[47] Flynn JM, Rodriguez-del Rio F, Piza PA. Closed ankle fractures in the diabetic patient. Foot Ankle Int 2000;21:311–9.

[48] McCormick RG, Leith JM. Ankle fractures in diabetics: Complications of surgical management. J Bone Joint Surg 1998;80B:689–92.

[49] Felcher AH, Mularski RA, Mosen DM, et al. Incidence and risk factors for venous thromboembolic disease in podiatric surgery. Chest 2009;135(4):917–22.

[50] Kujath P, Spannagel U, Habscheid W. Incidence and prophylaxis of deep venous thrombosis in outpatients with injury of the lower limb. Haemostasis 1993; 23(suppl 1):20–6.

[51] Shibuya N, Frost CH, Campbell JD, et al. Incidence of acute deep vein thrombosis and pulmonary embolism in foot and ankle trauma: analysis of the National Trauma Data Bank. J Foot Ankle Surg 2012;51(1):63–8.

[52] Carmont MR, Zellers JA, Brorsson A, et al. Age and Tightness of Repair Are Predictors of Heel-Rise Height After Achilles Tendon Rupture. Orthop J Sports Med 2020;8(3). 2325967120909556.

[53] Jameson SS, Rankin KS, Desira NL, et al. Pulmonary embolism following ankle fractures treated without an operation—an analysis using National Health Service data. Injury 2014;45(8):1256–61.

[54] Kock HJ, Schmit-Neuerburg KP, Hanke J, et al. Thromboprophylaxis with lowmolecular- weight heparin in outpatients with plaster-cast immobilisation of the leg. Lancet 1995;346(8973):459–61.

[55] Riou B, Rothmann C, Lecoules N, et al. Incidence and risk factors for venous thromboembolism in patients with nonsurgical isolated lower limb injuries. Am J Emerg Med 2007;25(5):502–8.

[56] Solis G, Saxby T. Incidence of DVT following surgery of the foot and ankle. Foot Ankle Int 2002;23(5):411–4.

[57] Attinger CE, Evans KK, Bulan E, et al. Angiosomes of the foot and ankle and clinical implications for limb salvage: reconstruction, incisions, and revascularization. Plast Reconstr Surg 2006;117(7

Suppl):261S–93S.

[58] Highlander P, Greenhagen RM. Wound complications with posterior midline and posterior medial leg incisions: a systematic review. Foot Ankle Spec 2011;4(6): 361–9.

[59] Wong J, Barrass V, Maffulli N. Quantitative review of operative and nonoperative management of Achilles tendon ruptures. Am J Sports Med 2002;30(4):565–75.

[60] Yepes H, Tang M, Geddes C, et al. Digital vascular mapping of the integument about the Achilles tendon. J Bone Joint Surg Am 2010;92(5):1215–20.

[61] Maffulli N, Spiezia F, Longo UG, et al. Z-shortening of healed, elongated Achilles tendon rupture. Int Orthop 2012;36(10):2087–93.

[62] Jain M, Tripathy SK, Behera S, et al. Functional outcome of gastrocnemius advancement flap augmented with short flexor hallucis longus tendon transfer in chronic Achilles tear. Foot (Edinb) 2020;45:101704.

[63] Gupta SS, Singh O, Bhagel PS, et al. Honey dressing versus silver sulfadiazene dressing for wound healing in burn patients: a retrospective study. J Cutan Aesthet Surg 2011;4(3):183–7.

[64] Wynn M, Freeman S. The efficacy of negative pressure wound therapy for diabetic foot ulcers: A systematised review. J Tissue Viability 2019;28(3):152–60.

[65] Dolibog P, Franek A, Taradaj J, et al. A randomized, controlled clinical pilot study comparing three types of compression therapy to treat venous leg ulcers in patients with superficial and/or segmental deep venous reflux. Ostomy Wound Manage 2013;59(8):22–30.

# 第 13 章　跟腱病手术失败的治疗
## Failed Surgery for Achilles Tendinopathy

Phinit Phisitkul　Nacime Salomao Barbachan Mansur　Cesar de Cesar Netto　著

**本章要点**

- 跟腱病分为止点性跟腱病和非止点性跟腱病。虽然它们可以共存，但这两种情况在病理机制上和治疗上有所不同。
- 指导失败手术治疗的证据非常有限。
- 深部感染必须通过彻底切除失活组织，清除异物，并覆盖软组织进行细致治疗。
- 踇长屈肌腱移位是恢复跖屈力和增强跟腱力量的最佳选择。不可用时，建议选择腓骨短肌或趾长屈肌。
- 手术后持续的疼痛可能与多种因素有关。准确的诊断是最重要的。

**关键词**

跟腱，肌腱病，并发症，感染，无力，再断裂，疼痛瘢痕

## 一、治疗跟腱病的局限性

跟腱病是一种影响着全世界数以百万人的常见病。通常发生在 21—60 岁的人群中，影响日常活动和参与体育运动[1]。最近的一项研究表明，14% 的美国国家篮球协会的运动员在跟腱病后不能恢复运动功能，或在表现较差的情况下恢复了功能[2]。跟腱病通常分为两类：止点性跟腱病（insertional achilles tendinopathy，IAT）和非止点性跟腱病（noninser tional Achilles tendinopathy，NIAT）。荷兰的一项研究发现，每年直接和间接因素导致的跟腱病的医疗花费估计为 991 美元[2]。以这个数字可以推算，保守地预测美国每年的社会经济总负担为 5 亿美元。很大一部分受跟腱病影响的患者可能会无法进行手术治疗。外科治疗通常是在 6 个月的全面非手术治疗后进行，包括活动改变、物理治疗、矫形、药物和注射治疗。

不幸的是，手术治疗并不总是成功的。跟腱病特别具有挑战性，因为跟腱力学方面的高要求、病因的不确定、皮肤和软组织血供稀少、软组织覆盖差、神经结构邻近以及手术选择的多变[2]。在日常活动的最大收缩期，跟腱需要维持高达 12 倍体重的力量，这使得效果不佳的患者难以达到最佳功能[3]。尽管组织病理学研究表明 NIAT 与跟腱变性有关，IAT 与跟腱止点骨化有关，但这些情况的确切病因尚不完全清楚。解剖学上，跟腱也很容易受到手术并发症的影响，因为分水岭区相对缺血，靠近跟骨上的止点 2～6cm 区域，除了皮肤，周围的软组织覆盖很少[4]。跟腱由腓肠神经和胫神经分支的神经供应，使其对疼痛敏感，容易

受到手术损伤，这可能导致疼痛性神经炎、神经瘤或复杂的局部疼痛综合征[5]。此外，全球数十年的手术治疗并未在 IAT 或 NIAT 的手术技术方面产生高水平的证据或共识。手术技术的变化导致了对结果和并发症的报道有限，因此普遍缺乏关于失败的手术治疗和手术并发症的修正[6-10]。

## 二、跟腱病手术的临床疗效

跟腱止点重建术（包括清理、滑囊切除术和骨赘切除术）的推荐等级为 B 级（基于 Ⅱ 级和 Ⅲ 级研究的合理证据），而姆长屈肌（flexor hallucis longus，FHL）转位术的推荐等级为 C 级（基于 Ⅳ 级和 Ⅴ 级研究的证据不足或相互矛盾的证据）[11]。腓肠肌翻转术、跟骨截骨术、其他肌腱转位术和经皮手术的推荐等级为 Ⅰ 级（任何推荐都没有足够的研究）。跟腱病手术治疗的并发症发生率各不相同，在某些病例中可达 41%，而高达 5% 的患者可能需要多次干预和持续护理[12]。总体而言，这些并发症报道的有伤口裂开、伤口感染、神经炎、深静脉血栓形成（DVT）和跟腱断裂[11, 12]。止点性跟腱病的失败率在 5%～25%[13, 14]。

对于开放性跟腱成形术，非止点性跟腱成形术为推荐等级为 C 级，关节镜下切除、经皮手术、肌腱转位和腓肠肌翻转术推荐等级为 Ⅰ 级[15, 16]。手术治疗患者中 85% 常见并发症表现为跟腱断裂、DVT、肌营养不良、神经炎和伤口问题[15]。在高达 25% 的研究中，失败与异质性的（69%～100%）满意度一起描述[15, 17]。

跟腱病手术后并发症一般分为轻度和主要并发症[11, 15, 18]。轻度并发症包括浅表感染、轻度伤口裂开、瘢痕压痛、轻度感觉异常和不适[11, 18]；跟腱断裂、DVT、肌营养不良、神经痛、深部伤口问题、深部感染和需要再次手术被归类为主要并发症[11, 18]。

### （一）止点性跟腱病

就止点性跟腱病而言，开放清理术导致了大多数并发症，这可能与手术的性质和报道的数据数量有关[11, 18]。轻度和主要并发症发生率在 3%～41%[19, 20]。严重并发症大多与开放清理术无关，且文献中鲜有报道。Watson 及其团队[20] 报道了 1 例术后 8 周跌倒后跟腱撕脱，直接用锚钉修复。Calder 和 Saxby[21] 在 52 例患者中有 2 例分别在术后 13 天和 18 天跌倒后出现跟腱撕脱，都进行了开放修复手术[21]。在 Wagner 及其团队的报道中[22]，39 例患者中有 1 例发生了跟腱断裂，进行了开放的跟腱修复手术。在止点性跟腱病进行开放清理后，跟腱断裂的发生率仅有 1%～3%，这种结果很少见。目前还没有描述止点重建后跟腱断裂的报道。

许多外科医生和接受开放止点性跟腱手术的患者都非常关心伤口愈合问题。令人惊讶的是，临床上没有单独报道术后伤口严重裂开的。Wagner 在 65 例患者中发现 3 例有深度感染[22]，他们住院后进行了局部换药、高压氧治疗和 VAC 治疗。Staggers 及其团队[23] 报道了 2 例深部感染（FHL 组为 1/21、V-Y 组为 1/25），但没有报道选择哪种治疗方法来解决这些并发症。

深静脉血栓是止点性跟腱术后又一常见的并发症。Yodlowski 及其团队[24]、Johnson 及其团队[25] 分别在 44 例和 21 例患者中报道了 1 例深静脉血栓，分别进行了开放清理和止点重建治疗。Philippot 及其团队[26] 在他们的 25 例患者中报道了 1 例进行异体四头肌移植重建的病例发生了深静脉血栓。使用腓肠肌翻转术治疗止点性跟腱病，Gurdezi 及其团队[27] 在 11 例患者（IAT 和 NIAT）中发现 1 例术后没有使用外固定也发生了深静脉血栓。Ettinger 及其团队在他们的止点性跟腱病患者队列中使用开放清理和止点重建治疗，40 名受试者中尽管肝素使用到完全负重（6 周），还是发生了 2 例深静脉血栓[28]。Georgiannos 及其团队在采用背侧楔形截骨术的 64 例病例中发现了 2 例血栓形成[29]。所有报道中没有具体叙述使用的何种预防措施。这些研究都没有报道住院或手术干预治疗这种并发症的必要性[26-29]。虽然许多研究人员认为积极的术后康复方案（早期运动和负重）结合合理的预防措施可能会大大降低深静脉血栓的发生率，但这些假设尚未得到充分验证[11, 18]。

神经损伤虽然在相当多的研究报道中发现是暂时性的[20, 22, 24, 29-33]，但是 Watson 及其团队[20]（1/38）、Yodlowski 及其团队[24]（1/41）、Rousseau 及其团队[31]（1/18）、Ho-rterer 及其团队[33]（2/118）报道了开放跟腱清理术后腓肠神经完全性损伤。Rousseau 及其团队[31] 是唯一报道了对神经损伤手术干预的人，他们对腓肠神经进行了神经松解，取得了良好的效果。然而，由于缺乏治疗神经损伤的良好证据，仔细解剖、识别神经和适当的回缩仍是避免这些可能并发症的最佳策略。

复发和残余疼痛导致患者翻修手术也被归类为主要并发症。在止点性跟腱病领域，Watson 及其团队[20]（1/38）、Maffulli 及其团队[34]（1/21）、Wagner 及其团队[22]（1/26）、Xia 及其团队[35]（1/39）报道了开放性跟腱清理术后患者的复发。Watson 及其团队[20] 用后外侧纵行入路观察到这一点，而 Maffulli 及其团队[34] 用后内侧纵行入路出现了类似的情况。Wagner 及其团队[22] 后内侧 J 形切口也报道了清理术后复发的情况。但是所有病例没有报道并解释复发的原因。在考虑其他方法时，Gurdezi 及其团队[27]（4/4）、Tallerico 及其团队[30]（1/11）出现了腓肠肌萎缩这种并发症，而 Staggers 及其团队[23] 在使用 V-Y 推进手术的患者中发现了存在复发病例（3/25）。在接受背侧闭合楔形截骨术的患者中，Georgiannos 及其团队[29] 报道了 1 例背侧移位（1/64），Nordio 及其团队[36] 报道了 1 例骨不连（1/26）。表 13-1 总结了跟腱止点病手术后的总成功率和并发症。

### （二）非止点性跟腱病

非止点性跟腱病病例需要手术的可达到24%～45%[16, 53]。并发症主要见于开放手术（0%～85%），其次为微创手术（2.9%～19%）和内镜手术（0%～7%）。在过去 30 年中，所有技术都很少出现严重的并发症。只有 Paavola[54] 和 Alfredson[55] 报道了开放跟腱成形术和微创清理治疗后的跟腱断裂。没有提供断裂原因的细节。对于所讨论的非止点性跟腱病的治疗中跟腱总断裂率约为 1%～3%。

在 Paavola 及其团队进行的回顾性系列中，313 例（4%）患者接受了开放松解或开放跟腱成形术，其中 13 例报道了主要为伤口愈合问题[54]。在 4 例患者中，皮肤坏死需要再次手术皮瓣来处理[54]。Alfredson[55] 还报道了使用微创或经皮清理跟腱后的并发症发生率很低（3%）。只有 Alfredson 和 Cook[56] 在开放肌腱松解后的 1 例患者（10 例）中报道了深部伤口感染。

Kvist 及其同事[57]（1%）、Nelen 及其团队[58]（6%）、Maffulli 及其团队[59]（15%）、Paavola 及其团队[54]（3%）、Sarimo 和 Orava[60]（4%）、Benazzo 及其团队[61]（9%）在开放手术（松解、肌腱成形和肌腱切断术）中报道了包括愈合和感染的浅表伤口问题，被认为是轻微并发症。虽然损伤较小，但经皮肌腱切断术仍存在这些并发症，如 Maffulli 及其团队[62]（11%）、Testa 及其团队[63]（10%）所述。根据 Naidu 及其团队[64]（7%）、Alfredson[55]（3%）、Calder 及其团队[65]（3%）、Maffulli 及其团队[66]（2%）、Thermann 及其团队[67]（6%）的说法，微创和内镜手术也会导致伤口问题。只有 De Cesar、Netto 及其团队[46]（25%）报道了肌腱转位后的伤口并发症。先前列出的调查者报道了局部伤口护理后的解决和良好的结果，但伤口问题和可能的原因之间没有相关性。

DVT 是另一种严重并发症，在 NIAT 中描述的频率低于 IAT。Nelen 及其团队[58] 在 143 例接受开放跟腱手术的患者中报道了 1 例。LingPaavola 及其团队[54]、Sarimo 和 Orava[60] 也分别在 1% 和 4% 的开放跟腱手术中报道了发生了 DVT。Chraim 及其团队[68] 还报道了使用内镜术后的 24 例患者中有 1 例发生了 DVT。在引用的文章中没有对预防的方法进行阐述，只有 Paavola 及其团队[54] 公开了 DVT 的治疗，包括 3 个月的抗凝药物治疗。

表 13-1　止点性跟腱病的研究总结

| 作　者 | 证据可信度级别 | 手　术 | 肌腱数量 | 临床结果 | 轻度并发症 | 主要并发症 |
|---|---|---|---|---|---|---|
| Watson 等[20], 2000 | IV | 清创术/重建术 | 38 | 73%~93% 满意 | 2 神经炎<br>3 感觉过敏 | • 1 断裂<br>• 1 复发<br>• 1 腓肠神经痛 |
| Yodlowski 等[24], 2002 | IV | 清创术/重建术 | 41 | 1 VAS | 1 痛性瘢痕<br>14 感觉迟钝 | • 1 腓肠神经痛<br>• 1 跟骨神经痛<br>• 1 DVT |
| McGarvey 等[37], 2002 | IV | 清创术/重建术 | 22 | 82% 满意 | 2 浅表伤口问题<br>2 感觉过敏<br>4 感觉迟钝<br>1 浅表感染 | — |
| Calder 和 Saxby[21], 2003 | IV | 清创术/重建术 | 52 | — | 3 浅表感染 | 2 断裂 |
| Maffulli 等[34], 2004 | IV | 清创术/重建术 | 21 | 88 VISA-A | 3 感觉过敏<br>2 浅表感染<br>1 瘢痕增生 | 1 再次手术（不完全断裂） |
| Wagner 等[22], 2006 | III | 清创术（不分离 × 分离） | 26×39 | 92%×74% 满意 | 1×5 裂开<br>0×2 腓肠神经炎 | • 1×2 感染<br>• 1 再次手术（疼痛）×<br>1 再次手术（断裂） |
| Johnson 等[25], 2006 | IV | 清创术/重建术 | 22 | 89 AOFAS | 2 浅表伤口问题 | 1 DVT |
| Elias 等[38], 2006 | IV | FHL 转位 | 40 | • 96 AOFAS<br>• 0 VAS<br>• 95% 满意 | — | — |
| Philippot 等[26], 2010 | IV | 自体股四头肌移植 | 25 | • 98 AOFAS<br>• 76% 极好 | 1 浅表伤口问题 | • 1 DVT<br>• 2 营养不良 |

（续表）

| 作　者 | 证据可信度级别 | 手　术 | 肌腱数量 | 临床结果 | 轻度并发症 | 主要并发症 |
|---|---|---|---|---|---|---|
| Nunley 等[19], 2011 | IV | 清创术/重建术 | 29 | • 96 AOFAS<br>• 96% 满意 | 1 浅表感染 | — |
| Maffulli 等[39], 2011 | IV | 清创术/重建术 | 30 | 88 VISA-A | 2 浅表感染 | — |
| Miyamoto 等[40], 2012 | IV | 自体髌骨移植 | 10 | • 92 ATRS<br>• 1 VAS | — | — |
| Oshri 等[41], 2012 | IV | 清创术/重建术 | 21 | • 83 AOFAS<br>• 3.7 VAS | • 11 感觉过敏<br>• 7 疼痛 | — |
| Gurdezi 等[27], 2013 | IV | 腓肠肌翻转术 | 4 | • 78 AOFAS<br>• 73 VISA-A | — | • 4 再次手术（复发）<br>• 1 DVT |
| El-Tantawy 和 Azza[42], 2015 | IV | FHL 转位 + 翻转术 | 13 | • 98 AOFAS<br>• 84% 极好 | 2 浅表感染 | — |
| Lin 等[43], 2014 | IV | 清创术/重建术 | 44 | • 86 AOFAS<br>• 3 VAS | 3 浅表伤口问题 | — |
| Tallerico 等[30], 2015 | IV | 腓肠肌翻转术 | 11 | • 94 AOFAS<br>• 91% 满意 | 2 腓肠神经炎 | 1 再次手术（复发） |
| Rousseau 等[31], 2015 | II | 清创术 × 重建术/皮瓣 | 9 × 9 | • 92 × 95 AOFAS<br>• 78 × 84 ATRS | — | • 1 神经松解<br>• 1 囊肿切除 |
| Hunt 等[44], 2015 | I | 清创术 × FHL 转位 | 18 × 21 | • 91 × 92 AOFAS<br>• 14 × 10 VAS<br>• 85% × 88% 满意 | 4 × 8 浅表伤口问题 | — |
| Nawoczensky 等[45], 2015 | II | 腓肠肌翻转术 | 13 | • 1 VAS<br>• 70% 满意<br>• 89 FAAM | — | — |

（续表）

| 作　者 | 证据可信度级别 | 手　术 | 肌腱数量 | 临床结果 | 轻度并发症 | 主要并发症 |
|---|---|---|---|---|---|---|
| Ettinger 等 [28]，2016 | IV | 清创术 / 重建术 | 40 | • 86 AOFAS<br>• 85% 好或极好 | • 3 浅表伤口问题<br>• 2 痛性瘢痕 | • 1 再次手术（血肿）<br>• 2 DVT |
| Georgiannos 等 [29]，2017 | IV | 背侧闭合楔形截骨术 | 64 | • 95 AOFAS<br>• 90 VISA-A<br>• 73% 极好 | • 4 浅表感染<br>• 1 腓肠神经炎 | • 2 DVT<br>• 1 移位 |
| de Cesar Netto 等 [46]，2019 | IV | FDL 转位 | 7 | • 1 VAS<br>• 64 LEFS | — | 1 深部感染 |
| Staggers 等 [23]，2018 | III | FHL 转位，V-Y | 21 × 25 | • 89% × 74% 满意<br>• 89 × 78 VISA-A | — | • 1 × 1 深部感染<br>• 1 × 1 马蹄足<br>• 1 × 0 关节活动度丧失<br>• 0 × 1 伤口并发症<br>• 0 × 3 复发 |
| Hardy 等 [7]，2018 | IV | 清创术 / 重建术 | 46 | • 93 AOFAS<br>• 92 VISA-A<br>• 54% 极好<br>• 30% 好 | • 1 静脉炎<br>• 1 囊肿 | — |
| Chimenti 等 [47]，2019 | IV | 经皮肌腱切断术 | 34 | • 85% 轻度或无疼痛 | 1 浅表感染 | — |
| Xia 等 [35]，2019 | III | 清创术 / 重建术（侧位 × 中央） | 39 × 32 | • 88 × 91 AOFAS<br>• 1 × 0 VAS | • 3 × 2 痛性瘢痕<br>• 3 × 1 感觉过敏<br>• 1 × 5 浅表伤口问题<br>• 1 × 0 浅表感染 | 1 × 0 再次手术（骨赘） |
| Zhuang 等 [48]，2019 | IV | 清创术 / 重建术 | 26 | • 18 MOXFQ<br>• 0 VAS<br>• 92 AOFAS | — | — |

（续表）

| 作者 | 证据可信度级别 | 手术 | 肌腱数量 | 临床结果 | 轻度并发症 | 主要并发症 |
|---|---|---|---|---|---|---|
| López-Capdevila 等[32], 2020 | IV | 背侧闭合楔形截骨术 | 18 | • 86 AOFAS<br>• 76 VISA-A | • 2 腓肠神经炎<br>• 1 浅表伤口问题 | — |
| Nordio 等[36], 2020 | IV | 背侧闭合楔形截骨术 | 26 | • 8 FFI<br>• 1 VAS | • 1 有症状的内固定 | 1 再次手术（骨不连） |
| Hörterer 等[33], 2020 | IV | 清创术/重建术 | 118 | 78% 满意 | • 17 浅表感染<br>• 1 腓肠神经炎<br>• 1 腓神经炎 | • 2 腓肠神经痛<br>• 1 营养不良 |
| Yontar 等[49], 2020 | IV | 清创术/重建术 | 34 | • 86 VISA-A<br>• 92 AOFAS<br>• 1 VAS | — | — |
| Diliberto 等[50], 2020 | II | 腓肠肌翻转术 | 8 | • 1 VAS<br>• 95 FAAM | — | — |
| Maffulli 等[51], 2020 | IV | 背侧闭合楔形截骨术 | 25 | • 2 VAS<br>• 86 VISA-A | • 2 浅表感染<br>• 1 腓肠神经炎 | — |
| Greiner 等[52], 2021 | IV | 清创术/重建术 | 42 | • 1 VAS<br>• 91 AOFAS<br>• 8 FFI | • 2 浅表感染<br>• 1 瘢痕增生 | 1 再次手术（植入刺激物） |

AOFAS. 美国骨科足踝协会；ATRS. 跟腱断裂评分；FAAM. 足踝能力评估；FFI. 足部功能指数；LEFS. 下肢功能量表；MOXFQ. 曼彻斯特 – 牛津足部问卷；VAS. 视觉模拟评分量表；VISA-A. 维多利亚体育研究中心跟腱评估

确定性的腓肠神经损伤。无论患者是否需要进一步手术治疗，在 NIAT 手术中它是存在的潜在并发症。在开放手术中，Paavola 及其团队[54] 是唯一报道使用后外侧入路进行跟腱松解术，腓肠神经损伤发生率为 1%。Molund 及其团队[69] 报道了腓肠肌推移术中腓肠神经损伤的发生率为 3%。Maffulli 及其团队[66] 陈述了在他们的一系列微创跟腱清理术中，使用 2 个近端和 2 个远端切口进行缝合，神经损伤概率为 4%。研究人员表示，对该技术的改进，远端穿过缝合通道（近端内侧切口至远端外侧切口，近端外侧切口至远端内侧切口），可将神经损伤概率降至零[66]。少数研究人员还描述了短暂的腓肠神经问题，然而没有具体的病因或预防技术的讨论[54, 66, 67]。患者无论是手术或非手术治疗腓肠神经，能获得中度至良好的效果。

总体而言，复发是常见的并发症。当考虑开放手术时，Kvist 及其同事[57] 报道了通过后外侧入路进行开放跟腱成形术的发生率为 13%。Nelen 及其团队[58] 报道了 4% 发生在后内侧开放松解的患者和 4% 发生在开放跟腱成形术的患者。Maffulli 及其团队[59] 在他们的开放后内侧跟腱成形术系列中有 42% 的发生了复发。后来，同样的研究人员使用同样的方法在一个更大样本的病例报道中公布了复发率 10%[70]。Benazzo 及其团队[61] 发现，在使用后外侧切口进行肌腱切除和比目鱼肌转位手术的患者中，复发率分别为 10% 和 3%。在 Maffulli[62]、Testa 及其团队的工作中，经皮肌腱切断术分别有 6% 和 14% 的复发率。在微创方法中复发的报道只有 Naidu 及其团队[64]，肌腱清理的复发率为 3%，Opdam 及其团队[71]，内镜下肌腱成形术的复发率为 3%，这些发现值得注意，因为使用较小创伤的手术可能与去除病变组织相对较少密切相关。

已有提出使用辅助生物制剂来加速愈合反应并可减少并发症的机会[67, 72]。Thermann 及其团队[67] 将 36 例内镜下肌腱切断术患者分为两组，一组接受注射富血小板血浆（platelet-rich plasma，PRP），另一组不接受 PRP。他们发现将两组患者比较，其平均结局评分值和并发症概率并没有差异[67]。

其他研究也比较了一些技术，主要是针对既定方法中的微小变化，但没有发现有临床意义的差异[54-56, 58, 61, 71, 73, 74]。开放肌腱松解和开放肌腱成形术的比较是由 Nelen[58] 和 Paavola[54, 73] 进行的，发现在功能结果和并发症方面结果类似。Lohrer 和 Nauck[74] 将开放性肌腱切断术与开放性肌腱成形术进行对比，也获得了相同的临床结果。Alfredson[55] 比较了使用经皮入路和小切口入路的跟腱清理术，在比较并发症和功能时，没有发现两组之间有任何差异。Benazzo 及其团队将比目鱼肌移植（远端旋转圆柱形肌肉以缝合到肌腱缺损处）与开放肌腱成形术进行了比较[61]。尽管并发症和功能结果相同，但移植组表现出能更快地恢复运动，所以相关研究人员建议在高水平运动员中使用这种手术[61]。已经有理论认为，跖肌与周围组织粘连、整个疾病过程中的神经发生以及对跟腱的可能损伤是 NIAT 的发病机制。尽管理论上跖肌切除可以改善，但没有研究将此术式与其他技术进行比较。

NIAT 手术后的总成功率和并发症总结在表13-2 中。

## 三、手术失败的处理

全面的临床评估、影像学研究、血清学测试和诊断性注射对诊断潜在的跟腱腱病手术治疗失败的患者至关重要。即使是成功的手术治疗，疼痛和肿胀的消退也可能需要一年或更长时间。没有明确诊断手术失败或术后第一年内出现感染的患者可以从咨询、物理治疗、药物治疗和密切随访中受益。举个例子，患者在 IAT 手术治疗后已经无痛感，但可能再发足跟痛[88]。足跟痛的再发可采用无撞击运动、闭合链运动、等长运动和腓肠肌复合体同心运动等方法有效地治疗。一部分患者可能表现为重建手术的禁忌证，例如动脉供血不足、活动性皮肤感染、软组织覆盖不良、糖

表 13-2 非止点性跟腱病的研究总结

| 作者 | 证据可信度级别 | 手术 | 肌腱数量 | 临床结果 | 轻度并发症 | 主要并发症 |
|---|---|---|---|---|---|---|
| Kvist 等[57], 1980 | IV | 开放肌腱成形术 | 201 | • 169 极好<br>• 25 好 | • 2 浅表伤口问题 | • 26 复发 |
| Nelen 等[58], 1989 | II | 开放肌腱松解术 × 开放肌腱成形术 × 翻转术 | 93 × 26 × 24 | • 54 × 15 × 12 极好<br>• 28 × 4 × 9 好 | • 6 浅表伤口问题<br>• 2 浅表伤口感染 | • 1 DVT<br>• 4 × 1 × 0 再次手术 |
| Johnston 等[17], 1997 | IV | 开放肌腱成形术 | 17 | — | — | — |
| Maffulli 等[62], 1997 | IV | 经皮肌腱切断术 | 48 | • 25 极好<br>• 12 好 | • 4 血肿<br>• 1 浅表伤口感染<br>• 3 瘢痕增生 | 3 再次手术 |
| Maffulli 等[59], 1999 | IV | 开放肌腱成形术 | 14 | • 2 极好<br>• 3 好 | • 2 浅表伤口问题<br>• 3 瘢痕增生 | 6 再次手术 |
| Paavola 等[54], 2000 | III | 开放肌腱松解术 × 开放肌腱成形术 | 171 × 142 | — | • 5 × 5 浅表伤口感染<br>• 2 × 0 腓肠神经炎<br>• 3 × 1 瘢痕增生 | • 1 × 0 DVT<br>• 0 × 1 断裂<br>• 2 × 0 腓肠神经松解术<br>• 8 × 5 深部伤口问题 |
| Ohberg 等[75], 2001 | IV | 开放肌腱成形术 | 24 | • 12 极好<br>• 10 好 | 2 血肿 | — |
| Paanola 等[73], 2002 | II | 开放肌腱松解术 × 开放肌腱成形术 | 16 × 26 | 15 × 20 无症状 | • 0 × 4 浅表伤口感染<br>• 1 × 2 浅表伤口问题<br>• 0 × 2 瘢痕增生 | — |
| Testa 等[63], 2002 | IV | 经皮肌腱切断术 | 63 | • 35 极好<br>• 12 好 | • 5 血肿<br>• 1 浅表感染 | 9 再次手术 |
| Martin 等[76], 2005 | IV | FHL 转位 | 441 | • 1 VAS<br>• 91 AOFAS<br>• 37 满意 | — | — |

（续表）

| 作　者 | 证据可信度级别 | 手　术 | 肌腱数量 | 临床结果 | 轻度并发症 | 主要并发症 |
|---|---|---|---|---|---|---|
| Alfredson 和 Cook [56], 2007 | II | 注射治疗 × 开放肌腱松解术 | 9×10 | 2×2 VAS | — | • 2×3 复发<br>• 0×1 深部伤口感染 |
| Maffulli 等 [70], 2008 | IV | 开放肌腱成形术 | 86 | • 46 极好<br>• 17 好<br>• 81 VISA-A | • 11 浅表伤口感染<br>• 8 瘢痕增生 | 8 再次手术 |
| Naidu 等 [64], 2009 | IV | 微创刮除术/皮质激素 | 29 | • 2 VAS<br>• 21 满意 | 2 浅表伤口问题 | 1 复发 |
| Thermann 等 [77], 2009 | IV | 内镜下肌腱成形术 | 8 | 1 VAS | — | — |
| Alfredson [55], 2011 | I | 微创刮除术 × 经皮刮除术 | 18×19 | • 6×2 VAS<br>• 15×15 好 | 1 伤口感染 | • 1 断裂<br>• 1 深部伤口问题 |
| Sarimo 和 Orava [60], 2011 | IV | 开放肌腱松解术/肌腱切除术 | 24 | • 14 极好<br>• 10 好<br>• 0 VAS | 1 浅表伤口感染 | 1 DVT |
| Duthon 等 [78] 2011 | IV | 腓肠肌翻转术 | 17 | • 12 FFI<br>• 100 AOFAS | — | — |
| van Sterkenburg 等 [79] | IV | 微创跗肌切除术 | 3 | 81 VISA-A | — | — |
| Pearce 等 [80], 2012 | IV | 内镜下肌腱成形术/跗肌切除术 | 11 | • 92 AOFAS<br>• 8 满意 | — | — |
| Maffulli 等 [81], 2013 | IV | 经皮肌腱切断术 | 39 | • 78 VISA-A<br>• 30 满意 | — | — |
| Kiewiet 等 [82], 2013 | IV | 腓肠肌翻转术 | 12 | • 1 VAS<br>• 94 AOFAS<br>• 7 FFI | — | — |
| Lohrer 和 Nauck [74], 2014 | II | 开放肌腱切除术 × 开放肌腱成形术 | 15×24 | • 86×90 VISA-A<br>• 100×95 满意 | — | — |

（续表）

| 作　者 | 证据可信度级别 | 手　术 | 肌腱数量 | 临床结果 | 轻度并发症 | 主要并发症 |
|---|---|---|---|---|---|---|
| Alfredson 等[83]，2014 | IV | 微创刮除术 | 13 | • 11 满意 • 1 VAS | — | — |
| Maffulli 等[84]，2015 | IV | 腓肠肌翻转术 | 18 | 75 VAS | — | — |
| Calder 等[65]，2015 | IV | 微创刮除术/跖肌切除术 | 32 | 1 VAS | 1 浅表伤口感染 | — |
| Benazzo 等[61]，2016 | II | 开放肌腱切除术 × 开放比目鱼肌转位术 | 20×32 | • 89×95 AOFAS • 88×94 VISA-A | 2×3 浅表伤口问题 | 1×1 复发 |
| Calder 等[85]，2016 | IV | 微创刮除术/跖肌切除术 | 16 | 1 VAS | — | — |
| Molund 等[69]，2016 | IV | 腓肠肌翻转术 | 35 | • 0 VAS • 91 VISA-A | 1 浅表伤口感染 | 1 腓肠神经痛 |
| Bedi 等[86]，2016 | IV | 微创刮除术/跖肌切除术 | 17 | 95 VISA-A | 1 浅表伤口感染 | 1 再次手术 |
| Maffulli 等[66]，2017 | IV | 微创刮除术 | 47 | 85 VISA-A | • 3 腓肠神经炎 • 1 浅表伤口感染 | 2 腓肠神经松解术 |
| de Cesar Netto 等[46]，2019 | IV | FDL 转位 | 8 | • 1 VAS • 53 LEFS | 2 浅表伤口感染 | 1 肉芽肿切除术 |
| Opdam 等[71]，2018 | IV | 内镜下肌腱成形术/跖肌切除术（单侧 × 双侧） | 35×10 | • 81×97 VISA-A • 1×0 VAS | — | 1×0 再次手术 |
| Chraim 等[68]，2019 | IV | 内镜下肌腱切除术 | 24 | • 96 VISA-A • 33 FFI • 0 VAS | — | • 1 DVT • 1 瘢痕切除术 |
| Wagner 等[87]，2020 | IV | 内镜下肌腱成形术 | 11 | • 10 满意 • 100 VISA-A | — | 1 跗管松解术 |
| Thermann 等[67]，2020 | II | 内镜下肌腱切除术（接受 PRP × 不接受 PRP） | 19×17 | 89×92 VISA-A | • 1×1 浅表伤口感染 • 1×1 腓肠神经炎 | — |

AOFAS. 美国骨科足踝协会；ATRS. 跟腱断裂评分；FAAM. 足踝能力评估；FFI. 足部功能指数；LEFS. 下肢功能量表；MOXFQ. 曼彻斯特 – 牛津足部问卷；VAS. 视觉模拟评分量表；VISA-A. 维多利亚体育研究中心跟腱评估

尿病控制不佳和主动吸烟[89]。一般来说，导致跟腱病手术失败的情况可分为与感染或伤口相关问题、比目鱼肌复合体机械故障和术后疼痛相关问题。

### （一）感染和伤口问题

感染和伤口问题可能是跟腱病手术后危害最大的并发症[90]。它们可以从表面感染一直到伤口完全裂开并广泛失去软组织覆盖。适当的术前计划、患者教育、戒烟和优化营养状况是最重要的预防策略。MRI 对确定感染程度至关重要（图 13-1）。一般来说，按照血供原则，后中线更适合暴露整个跟腱[91]。在胫后动脉血管供应的后内侧滋养血管和腓动脉供应的后外侧滋养血管之间切开，对后足软组织的破坏最小。然而，手术入路的选择尽可能使用原手术瘢痕入路，以避免伤口坏死。对于开放手术，为了显露充分，皮肤应该锐性切开并达到足够的长度。应避免在跟腱的皮肤和周围进行剥离。手动拉钩拉开皮肤比拉钩更好，以防止皮肤边缘的持续受压。外科医生应该警惕跟腱或跟腱周围的缝合结，不要太凸出跟腱表面，并且远离皮肤闭合的缝合线。

浅表或低度感染可采用非黏性伤口敷料、局部创面清理、口服抗生素，并可能去除皮下缝线[33]。如果怀疑有深部感染，建议用 MRI 进一步检查，以了解骨或软组织受累的全部程度。与植入物、不可吸收缝线、坏死软组织或跟骨骨髓炎有关的深部感染必须彻底清创，并取细菌学标本，取出所有异物，根除感染组织[92]。抗生素伤口冲洗或在骨间隙中放置抗生素珠链被视为长期静脉注射抗生素的辅助治疗方法。必要时应考虑反复清创。如有可能应保留腱旁组织，以保证以后肌腱组织的再生[93]。初始治疗中建议使用 VAC 封闭伤口[94]。随后的伤口覆盖根据伤口情况可以使用植皮、局部转移皮瓣或游离皮瓣覆盖[95]。根据作者的经验，感染和清创会导致大量腱组织的再生，使得第二次肌腱重建没有必要，尤其是在保留了腱旁组织的情况下。如果需要增加踝关节跖屈力量，可以考虑将 FHL 肌腱转位到跟骨上。

### （二）机械故障

跟腱病手术后的跟腱机械故障包括跟腱过紧和过松。当踝足跖屈肌过紧时，患者表现为踝关节马蹄畸形，前足负荷过重，跟腱疼痛。这种情况可能与先前存在的腓肠肌挛缩未纠正，过度切除远端跟腱，过度切除跟骨结节后上部，以及过度紧张肌腱转位有关。理想情况下，当膝盖伸展时，比目鱼肌肌肉复合体应该允许踝关节背屈10°，以利于正常行走步态。跟腱挛缩的治疗可以从物理治疗、连续性石膏或矫形器开始。一种有效的手术治疗是使用 V-Y 或 Strayer 手术进度延长腓肠肌或腓肠肌肌腱[78]。当需要进一步延长时，可考虑使用 Hoke 技术进行远端经皮延长和（或）松解过紧的转位肌腱。

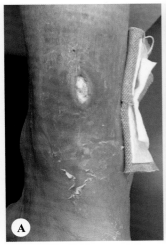
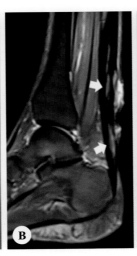
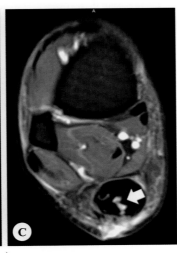

◀ 图 13-1　右跟腱外露处小伤口坏死区的患者。足部外观和 MRI 检查均显示软组织感染广泛累及跟腱中部（箭）
A. 后侧观；B. MRI 矢状位；C. 轴位

跟腱完整性的缺失可能发生在手术治疗后，特别是在侵袭性的肌腱脱离和清创术之后[96, 97]。据报道，在实质性病变中的纵向跟腱切开术和止点性肌腱病的开放性清理术后可导致跟腱完全断裂[90, 98]。在手术结束时，应根据手术医生和康复治疗师之间关于手术结构强度的认真沟通，制订适当的术后拉伸练习。在跟腱病变手术后出现跟腱完整性丧失的患者应进行 MRI 检查，以评估机械故障的位置。跟腱转位是跟腱重建的基石，有证据支持效果良好。尽管报道了腓骨短肌腱、趾长屈肌腱（FDL）和胫前肌腱的使用，但迄今为止最常用的肌腱是（踇长屈肌腱）FHL。它是重建或增强跟腱不全最可靠的方法[90, 99-101]。它有极好的强度、移动性、动力和血供，被认为是最佳转移方式。FHL 肌腱转位术在保留大踇趾功能的情况下发病率最低。但是患者应该被告知踇趾趾间关节主动屈曲会永久丧失[102, 103]。对于要求较低的患者，特别是可能发生软组织损伤的老年人，可以使用微创技术进行 FHL 肌腱转位，无须对跟腱进行手术切除。使用远端 FHL 肌腱长转移技术，可成功地重建跟腱腱体。该手术需要在足部单独做一小切口，切取 Henry 结处或 Henry 结处以远的肌腱，病变的跟腱可以使用 Z 形缩短技术重建（图 13-2）。跟腱止点重建失败的修复可以利用双排技术的进行加强[104]。如果需要大量的远端跟腱切除，腓肠肌肌腱的近端可允许向前推进 2cm，以便更可靠地在跟骨止点处重新附着[105]。通过肌腱转位产生的动力，如 FHL 或腓骨短肌，可以减轻腓肠肌萎缩导致的肌无力[45, 106]。

### （三）持续性疼痛

跟腱病手术治疗失败可能是导致持续性疼痛的唯一原因。疼痛可能与认识不足的畸形、清理不彻底、缝线材料或人工植入材料的反应以及疼痛性神经炎或神经瘤有关[90]。为了了解手术失败的原因，需要认真的术前评估，包括临床检查疼痛和压痛的位置，X 线、MRI、CT、超声和诊断注射。CT 或单光子发射 CT 可以更好地评估跟骨减压是否不足。建议对跟骨进行更彻底的减压，同时解决其他导致疼痛的因素。对于跟骨高度较高的患者通过其他的畸形矫正如跟骨背侧闭合楔形截骨，可能会有帮助[107]。

在跟腱和跖肌腱的腱内、腱周粘连处残留的病灶应适当切除（图 13-3）[58, 61, 73]。诸多患者可出现对缝合材料产生异物反应（图 13-4 和图 13-5）。组织学研究发现了对含有聚乙烯的合成材料有异物反应的病例[108, 109]。其他不可吸收和可吸收的缝合材料被报道也是导致疼痛的原因，需要切除[100]。

跟腱病手术治疗后的神经性疼痛应仔细评估。I 型复杂的区域疼痛综合征应采用药物、物理治疗、心理治疗和交感神经系统调节治疗。当诊断出解剖学上可识别的神经损伤时，如腓肠神经瘤，建议使用局麻药进行诊断性注射。对神经阻滞反应有效的提示有可能需要将疼痛性神经瘤切除并将神经残端植入肌肉或骨中[110]。

### 结论

跟腱病的治疗方法在不断发展。文献不足以

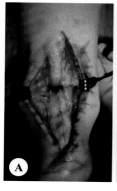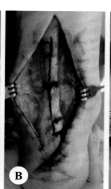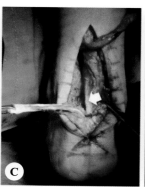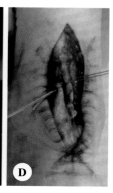

◀ 图 13-2　右跟腱功能不全和跖屈无力的术中图像，使用 Z 形缩短技术结合 FHL 肌腱转位

A. 采用后中线入路；B. Z 形切开缩短在跟腱上标记；C. FHL 转位到跟骨上（白箭）；D. 跟腱用不可吸收缝线在缩短的位置上进行修复

通过评估和治疗失败的手术提供全面的指导。与失败的外科治疗相关的问题可分为感染 / 伤口问题、机械故障和持续性疼痛。了解本文中描述的潜在问题将使外科医生更好地了解临床评估，以便做出准确的诊断。各种外科治疗方案都是可用的，应谨慎执行以治疗个性化的患者状况。干细胞、组织工程和基因治疗的进一步研究可能有助于新的治疗方案的出现。

**临床要点**

➤ 跟腱病分为 NIAT 和 IAT。尽管它们可以共

存，但这两种情况在病理机制和治疗上有所不同。

➤ IAT 和 NIAT 的手术治疗具有很高的成功率，通常在非手术治疗失败后才适用。

➤ 并发症并不罕见，可能会对患者和医疗系统造成毁灭性影响。

➤ 最好的手术建议是 IAT（B 级）的开放式清创手术。IAT 和 NIAT 中的其他技术均由Ⅳ级研究（C 级）支持。

➤ 指导失败手术治疗的证据极其有限。

➤ 骨挫伤可以通过休息和物理治疗来解决。

➤ 尽管根据血供分布推荐后中线，但翻修病

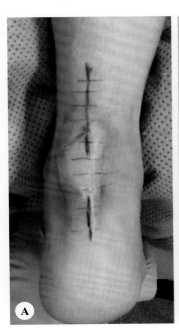
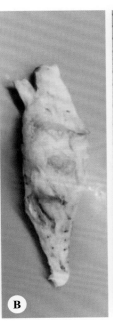
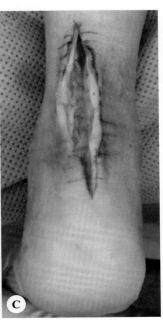

◀ 图 13-3　跟腱手术后慢性疼痛患者对粘连处残留的病灶应适当切除
A. 采用后方入路；B. 病变的跟腱几乎完全切除；C. 保留完整的软组织和腱旁组织，使伤口愈合顺利

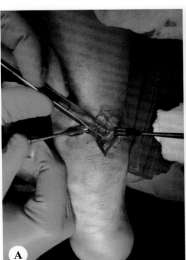
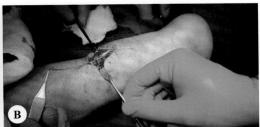
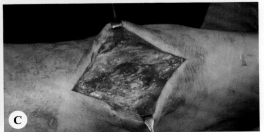

◀ 图 13-4　在之前行开放性非止点性跟腱炎术中使用缝线的无菌异物反应
A 和 B. 所用材料为高电阻、多股、不可吸收缝线；C. 尽管在切除和清创后观察到明显的缺损，但边缘仍然存在足够的健康腱性组织。使用可吸收缝合线进行纵向缝合。术后肌腱及切口愈合正常

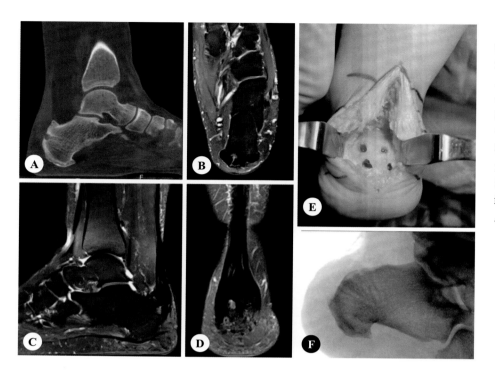

◀ 图 13-5　在使用 **Doublerow** 技术进行跟腱止点成形和重建 3 年后

A. 存在 Haglund 畸形；B 至 D. 伴有大量肌腱退化以及对植入物的反应，随着退行性组织和骨突起的切除，锚钉和缝线也被切除；E. 切除后留下的巨大骨缺损对准确的止点重建提出了挑战；F. 最后使用 3 个全缝合可吸收锚钉呈倒三角形置入，将跟腱重新缝合于止点

例的手术暴露必须考虑到原切口。

➤ 深部感染必须仔细治疗，彻底清除失活组织，去除异物，覆盖软组织。

➤ FHL 肌腱转位是恢复足跖屈力量和肌腱增强的最佳选择。当不可用时，可选择腓骨短肌或 FDL。

➤ 手术后持续疼痛可能与多种情况有关。准确的诊断至关重要。

➤ 对所用缝线或植入物（锚、挤压螺钉）的异物反应通常通过取出来解决。

## 参考文献

[1] De Jonge S, Van Den Berg C, De Vos RJ, et al. Incidence of midportion Achilles tendinopathy in the general population. Br J Sports Med 2011;45(13):1026–8.

[2] Amin NH, McCullough KC, Mills GL, et al. The impact and functional outcomes of achilles tendon pathology in national basketball association players. Clin Res Foot Ankle 2016;4(3).

[3] Doral M, Alam M, Bozkurt M, et al. Functional anatomy of the achilles tendon. Knee Surg Sports Traumatol Arthrosc 2010;18(5):638–43.

[4] Courville XF, Coe MP, Hecht PJ. Current concepts review: noninsertional achilles tendinopathy. Foot Ankle Int 2009;30(11): 1132–42.

[5] MN D, M A, M B, et al. Functional anatomy of the achilles tendon. Knee Surg Sports Traumatol Arthrosc 2010;18(5):638–43.

[6] Peters MJ, Walsh K, Day C, et al. Level of evidence for the treatment of chronic noninsertional achilles tendinopathy. Foot Ankle Spec 2021. [Epub ahead of print].

[7] Hardy A, Rousseau R, Issa SP, et al. Functional outcomes and return to sports after surgical treatment of insertional Achilles tendinopathy: Surgical approach tailored to the degree of tendon involvement. Orthop Traumatol Surg Res 2018;104(5):719–23.

[8] Lohrer H, David S, Nauck T. Surgical treatment for achilles tendinopathy – A systematic review. BMC Musculoskeletal Disorders, Vol 17. BioMed Central Ltd.; 2016.

[9] Brigido SA, Schwartz E, Barnett L, et al. Reconstruction of the diseased Achilles tendon using an acellular human dermal graft followed by early mobilization – A preliminary series. Tech Foot Ankle Surg 2007;6(4):249–53.

[10] Pearce CJ, Tan A. Non-insertional Achilles tendinopathy. EFORT Open Rev 2016;1(11):383–90.

[11] Jarin IJ, Bäcker HC, Vosseller JT. Functional outcomes of insertional achilles tendinopathy treatment: a systematic review. JBJS Rev 2021;9(6).

[12] Traina F, Perna F, Ruffilli A, et al. Surgical treatment of insertional Achilles tendinopathy: a systematic review. J Biol Regul Homeost Agents 2016;30(4 Suppl 1): 131–8.

[13] Faldini C, Nanni M, Traina F, et al. Surgical treatment of hallux valgus associated with flexible flatfoot during growing age. Int Orthop 2016;40(4):737–43.

[14] Shakked RJ, Raikin SM. Insertional tendinopathy of the achilles: debridement, primary repair, and when to augment. Foot Ankle Clin 2017;22(4):761–80.

[15] Baltes TPA, Zwiers R, Wiegerinck JI, et al. Surgical treatment for

midportion achilles tendinopathy: a systematic review. Knee Surg Sports Traumatol Arthrosc 2017;25(6):1817–38.

[16] Zwiers R, Wiegerinck JI, van Dijk CN. Treatment of midportion achilles tendinopathy: an evidence-based overview. Knee Surg Sports Traumatol Arthrosc 2016; 24(7):2103–11.

[17] Johnston E, Scranton P, Pfeffer GB. Chronic disorders of the achilles tendon: Results of conservative and surgical treatments. Foot Ankle Int 1997;18(9):570–4.

[18] Wiegerinck JI, Kerkhoffs GM, van Sterkenburg MN, et al. Treatment for insertional Achilles tendinopathy: a systematic review. Knee Surg Sports Traumatol Arthrosc 2013;21(6):1345–55.

[19] Nunley JA, Ruskin G, Horst F. Long-term clinical outcomes following the central incision technique for insertional Achilles tendinopathy. Foot Ankle Int 2011; 32(9):850–5.

[20] Watson AD, Anderson RB, Davis WH. Comparison of results of retrocalcaneal decompression for retrocalcaneal bursitis and insertional achilles tendinosis with calcific spur. Foot Ankle Int 2000;21(8):638–42.

[21] Calder JDF, Saxby TS. Surgical treatment of insertional Achilles tendinosis. Foot Ankle Int 2003;24(2):119–21.

[22] Wagner E, Gould JS, Kneidel M, et al. Technique and results of achilles tendon detachment and reconstruction for insertional achilles tendinosis. Foot Ankle Int 2006;27(9):677–84.

[23] Staggers JR, Smith K, de C Netto C, et al. Reconstruction for chronic Achilles tendinopathy: comparison of flexor hallucis longus (FHL) transfer versus V-Y advancement. Int Orthop 2018;42(4):829–34.

[24] Yodlowski ML, Scheller ADJ, Minos L. Surgical treatment of Achilles tendinitis by decompression of the retrocalcaneal bursa and the superior calcaneal tuberosity. Am J Sports Med 2002;30(3):318–21.

[25] Johnson KW, Zalavras C, Thordarson DB. Surgical management of insertional calcific achilles tendinosis with a central tendon splitting approach. Foot Ankle Int 2006;27(4):245–50.

[26] Philippot R, Wegrzyn J, Grosclaude S, et al. Repair of insertional achilles tendinosis with a bone-quadriceps tendon graft. Foot Ankle Int 2010;31(9):802–6.

[27] Gurdezi S, Kohls-Gatzoulis J, Solan MC. Results of proximal medial gastrocnemius release for Achilles tendinopathy. Foot Ankle Int 2013;34(10):1364–9.

[28] Ettinger S, Razzaq R, Waizy H, et al. Operative treatment of the insertional achilles tendinopathy through a transtendinous approach. Foot Ankle Int 2016;37(3): 288–93.

[29] Georgiannos D, Lampridis V, Vasiliadis A, et al. Treatment of insertional achilles pathology with dorsal wedge calcaneal osteotomy in athletes. Foot Ankle Int 2017;38(4):381–7.

[30] Tallerico VK, Greenhagen RM, Lowery C. Isolated Gastrocnemius Recession for Treatment of Insertional Achilles Tendinopathy: A Pilot Study. Foot Ankle Spec 2015;8(4):260–5.

[31] Rousseau R, Gerometta A, Fogerty S, et al. Results of surgical treatment of calcaneus insertional tendinopathy in middle- and long-distance runners. Knee Surg Sports Traumatol Arthrosc 2015;23(9):2494–501.

[32] López-Capdevila L, Santamaria Fumas A, Dominguez Sevilla A, et al. Dorsal wedge calcaneal osteotomy as surgical treatment for insertional Achilles tendinopathy. Rev Esp Cir Ortop Traumatol 2020;64(1):22–7.

[33] Hörterer H, Baumbach SF, Oppelt S, et al. Complications Associated With Midline Incision for Insertional Achilles Tendinopathy. Foot Ankle Int 2020; 41(12):1502–9.

[34] Maffulli N, Testa V, Capasso G, et al. Calcific insertional Achilles tendinopathy: reattachment with bone anchors. Am J Sports Med 2004;32(1):174–82.

[35] Xia Z, Yew KSA, Zhang TK, et al. Lateral versus central tendon-splitting approach to insertional Achilles tendinopathy: a retrospective study. Singapore Med J 2019;60(12):626–30.

[36] Nordio A, Chan JJ, Guzman JZ, et al. Percutaneous Zadek osteotomy for the treatment of insertional Achilles tendinopathy. Foot Ankle Surg Off J Eur Soc Foot Ankle Surg 2020;26(7):818–21.

[37] McGarvey WC, Palumbo RC, Baxter DE, et al. Insertional Achilles tendinosis: surgical treatment through a central tendon splitting approach. Foot Ankle Int 2002;23(1):19–25.

[38] Elias I, Raikin SM, Besser MP, et al. Outcomes of chronic insertional Achilles tendinosis using FHL autograft through single incision. Foot Ankle Int 2009;30(3): 197–204.

[39] Maffulli N, Del Buono A, Testa V, et al. Safety and outcome of surgical debridement of insertional Achilles tendinopathy using a transverse (Cincinnati) incision. J Bone Joint Surg Br 2011;93(11):1503–7.

[40] Miyamoto W, Takao M, Matsushita T. Reconstructive surgery using autologous bone-patellar tendon graft for insertional Achilles tendinopathy. Knee Surg Sports Traumatol Arthrosc 2012;20(9): 1863–7.

[41] Oshri Y, Palmanovich E, Brin YS, et al. Chronic insertional Achilles tendinopathy: surgical outcomes. Muscles Ligaments Tendons J 2012;2(2):91–5.

[42] El-Tantawy A, Azzam W. Flexor hallucis longus tendon transfer in the reconstruction of extensive insertional Achilles tendinopathy in elderly: an improved technique. Eur J Orthop Surg Traumatol 2015;25(3): 583–90.

[43] Lin HA, Chong HA, Yeo W. Calcaneoplasty and reattachment of the Achilles tendon for insertional tendinopathy. J Orthop Surg (Hong Kong) 2014; 22(1):56–9.

[44] Hunt KJ, Cohen BE, Davis WH, et al. Surgical Treatment of Insertional Achilles Tendinopathy With or Without Flexor Hallucis Longus Tendon Transfer: A Prospective, Randomized Study. Foot Ankle Int 2015;36(9):998–1005.

[45] Nawoczenski DA, Barske H, Tome J, et al. Isolated gastrocnemius recession for achilles tendinopathy: Strength and functional outcomes. J Bone Jt Surg Am 2015;97(2):99–105.

[46] de Cesar Netto C, Chinanuvathana A, da Fonseca LF, et al. Outcomes of flexor digitorum longus (FDL) tendon transfer in the treatment of Achilles tendon disorders. Foot Ankle Surg Off J Eur Soc Foot Ankle Surg 2019;25(3):303–9.

[47] Chimenti RL, Stover DW, Fick BS, et al. Percutaneous Ultrasonic Tenotomy Reduces Insertional Achilles Tendinopathy Pain With High Patient Satisfaction and a Low Complication Rate. J Ultrasound Med Off J Am Inst Ultrasound Med 2019; 38(6):1629–35.

[48] Zhuang Z, Yang Y, Chhantyal K, et al. Central Tendon-Splitting Approach and Double Row Suturing for the Treatment of Insertional Achilles Tendinopathy. Biomed Res Int 2019;2019:4920647.

[49] Yontar NS, Aslan L, Can A, et al. Mid-term results of open debridement and reattachment surgery for insertional Achilles tendinopathy: A retrospective clinical study. Acta Orthop Traumatol Turc 2020;54(6):567–71.

[50] DiLiberto FE, Nawoczenski DA, Tome J, et al. Patient reported outcomes and ankle plantarflexor muscle performance following gastrocnemius recession for Achilles tendinopathy: A prospective case-control study. Foot Ankle Surg 2020;26(7):771–6.

[51] Maffulli N, Gougoulias N, D'Addona A, et al. Modified Zadek osteotomy without excision of the intratendinous calcific deposit is effective for the surgical treatment of calcific insertional Achilles tendinopathy. Surgeon 2020;19(6):e344–52.

[52] Greiner F, Trnka H-J, Chraim M, et al. Clinical and Radiological Outcomes of Operative Therapy in Insertional Achilles Tendinopathy With Debridement and Double-Row Refixation. Foot Ankle Int 2020;42(9):1115–20.

[53] Longo UG, Ronga M, Maffulli N. Achilles Tendinopathy. Sports Med Arthrosc 2018;26(1):16–30.

[54] Paavola M, Orava S, Leppilahti J, et al. Chronic Achilles tendon

overuse injury: complications after surgical treatment. An analysis of 432 consecutive patients. Am J Sports Med 2000;28(1):77–82.

[55] Alfredson H. Ultrasound and Doppler-guided mini-surgery to treat midportion Achilles tendinosis: results of a large material and a randomised study comparing two scraping techniques. Br J Sports Med 2011;45(5):407–10.

[56] Alfredson H, Cook J. A treatment algorithm for managing Achilles tendinopathy: new treatment options. Br J Sports Med 2007;41(4): 211–6.

[57] Kvist H, Kvist M. The operative treatment of chronic calcaneal paratenonitis. J Bone Joint Surg Br 1980;62(3):353–7.

[58] Nelen G, Martens M, Burssens A. Surgical treatment of chronic Achilles tendinitis. Am J Sports Med 1989;17(6):754–9.

[59] Maffulli N, Binfield PM, Moore D, et al. Surgical decompression of chronic central core lesions of the Achilles tendon. Am J Sports Med 1999;27(6):747–52.

[60] Sarimo J, Orava S. Fascial incision and adhesiolysis combined with radiofrequency microtenotomy in treatment of chronic midportion Achilles tendinopathy. Scand J Surg SJS 2011;100(2):125–8.

[61] Benazzo F, Zanon G, Klersy C, et al. Open surgical treatment for chronic midportion Achilles tendinopathy: faster recovery with the soleus fibres transfer technique. Knee Surg Sports Traumatol Arthrosc 2016;24(6):1868–76.

[62] Maffulli N, Testa V, Capasso G, et al. Results of Percutaneous Longitudinal Tenotomy for Achilles Tendinopathy in Middle- and Long-Distance Runners. Am J Sports Med 1997;25(6):835–40.

[63] Testa V, Capasso G, Benazzo F, et al. Management of Achilles tendinopathy by ultrasound-guided percutaneous tenotomy. Med Sci Sports Exerc 2002;34(4): 573–80.

[64] Naidu V, Abbassian A, Nielsen D, et al. Minimally invasive paratenon release for non-insertional Achilles tendinopathy. Foot Ankle Int 2009;30(7):680–5.

[65] Calder JDF, Freeman R, Pollock N. Plantaris excision in the treatment of non-insertional Achilles tendinopathy in elite athletes. Br J Sports Med 2015; 49(23):1532–4.

[66] Maffulli N, Oliva F, Maffulli GD, et al. Minimally Invasive Achilles Tendon Stripping for the Management of Tendinopathy of the Main Body of the Achilles Tendon. J Foot Ankle Surg 2017;56(5):938–42. https://doi.org/10.1053/j.jfas. 2017.05.019.

[67] Thermann H, Fischer R, Gougoulias N, et al. Endoscopic debridement for noninsertional Achilles tendinopathy with and without platelet-rich plasma. J Sport Heal Sci Published Online June 2020. [Epub ahead of print].

[68] Chraim M, Alrabai HM, Krenn S, et al. Short-Term Results of Endoscopic Percutaneous Longitudinal Tenotomy for Noninsertional Achilles Tendinopathy and the Presentation of a Simplified Operative Method. Foot Ankle Spec 2019; 12(1):73–8.

[69] Molund M, Lapinskas SR, Nilsen FA, et al. Clinical and Functional Outcomes of Gastrocnemius Recession for Chronic Achilles Tendinopathy. Foot Ankle Int 2016;37(10):1091–7.

[70] Maffulli N, Testa V, Capasso G, et al. Surgery for chronic Achilles tendinopathy produces worse results in women. Disabil Rehabil 2008;30(20–22):1714–20.

[71] Opdam KTM, Baltes TPA, Zwiers R, et al. Endoscopic Treatment of Mid-Portion Achilles Tendinopathy: A Retrospective Case Series of Patient Satisfaction and Functional Outcome at a 2– to 8–Year Follow-up. Arthrosc J Arthrosc Relat Surg 2018;34(1):264–9.

[72] Thueakthong W, de Cesar Netto C, Garnjanagoonchorn A, et al. Outcomes of iliac crest bone marrow aspirate injection for the treatment of recalcitrant Achilles tendinopathy. Int Orthop 2021;45:2423–8.

[73] Paavola M, Kannus P, Orava S, et al. Surgical treatment for chronic Achilles tendinopathy: A prospective seven month follow up study. Br

J Sports Med 2002; 36(3):178–82.

[74] Lohrer H, Nauck T. Results of operative treatment for recalcitrant retrocalcaneal bursitis and midportion Achilles tendinopathy in athletes. Arch Orthop Trauma Surg 2014;134(8):1073–81.

[75] Ohberg L, Lorentzon R, Alfredson H. Good clinical results but persisting side-toside differences in calf muscle strength after surgical treatment of chronic Achilles tendinosis: a 5–year follow-up. Scand J Med Sci Sports 2001;11(4):207–12.

[76] Martin RRL, Manning CM, Carcia CR, et al. An outcome study of chronic Achilles tendinosis after excision of the Achilles tendon and flexor hallucis longus tendon transfer. Foot Ankle Int 2005;26(9): 691–7.

[77] Thermann H, Benetos IS, Panelli C, et al. Endoscopic treatment of chronic midportion Achilles tendinopathy: novel technique with short-term results. Knee Surg Sports Traumatol Arthrosc 2009;17(10): 1264–9.

[78] Duthon VB, Lübbeke A, Duc SR, et al. Noninsertional Achilles tendinopathy treated with gastrocnemius lengthening. Foot Ankle Int 2011;32(4):375–9.

[79] van Sterkenburg MN, Kerkhoffs GMMJ, van Dijk CN. Good outcome after stripping the plantaris tendon in patients with chronic mid-portion Achilles tendinopathy. Knee Surg Sports Traumatol Arthrosc 2011;19(8):1362–6.

[80] Pearce CJ, Carmichael J, Calder JD. Achilles tendinoscopy and plantaris tendon release and division in the treatment of non-insertional Achilles tendinopathy. Foot Ankle Surg Off J Eur Soc Foot Ankle Surg 2012;18(2):124–7.

[81] Maffulli N, Oliva F, Testa V, et al. Multiple percutaneous longitudinal tenotomies for chronic Achilles tendinopathy in runners: a long-term study. Am J Sports Med 2013;41(9):2151–7.

[82] Kiewiet NJ, Holthusen SM, Bohay DR, et al. Gastrocnemius recession for chronic noninsertional Achilles tendinopathy. Foot Ankle Int 2013;34(4):481–5.

[83] Alfredson H, Spang C, Forsgren S. Unilateral surgical treatment for patients with midportion Achilles tendinopathy may result in bilateral recovery. Br J Sports Med 2014;48(19):1421–4.

[84] Maffulli N, Del Buono A. Release of the medial head of the gastrocnemius for Achilles tendinopathy in sedentary patients: a retrospective study. Int Orthop 2015;39(1):61–5.

[85] Calder JDF, Stephen JM, van Dijk CN. Plantaris Excision Reduces Pain in Midportion Achilles Tendinopathy Even in the Absence of Plantaris Tendinosis. Orthop J Sport Med 2016;4(12). 2325967116673978.

[86] Bedi HS, Jowett C, Ristanis S, et al. Plantaris Excision and Ventral Paratendinous Scraping for Achilles Tendinopathy in an Athletic Population. Foot Ankle Int 2016;37(4):386–93.

[87] Wagner P, Wagner E, Ortiz C, et al. Achilles tendoscopy for non insertional Achilles tendinopathy. A case series study. Foot Ankle Surg Off J Eur Soc Foot Ankle Surg 2020;26(4):421–4.

[88] Kosola J, Maffulli N, Sinikumpu J-J, et al. Calcaneal Bone Bruise After Surgery for Insertional Achilles Tendinopathy. Clin J Sport Med 2020. [Epub ahead of print].

[89] Scott AT, Le ILD, Easley ME. Surgical strategies: Noninsertional achilles tendinopathy. Foot Ankle Int 2008;29(7):759–71.

[90] Roche AJ, Calder JDF. Achilles tendinopathy A review of the current concepts of treatment. Bone Jt J 2013;95(10):95–1299.

[91] Hammit MD, Hobgood ER, Tarquinio TA. Midline posterior approach to the ankle and hindfoot. Foot Ankle Int 2006;27(9):711–5.

[92] Lui TH, Chan KB. Achilles tendon infection due to Mycobacterium chelonae. J Foot Ankle Surg 2014;53(3):350–2.

[93] Lawrence SJ, Wise JN. Achilles tendon healing response following failed repair: An MRI assessment. Foot Ankle Int 2010;31(6):538–41.

[94] Kelm J, Schmitt E, Anagnostakos KVAC. ®-therapy: A treatment option for wound healing complications after Achilles tendon reconstruction.

Zentralblatt Fur Chirurgie, Supplement, Vol 131. MVS Medizinverlage Stuttgart; 2006. p. 96–9.

[95] Lee YK, Lee M. Treatment of infected achilles tendinitis and overlying soft tissue defect using an anterolateral thigh free flap in an elderly patient a case report. Med (United States) 2018;97(35). https://doi.org/10.1097/MD.0000000000011995.

[96] Kolodziej P, Glisson RR, Nunley JA. Risk of avulsion of the achilles tendon after partial excision for treatment of insertional tendonitis and haglund's deformity: A biomechanical study. Foot Ankle Int 1999;20(7):433–7.

[97] Pfeffer G, Gonzalez T, Zapf M, et al. Achilles Pullout Strength After Open Calcaneoplasty for Haglund's Syndrome. Foot Ankle Int 2018;39(8):966–9.

[98] Carmont MR, Maffulli N. Achilles tendon rupture following surgical management for tendinopathy: A case report. BMC Musculoskelet Disord 2007;8.

[99] Simonson DC, Elliott AD, Roukis TS. Catastrophic Failure of an Infected Achilles Tendon Rupture Repair Managed with Combined Flexor Hallucis Longus and Peroneus Brevis Tendon Transfer. Clin Podiatr Med Surg 2016;33(1):153–62.

[100] Saxena A, Maffulli N, Nguyen A, et al. Wound complications from surgeries pertaining to the achilles tendon: An analysis of 219 surgeries. J Am Podiatr Med Assoc 2008;98(2):95–101.

[101] Lin JL. Tendon Transfers for Achilles Reconstruction. Foot Ankle Clin 2009;14(4): 729–44.

[102] Schon LC, Shores JL, Faro FD, et al. Flexor hallucis longus tendon transfer in treatment of Achilles tendinosis. J Bone Jt Surg-Ser A 2013;95(1):54–60.

[103] Hahn F, Meyer P, Maiwald C, et al. Treatment of chronic achilles tendinopathy and ruptures with flexor hallucis tendon transfer: Clinical outcome and MRI findings. Foot Ankle Int 2008;29(8):794–802.

[104] Lakey E, Kumparatana P, Moon DK, et al. Biomechanical Comparison of All-Soft Suture Anchor Single-Row vs Double-Row Bridging Construct for Insertional Achilles Tendinopathy. Foot Ankle Int 2021;42(2):215–23.

[105] K R, XC L, WT G, et al. Comparison of the efficacy of three isolated gastrocnemius recession procedures in a cadaveric model of gastrocnemius tightness. Int Orthop 2016;40(2):417–23.

[106] Cottom JM, Hyer CF, Berlet GC, et al. Flexor hallucis tendon transfer with an interference screw for chronic Achilles tendinosis: a report of 62 cases. Foot Ankle Spec 2008;1(5):280–7.

[107] Tourne Y, Baray AL, Barthelemy R, et al. The Zadek calcaneal osteotomy in Haglund's syndrome of the heel: Clinical results and a radiographic analysis to explain its efficacy. Foot Ankle Surg 2021. [Epub ahead of print].

[108] Basiglini L, Iorio R, Vadalà A, et al. Achilles tendon surgical revision with synthetic augmentation. Knee Surg Sports Traumatol Arthrosc 2010;18(5):644–7.

[109] Ollivere BJ, Bosman HA, Bearcroft PWP, et al. Foreign body granulomatous reaction associated with polyethelene "Fiberwire®" suture material used in Achilles tendon repair. Foot Ankle Surg 2014;20(2):e27–9.

[110] Rungprai C, Cychosz CC, Phruetthiphat O, et al. Simple Neurectomy Versus Neurectomy With Intramuscular Implantation for Interdigital Neuroma: A Comparative Study. Foot Ankle Int 2015;36(12): 1412–24.

Manuel Monteagudo　Pilar Martínez-de-Albornoz　著

**本章要点**

- 足舟骨是 Chopart 关节的重要组成部分（作为跗横关节的一部分），对大部分的后足运动至关重要，也是最常受伤的跗骨。

- 大多数急性骨折是低能量背侧撕脱，可以非手术治疗。移位的粉碎性骨折需要切开复位和内固定，通常采用外固定、桥接钢板和植骨。

- 应力性骨折的诊断通常延迟。尽管非手术治疗有良好的效果，但手术可以让运动员更快地恢复比赛。

- 骨不连是急性骨折和应力性骨折的潜在并发症，治疗包括开放清创、植骨和螺钉稳定固定。

- Müller-Weiss 疾病可表现为舟骨碎片和类似急性或应力性骨折。未能识别发育不良舟骨可能导致错误的诊断和治疗。

**关键词**

足舟骨，舟骨骨折，应力性骨折，足部骨折

## 一、舟骨骨折的特点

舟骨是位于中足的一种月牙形骨，因其与船的相似而得名（拉丁文 "navis"）[1]。它是足内侧柱的解剖和功能基石，在步态的第二和第三摇臂中支撑大部分轴向负荷。如果我们移除大体标本中的距骨，剩下的（距跟舟关节）关节的形状类似髋臼的形状。这个球窝关节是所谓的足踝关节的一部分，也就是距跟舟关节，Antonio Scarpa 称之为 "acetabolo"（拉丁语，意为 "装醋的小杯子"），它负责后足 80% 的运动[2]。骨周围广泛的关节软骨限制了其血液供应，这些解剖和功能特征使舟骨脆弱。因此，损伤可能有严重的后果和后遗症[3]。

急性舟骨骨折占足部骨折的 5.1%，约占中足骨折的 35%[4]。放射学评估对诊断至关重要，但 CT 已经标准化，以更好地了解骨折类型和其他伴随相关损伤的程度。一些分型已经被用来更好地处理舟骨的管理和预后[5]。文献涉及异质性人群，包括低能量和高能创伤，但证据水平较低。不同的骨折类型损伤机制不同，从背侧撕脱骨折的强迫内翻和跖屈到不同的 "胡桃夹子" 压缩力。切开复位内固定加或不加术中 / 术后外固定或桥接钢板是急性移位舟骨骨折最常见的治疗方案[6]。

尽管急性骨折并不常见，但舟骨应力性骨折占所有应力性骨折的 1/3[7]。高弓足足舟骨背内侧钝痛可能是怀疑舟骨应力性骨折的重要线索。舟骨中 1/3 是最常受影响的区域，大多数舟骨应力骨折不累及足底皮质，因此在平片上很难识别。CT 有助于确定中 1/3 骨背侧皮质应力性骨折的程度，并用于初步治疗后的随访。MRI 是早期诊断的黄金标准。舟骨应力性骨折的非手术治疗和手术治疗是有效的，根据患者的类型和活动水平有良好的临床效果[8]。然而约 1/3 的患者发展为疼痛的骨不连，需要手术（或翻修手术）[9]。

一些影像学表现可能类似舟骨骨折。跟骨肉瘤，还有各种各样的名字用来指 Müller-Weiss 疾病（舟骨双侧、舟骨滑脱、畸形骨病和成人跗骨舟骨炎）均可表现为舟骨碎片，类似急性或应力性骨折。未能识别 Müller-Weiss 疾病的畸形舟形可能导致不正确的诊断和治疗。

本文概述了足舟骨骨折的各种原因，相关的流行病学和病理力学，图像研究和可用的治疗方案。我们也回顾了与不同舟骨损伤相关的结果和并发症。

## 二、流行病学

Rasmussen 等[4] 在研究了近 6000 例病例后报道了足部骨折的发生率和流行病学。每年总体发生率较高（142.3/10 万），但中足骨折罕见（6.6/10 万）。主要为男性（58%），影响受伤时平均年龄为 38.3 岁的年轻患者[4]。尽管其中大多数是撕脱型骨折（约占 50% 的舟骨骨折）（图 14-1），但文献描述了更为常见的复杂和高能骨折（由机动车事故、运动损伤和摔倒造成）[10-12]。与机动车事故中的其他伤害不同，严重的足部伤害正在上升，这可能是因为汽车的踏板箱区域没有像躯干、头部和颈部那样受到保护[13]。

应力性骨折常见于田径运动员，其次是足球和篮球运动员。芬兰、以色列军队和以色列边境警察对舟骨应力性骨折的流行病学进行了调查，结果显示只有少数零星病例[14]。然而在澳大利亚田径队的应力性骨折中，这一比例高达 35% 在大多数病例中[15]。

伴有舟状骨碎裂、类似舟状骨骨折的 Müller-

Weiss 疾病具有流行背景，在战争或"饥饿大流行"后患者数大量激增（图 14-2）[16]。严重的营养不良导致舟骨延迟骨化，未成熟的舟骨和微妙的力学因素（第一跖骨短，轻度距骨内翻）的结合可能最终导致骨碎裂[17]。Müller-Weiss 疾病的另一种非传染性情况是年轻运动员被推到超出了他生长中的舟状骨的阻力，并具有前面提到的机械因素之一，导致舟状骨发育不良和碎裂[17]。

## 三、临床检查和影像研究

急性舟骨骨折可由直接或间接创伤引起。无畸形的肿胀可将诊断定位为撕脱型骨折，而移位的粉碎性骨折通常表现为明显畸形和剧烈疼痛，特别是伴有半脱位或脱位时。无畸形或创伤的慢性背内侧疼痛是应力性骨折的常见表现。慢性背外侧疼痛伴"似是而非的平足内翻"畸形几乎是 Müller-Weiss 疾病的典型症状。目视检查，内弓似乎塌陷，但引起内突的是舟骨结节而不是距骨头。距骨头在跟骨上方外侧横向移位，导致后足内翻[16]。

X 线检查对确诊至关重要。虽然标准 X 线片（包括内侧 30° 斜位 Myerson 位）足以进行诊断，但使用 CT 能更好地描述骨折和舟骨周围脱位（以及为手术治疗的计划）和排除舟骨相关病变和解剖变异（双足 CT）（图 14-3）[18]。骨扫描显示较强的吸收，并被用于确定舟骨应力性骨折的诊断，但目前 MRI 和 CT 在确认应力性骨折的诊断上更有价值[7]。伴舟骨碎裂的 Müller-Weiss 疾病可在跗

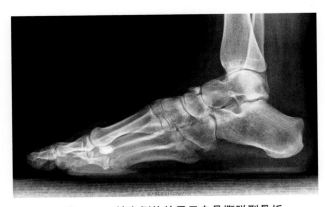

▲ 图 14-1　站立侧位片显示舟骨撕脱型骨折

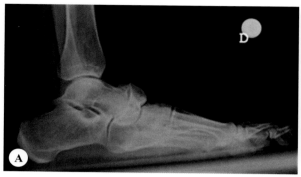
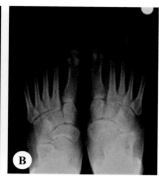

◀ 图 14-2 **Müller-Weiss 疾病在 X 线片上表现为舟骨应力性骨折**
A. 诊断为舟骨应力性骨折的患者站立侧位片；B. 前外侧站立位显示右足舟形发育不良，这是典型的 Müller-Weiss 疾病

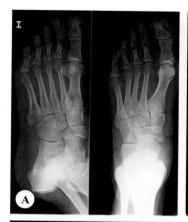
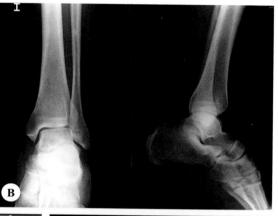

◀ 图 14-3 **X 线检查并不总能精准诊断急性舟骨骨折**
A 和 B. 常规足部和踝关节不能清晰显示急性舟骨骨折；C. CT 扫描清楚显示舟骨体移位骨折；D. 相关病变也可以在 CT 扫描的帮助下进行诊断

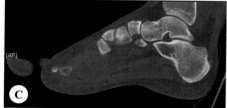
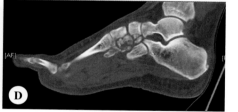

背负重 X 线片和侧位片上诊断，侧位片显示发育不良（有时碎裂）跗骨舟骨[16, 17]。

我们接下来专门回顾了不同类型的跗骨舟骨骨折（急性、应力性和模拟型），并评论了每种类型的病理力学、分类、治疗方案、预后及潜在并发症。

## 四、急性舟骨骨折

急性舟骨骨折的原因仍未完全了解，研究的几种机制与特定的骨折亚型和分型有关[6, 19, 20]。跗骨舟骨骨折可导致残疾，特别是运动员，如果不及早诊断和治疗不当。

### （一）病理力学

约 50% 的急性骨折为撕脱骨折[6]。背侧撕脱通常是由于低能量损伤导致的足跖过度屈曲和内翻会导致拉伸距舟背韧带（图 14-4）[20]。外翻损伤中三角韧带前部的过度负荷可能会拉伸胫骨后肌腱和（或）弹簧韧带，导致舟骨内侧撕脱。更严重的外翻损伤加上对三角韧带和胫骨后肌腱的过度牵引可能导致内侧结节骨折。累及舟状体的骨折可能是文献报道的许多（直接和间接）机制的结果[6, 20, 21]。有几种理论试图解释导致体部骨折的间接机制。一些假说的数据可以追溯到 20 世纪 60 年代末和 70 年代初，当时一些作者认为舟状体骨折是跖屈足轴向负荷下跗骨中部区域的跖屈和外展联合的结果[12, 19]。Main 和 Jowett[19] 认为跖屈足的纵向压迫导致楔形骨嵌塞到舟骨。Nyska 及其同事[22] 描述了当楔形骨在内侧和后方被压缩时，距骨头对舟状体的挤压。Sangeorzan 及其同事[23]假设，沿着足中轴线运动的力会在冠状面产生横行骨折，不同类型的骨折取决于前足对中跗骨关节的位移。Rockett 和 Brage[21] 提出了一种不同的机制，即后足外翻和前足内侧被迫背屈。Richter

及其同事[24, 25]开发了一个大体模型来测试在模拟机动车碰撞中足部的反应，以发现这些事故中的轴向载荷足以破坏 Chopart 关节，与外展—内收力所相关导致的舟形体骨折，称为"胡桃夹子"骨折。

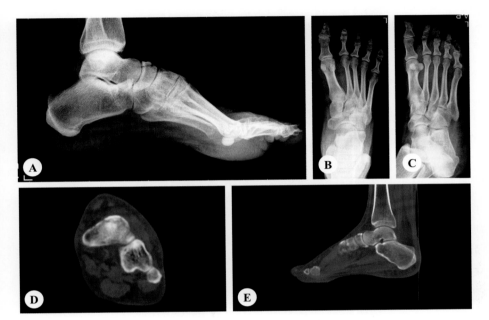

◀ 图 14–4　撕脱型骨折是最常见的舟骨骨折

A 至 C. 仅在 X 线侧位片可见非移位撕脱型骨折；D 和 E. CT 扫描证实距舟关节的完整性

## （二）分型（表 14–1）

| 作　者 | Ⅰ型 | Ⅱ型 | Ⅲ型 | Ⅳ型 |
|---|---|---|---|---|
| Watson-Jones[26]，1955 | 结节骨折 | 背侧撕脱骨折 | 体部骨折 | |
| De Lee[10]，1986 | 背侧撕脱骨折 | 结节骨折 | 体部骨折 | 压力性骨折 |
| Sangeorzan 等[23]，1989 | 背侧撕脱骨折 | 在冠状面上具有横向骨折线的背侧骨折块，足内侧边界不变形 | 最常见。内侧移位骨块，骨折线从背外侧延伸至足底内侧 | 粉碎性骨折主要骨折块和前足侧向移位，常累及跟骨和舟骨楔形关节 |
| Schmid 等[27]，2016 | 二分体部骨折 | 粉碎性骨折 | 骨折伴随距舟关节脱位 / 距骨头骨折 | |

表 14–1　急性舟骨骨折分型[10, 23, 26, 27]

## （三）管理

非手术治疗适用于大多数撕脱性骨折和非移位性结节或体部骨折。早期固定应处理急性软组织损伤，应鼓励脱离骨科靴早期活动。康复应注重水肿的减轻和踝关节活动范围的恢复。穿行走

靴时恢复部分负重很大程度上取决于伴随的软组织损伤的程度，在大多数情况下应该推迟至少 6周[5, 28]。只有在负重 X 线片上发现骨实变的证据，且患者站立时内侧纵弓轴向负荷无疼痛感时，才应开始过渡到鞋外完全负重[6]。

手术适用于移位的结节或跗骨舟骨体骨折。在准备移位的舟骨骨折手术治疗时，可以考虑以下几种实际情况。

**1. 移位的背侧撕脱骨折**

移位超过 2mm 的撕脱骨折，采用胫骨后肌腱和胫骨前肌腱之间的前内侧入路，允许切开复位，并用 1～2 个 3.5mm 的皮质螺钉从背侧到足底内固定[29]。

**2. 移位的结节骨折**

采用内侧入路暴露骨折，通常使用 1～2 颗 3.5mm 皮质螺钉从内侧到外侧直接复位和固定。较小的碎片可以用 2.4mm 或 2.7mm 的螺钉固定[30]。

**3. 移位性体部骨折**

在这些高能损伤中，手术时机很重要，必须注意水肿控制，通常在创伤后 10～15 天进行，除非出现紧急手术指征（出现脱位或合并距骨骨折）[30]。如果可能，距舟形关节表面应进行解剖复位，因为在关节不协调和未来的关节炎方面，距舟形关节表面比舟楔关节更难容忍[31]。纵向中轴背内侧切口通常用于暴露距舟和舟楔关节。如无粉碎，可使用拉力螺钉或锁定舟骨板进行简单内固定。如果有粉碎性骨折，可能需要进行外固定以恢复内外侧柱的长度，并对舟骨周围关节进行减压（图 14-5）。根据舟骨骨折的类型和压缩情况，可能需要使用桥接钢板和植骨[32]。

**4. 粉碎性骨折脱位**

牵引器对复位骨舟骨凹关节面最有用（图 14-6）[33, 34]。术后通常保持外固定，以稳定内侧柱并保护粉碎性舟骨。通常需要在舟骨背外侧和背内侧双切口使用舟骨锁定钢板固定舟骨。作为外固定的替代方案，建议使用内侧柱重建板在距骨颈和第一跖骨之间桥接，以维持内侧柱的长度和稳定性，直到部分骨愈合对于复杂的骨折脱位[32]。不可重建和不稳定的移位性骨折，可以考虑进行一期关节融合术[35]。

**（四）研究结果**

舟骨骨折类型和近端关节面复位的质量与预后密切相关（图 14-7）[23, 26]。Sangeorzan 及其同事[23]对 24 例舟骨骨折单螺钉固定后平均随访 44 周的患者进行了回顾性研究。4 例 I 型骨折复位 100% 满意，效果良好。12 例 II 型骨折复位良好率为 67%，效果良好率为 75%。4 例 III 型骨折的复位良好率为 50%，效果良好率为 25%。复位不满意的患者术后均无良好效果。对于移位的粉碎性关节骨折，采用稳定的内侧固定柱，切开复位和舟形锁定钢板内固定效果良好[34]。10 例患病 III 型体部骨折患者表现出良好的功能效果，Maryland 足部评分为 92.8 分，在 20.5 个月的随访中，美国骨

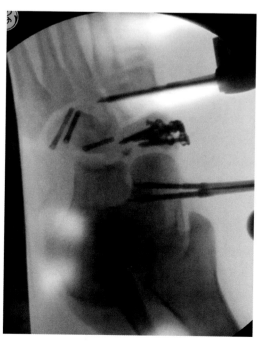

▲ 图 14-6　术中 X 线片显示，术后可保留外固定物，以保护小碎片板和螺钉的舟骨重建。注意合并长方体骨折也需要固定

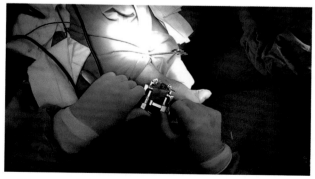

▲ 图 14-5　术中可能需要牵引以帮助复位移位的舟骨骨折，并检查距舟骨和舟楔关节的恢复情况

科足踝学会（American Orthopaedic Foot & Ankle Society，AOFAS）的评分为 90.6 分，无须进行关节融合术[34]。作者注意到在术前 CT 重建中使用固定的跖外侧碎片作为参考，以帮助解剖复位和固定粉碎性舟骨骨折。在一项回顾性研究中，Evans 和他的同事[36] 在 24 例粉碎性骨折中使用微型碎片钢板取得了良好的结果，没有任何患者复位损失，尽管在平均 73 个月的随访中，19 例患者出现了某种程度的距舟关节炎。Coulibaly 和他的同事[37] 对来自创伤中心的 84 例骨折患者进行了一系列的研究。90 例中有 10 例（11.1%）为开放性损伤。49 例患者接受非手术治疗，41 例接受切开复位内固定，11 例需要植骨。在最后的随访中有 39 只脚（43.3%）出现疼痛。工作状况为 64 人无工作限制，17 人有工作限制，5 人没有返回工作岗位。无法回到以前的工作与疼痛和继发性骨关节炎有关。Vopat 及其同事[38] 研究了美国国家橄榄球联盟（National Football League，NFL）的准职业大学生球员。这是一个为期 1 周的课程，包括严格的身体检查和练习，旨在评估病史信息，以帮助球队确定球员的受伤史是否可能对美国国家橄榄球联盟的表现或职业生涯寿命有害。2009—2015 年，共有 2285 名球员参加了联合训练。在这段时

间内，14 名运动员共发现 15 例舟骨损伤，发生率为 0.6%。11 名运动员患有急性舟骨骨折（1 名双侧），3 名被诊断为舟骨应力性骨折。8 例舟骨骨折患者接受了手术治疗。有证据表明，75% 的舟骨骨折球员患有同侧距舟骨关节炎，而在未受伤的足中，这一比例仅为 60%。57% 舟骨损伤的球员（骨折的 72.7%）被选中，而对照组的比例为 30.9%。总的来说，只有 28.6% 的舟骨骨折球员在美国国家橄榄球联盟踢了 2 年或更长时间，而对照组的这一比例为 69.6%[38]。虽然舟状骨损伤的发生率很低，但这种损伤显然是影响顶级运动员职业生涯的一个因素。

### （五）并发症及并发症管理

尽管有这些结果，舟骨体骨折术后并发症（骨不连和关节炎）的发生率很高[20]。手术治疗后的大多数并发症依赖于次理想复位[31]。为了防止骨愈合后距舟关节半脱位，至少 60% 的舟骨近端关节面必须恢复[19]。除了骨不连，其他并发症，如创伤后骨关节炎、僵硬、畸形、骨坏死和慢性感染，可能导致长期的疼痛性残疾。几乎 1/3 的舟骨骨折患者之后出现疼痛[23]。创伤后骨关节炎与关节的完整性相关，是舟骨骨折后最常见的后遗

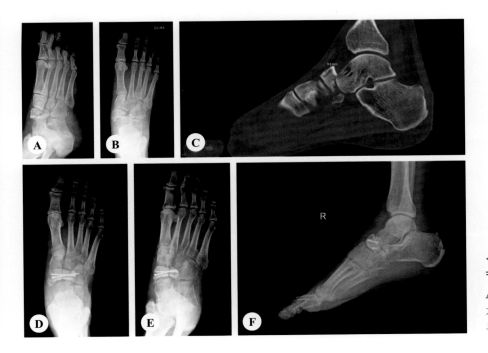

◀ 图 14-7　舟骨骨折类型近端关节面复位的质量与预后密切相关
A 至 C. 复杂移位舟体骨折；D 至 F. 术后 X 线片显示固定不佳，可能导致创伤后骨关节炎

症（图14-8）[11]。有些骨不连可能是无症状的，不需要治疗。在出现明显疼痛和（或）畸形时，手术结合开放清创、植骨和螺钉内固定。通常舟骨不够健康，可能需要进行距舟关节或延伸到舟楔关节融合，如无法进行直接融合，需要植骨以实现内侧柱的稳固愈合（图14-9）[39, 40]。有人认为，舟骨骨折后骨不连的患者可能同时存在腓肠肌紧绷，而前足负重过重可能会增加骨不连的发生率，因此应在术前评估三头肌延长情况[11, 41]。在Coulibaly及其同事的一项研究中[37]，88例患者，90例骨折，并发症包括1例同侧深静脉血栓形成，1例缺血性坏死，1例骨不连，7例感染（2例深部，5例浅部），56例继发性骨关节病。二次手术包括25例内固定移除（16例由于激惹，5例由于凸出或钢板断裂），9例关节融合，2例感染清创术，1例跗骨道松解术。

## 五、应力性舟骨骨折

舟骨应力性骨折表现为活动时隐伏的钝痛，休息时减轻，常放射至前足远端。模糊的症状和难以捉摸的影像学改变通常导致诊断延迟从最初症状出现平均5～7个月[42, 43]。

### （一）病理力学（损伤机制）

机械原因和血管原因都被认为是危险因素，但与所有过度使用损伤一样，训练错误、不适当的技术和设备也可能增加受伤的风险[7]。在近端距骨和远端楔骨之间的舟骨有解剖和功能上的撞击。在从步态的第二个摇杆到第三个摇杆的过渡过程中，通过舟骨传递的大部分力集中在骨的中央1/3处[44]。足背动脉的跗骨内侧分支和跗骨外侧动脉

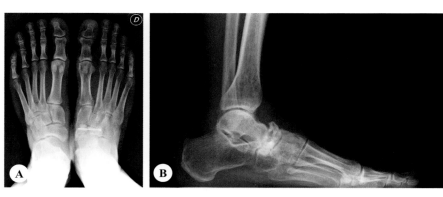

◀ 图14-8 创伤后骨关节炎是复杂舟骨骨折后最常见的并发症。术后2年取出引起疼痛的螺钉后，如图14-7所示的患者主诉持续疼痛

A. 站立足底背视图显示关节炎和舟骨塌陷；B. 站立侧位显示晚期距舟关节炎

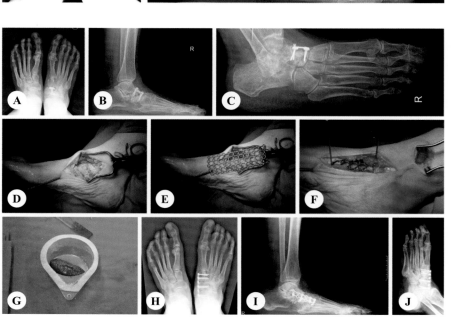

◀ 图14-9 移位舟骨体骨折的不理想固定2年后出现关节炎和舟骨塌陷

A. 背外侧视图显示舟状骨碎片，固定丢失；B. 侧位片显示距舟关节和舟楔关节有明显的关节炎迹象，内弓塌陷；C. 斜位片；D. 计划行距舟楔关节融合，图片显示术中在克氏针的辅助下对内侧柱进行复位；E. 还没有匹配的距舟楔关节融板，因此制备了网状融合板；F. 钢板和螺钉固定，暴露以获得胫骨内侧远端植骨；G. 骨移植物与脱矿骨基质混合；H至J. 翻修术后2年不同位置的X线片。虽然没有显示坚实的桥接固定，但内植物没有断裂，患者没有出现疼痛

的分支供应骨的内侧和外侧 1/3，使受应力较大的中心区域失去血管[45]。尽管血管因素已被认为是应力性骨折发展的关键因素，McKeon 及其同事[46]在 59% 的成年大体标本中发现了健壮的骨内供应，54 个标本中只有 6 个标本具有 Waugh 所描述的典型的血管减少模式[45]。生物力学因素可能在舟骨应力性骨折的发生和持续中起着更大的作用。足内翻、踝关节背屈减少（腓肠肌紧绷）和第一跖骨短都会增加通过舟骨的压迫负荷，在计划治疗时必须考虑到这一点[43, 47, 48]。

### （二）分型

舟骨应力损伤的分型采用 Saxena 分型（表 14-2）[49]。

表 14-2　基于 CT 结果的舟骨应力骨折 Saxena 分型

| 分型 | 表现 |
| --- | --- |
| Ⅰ 型 | 背侧皮层骨骨折 |
| Ⅱ 型 | 从背侧皮质延伸至舟骨体 |
| Ⅲ 型 | 双侧皮质完全骨折 |

### （三）管理

舟骨应力性骨折被认为是高风险的应力性骨折，因为骨愈合能力有限，骨内血液循环严重，恢复缓慢且困难[50, 51]。大多数作者认为 Saxena 的 CT 分型是指不同的治疗方案。Ⅰ 型骨折伴背侧皮质骨折应在非负重石膏中放置 6 周[52]。建议不负重，直到 n 点触诊无压痛（舟点，舟背中央的一个 5 分镍大小的区域）[53]。后续的渐进式负重方案可能需要 4～6 个月直至功能恢复[54]。对于优秀的运动员，手术治疗是首选的，因为它将骨不连的风险降到最低，并确保回归运动的时间

点[55-57]。Ⅱ 型和 Ⅲ 型骨折通常采用手术治疗，通常采用植骨[14]。有些人主张使用 4mm 空心螺钉代替非空心螺钉（图 14-10），但实心螺钉可以提供更牢固的固定[14]。在 CT 显示骨折愈合之前，不建议进行充分活动。具有后足外侧楔形（旋前效应）的矫形器有利于正确的力学促进应力性骨折的愈合。

### （四）研究结果

舟骨应力性骨折治疗后回归运动结果的数据很少。据报道，非手术治疗后的平均时间超过 6 个月。Ⅱ 型和 Ⅲ 型舟骨应力骨折术后恢复运动平均达（4.2 ± 1.5）个月[52, 54]。

1992 年，Khan 及其同事[58] 回顾性研究了最广泛的应力性骨折系列，比较了来自 5 个机构的 82 名运动员的 86 例临床舟骨应力性骨折的非手术治疗和手术治疗。诊断延迟平均为 4 个月。86% 的患者在经过 6 周的无负重石膏治疗后，约 5.6 个月后能够恢复到各自的运动。在非负重石膏少于 6 周的患者中，这一结果明显较差（69%）。6 名患者中有 5 名患者立即进行手术干预的成功率为 83%，在 3.8 个月后早期恢复活动。然而，他们的研究并没有提供每组骨折分型。Kiss 及其同事[59] 报道了 54 名患者中 55 例舟形应力性骨折的手术和非手术治疗前后的 CT 结果。他们发现最早的临床愈合迹象是背侧皮质桥接，这在 8 名患者在第 6 周时进行扫描时清晰可见。所有骨折都在中间 1/3 处。94%（53/55）为部分骨折。Saxena 和 Fullem[57] 研究了 19 名有 22 例舟骨骨折的运动员，他们发现 Ⅰ 型，Ⅱ 型和 Ⅲ 型运动员恢复活动的时间有显著差异（分别为 3.0 和 3.6 个月到 6.8 个月）。切开复位内固定组的平均活动恢复时间为 3.1 个

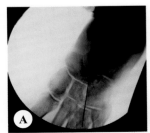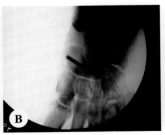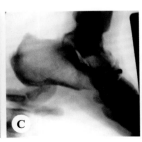

◀ 图 14-10　Ⅲ型舟骨应力骨折的术中 X 线片

A. 跖背位 X 线证实骨折线于舟骨中间 1/3 处；B. 4mm 空心螺钉从外侧向内侧固定；C. 术中侧位（和背足底位）可确保螺钉进入舟骨

月，而非手术组的平均活动恢复时间为 4.3 个月。他们的结论是：完全骨折愈合所需的时间几乎是 3 组的 2 倍，而切开复位和内固定显著缩短了愈合时间。作者还认为 Ⅱ 型和 Ⅲ 型骨折应更积极地处理，并主张早期手术干预[57]。

### （五）并发症及并发症的处理

弓形足、踝关节背屈减少和负指数形态型均可放大舟骨的压缩负荷，增加骨应力骨折的风险[43]。骨不连和再骨折是舟骨应力骨折的潜在不良结果。在唯一一项对所有 55 名患者进行 CT 随访的研究中，Kiss 及其同事[59] 发现了 12 例骨不连。骨不连、延迟愈合和复发性应力性骨折均采用手术修复治疗，无论是否接受过手术治疗。通常推荐用两颗空心螺钉从外侧到内侧进行开放修复植骨和固定[9, 14]。带血管蒂骨移植是舟骨应力骨折骨不连的另一种选择[60]。在复发性骨不连病例中，根据我们在 Müller-Weiss 疾病中的经验[61]，作者建议采用 Dwyer 截骨术将舟骨中央 1/3 的牵张力转变为压缩力。我们对舟骨应力性骨折复发性骨不连的治疗经验太有限，无法广泛推荐这种技术。

## 六、"类"舟骨骨折

有些患者表现为距舟关节背外侧周围隐匿的慢性不适和疼痛。舟骨应力性骨折的临床诊断与影像学结果不一致。骨折线和碎骨块分布在变形舟骨的侧面。在临床检查中，出现似是而非的平足内翻，这几乎是 Müller-Weiss 疾病的典型症状[16]。Müller-Weiss 疾病是骨舟骨发育不良，可表现为骨外侧碎裂（"类似"骨折）[17]。对悖论型平足内翻患者的鉴别失败可能导致不正确的诊断和处理。

### （一）病理力学（损伤机制）

不正常的力分布模式（短的第一跖骨，轻微的距骨内收，畸形足的后遗症）不均匀地作用于未成熟舟骨上，导致骨外侧的特征性不对称压缩和碎裂[16]。如果压缩力均匀分布于整个舟骨，软骨支架

可能适应它们，除了最终在前后宽度上对称变平，不会发生畸形（Köhler 骨病，足舟骨迟滞）[17]。

### （二）分型

侧位负重片允许将形态学变化分为 5 个阶段，矢状面畸形程度增加（Maceira 和 Rochera 的分类），从最小的变化（阶段 1）到伴随舟形和距楔接触挤压的高级变化（阶段 5）[16]。分期并不一定与疼痛和残疾的程度相关[17]。

### （三）管理

已经研究和报道了各种保守和外科干预可以缓解机械性舟骨周围疼痛[17]。非手术治疗使用刚性鞋垫与内侧足弓支撑和外侧鞋跟楔形对大多数患者是有效的。不同的手术方法被提倡用于 Müller-Weiss 疾病的治疗，包括松散骨碎片的清除、舟骨内固定和各种类型的关节融合术（距舟骨、距舟骨 – 楔骨、三关节融合术，以及三关节融合术与舟骨 – 楔形骨融合术）[17]。然而，Dwyer 跟骨截骨术联合外侧移位来矫正后足内翻似乎是一种较好的选择，而不是舟周融合（图 14–11）[61, 62]。

### （四）研究结果

历史上，内侧中足关节炎的外科治疗包括受影响关节的关节融合术（内侧足弓融合术或距舟楔骨融合术）[63]。与许多不对称关节炎一样，一些作者试图将压力转移到软骨减压上[17]。事实上，Müller-Weiss 疾病最大的外科治疗系列是截骨术[61, 62]。Li 及其同事[62] 对 13 例（14 足）伴有跟骨截骨的 Müller-Weiss 疾病患者进行了回顾性研究。平均随访 3.7 年，VAS 评分从术前 8 分到术后 2 分下降，而 AOFAS 评分从术前 29 分到术后提高 79 分。没有患者需要关节融合术。在另一项研究中，Buendía 及其同事[61] 对 18 名患者进行了离体跟骨截骨术，平均随访时间为 4.5 年；18 人中有 17 人注意到手术后的改善，AOFAS 足功能评分提高了 48 分，在 VAS 评分中疼痛减轻了 6 分。1 例患者在截骨术后 4 年因持续的舟周疼痛行三关节融合手术。

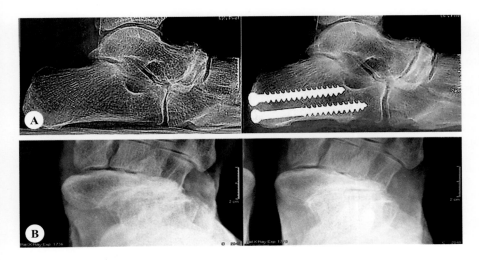

◀ 图 14-11　常规站立位 X 线片显示，单纯跟骨截骨术矫正后足内翻可导致距骨头位置发生显著变化

A. 术前和术后 1 年的侧位视图显示距舟关节的变化；B. 手术前（左）和术后（右）站立式背足底 X 线片。注意距骨头向未使用的舟骨软骨内侧移位，改善了舟骨覆盖

## （五）并发症及并发症的处理

Müller-Weiss 疾病截骨失败后的翻修手术应考虑受影响关节的关节融合术或重做（骨不连）。在大多数病例中，需行距舟楔（内侧弓融合）关节融合术并植骨以恢复内弓和距跟骨对齐（图 14-10）[17]。

## 结论

急性舟骨骨折对诊断和治疗提出了挑战。关于最佳治疗方法的文献稀少且有限。发现的最高水平的证据是Ⅳ级，因此不可能有一般性的建议，应该在创伤中心进行更多的研究（多中心研究），以更好地了解治疗的选择和结果。尽管治疗结果令人满意，愈合率高，舟骨骨折容易出现并发症（通常是骨不连和创伤后骨关节炎），并对功能和生活质量产生长期影响。舟骨应力性骨折被认为是高风险的，从疼痛开始的几个月后才能确诊。尽管文献不支持保守或手术治疗，但有一种趋势是，手术治疗可以缩短康复时间，并降低活动患者再骨折的风险。在我们的课程和会议中，舟骨应力性骨折的一些图片是真实的 Müller-Weiss 疾病病例，舟骨外侧的碎裂类似于骨折的影像改变。由于处理方法不同，因此应注意不要将 Müller-Weiss 疾病与常规应力性骨折混淆。

### 临床要点

➤ 急性舟骨骨折占所有足部骨折的 5.1%，占所有足中部骨折的 35% 左右。背侧撕脱占所有急性骨折的 50%。

➤ 非手术治疗保留在小撕脱和非移位体或结节骨折。移位性骨折的手术包括切开复位和钢板和（或）螺钉内固定。

➤ 舟骨应力性骨折的诊断通常有相当长的一段时间延迟，当检查伴有畸形疼痛的足部时，应该高度怀疑该诊断。

➤ 舟骨应力性骨折的治疗正在发展。精英运动员的外科治疗使他们能够更快地重返赛场，并降低复发的风险。

➤ Müller-Weiss 伴有舟骨发育不良的疾病可表现为外侧碎裂，类似舟骨骨折 / 应力性骨折。

## 参考文献

[1] Scott-Moncrieff A, Forster BB, Andrews G, et al. The adult tarsal navicular: why it matters. Can Assoc Radiol J 2007;58(5):279–85.

[2] Pisani G. "Coxa pedis" today. Foot Ankle Surg 2016;22(2):78–84.

[3] Pinney SJ, Sangeorzan BJ. Fractures of the tarsal bones. Orthop Clin North Am 2001;32(1):21–33.

[4] Rasmussen CG, Jørgensen SB, Larsen P, et al. Population-based incidence and epidemiology of 5912 foot fractures. Foot Ankle Surg 2021;27(2):181–5.

[5] Rosenbaum AJ, Uhl RL, DiPreta JA. Acute fractures of the tarsal navicular. Orthopedics 2014;37(8):541–6.

[6] Marshall D, MacFarlane RJ, Molloy A, et al. A review of the management and outcomes of tarsal navicular fracture. Foot Ankle Surg 2020;26(5):480–6.

[7] Coris EE, Lombardo JA. Tarsal navicular stress fractures. Am Fam Physician 2003;67(1):85–90.

[8] de Clercq PF, Bevernage BD, Leemrijse T. Stress fracture of the navicular bone. Acta Orthop Belg 2008;74(6):725–34.

[9] Fitch KD, Blackwell JB, Gilmour WN. Operation for nonunion of stress fracture of the tarsal navicular. J Bone Joint Surg Br 1989;71(1):105–10.

[10] De Lee JD. Fractures and dislocations of the foot. In: Surgery of the foot and ankle, Vol. 2, 6th edition. St Louis: Mosby; 1986.

[11] DiGiovanni CW. Fractures of the navicular. Foot Ankle Clin 2004;9(1):25–63.

[12] Eftekhar NM, Lyddon DW, Stevens J. An unusual fracture-dislocation of the tarsal navicular. J Bone Joint Surg Am 1969;51(3):577–81.

[13] Richter M, Wippermann B, Thermann H, et al. Plantar impact causing midfoot fractures result in higher forces at Chopart's joint than in the ankle joint. J Orthop Res 2002;20(2):222–32.

[14] Mann JA, Pedowitz DI. Evaluation and treatment of navicular stress fractures, including nonunions, revision surgery, and persistent pain after treatment. Foot Ankle Clin 2009;14(2):187–204.

[15] Khan KM, Brukner PD, Kearney C, et al. Tarsal navicular stress fracture in athletes. Sports Med 1994;17(1):65–76.

[16] Maceira E, Rochera R. Müller-Weiss disease: clinical and biomechanical features. Foot Ankle Clin 2004;9(1):105–25.

[17] Monteagudo M, Maceira E. Management of Müller-Weiss disease. Foot Ankle Clin 2019;24(1):89–105.

[18] Tuthill HL, Finkelstein ER, Sanchez AM, et al. Imaging of tarsal navicular disorders: a pictorial review. Foot Ankle Spec 2014;7(3):211–25.

[19] Main BJ, Jowett RL. Injuries of the midtarsal joint. J Bone Joint Surg Br 1975; 57(1):89–97.

[20] Rosenbaum AJ, DiPreta JA, Tartaglione J, et al. Acute fractures of the tarsal navicular: a critical analysis review. JBJS Rev 2015;3(3):e5.

[21] Rockett MS, Brage ME. Navicular body fractures: computerized tomography findings and mechanism of injury. J Foot Ankle Surg 1997;36(3):185–91.

[22] Nyska M, Margulies JY, Barbarawi M, et al. Fractures of the body of the tarsal navicular bone: case reports and literature review. J Trauma 1989;29(10): 1448–51.

[23] Sangeorzan BJ, Benirschke SK, Mosca V, et al. Displaced intra-articular fractures of the tarsal navicular. J Bone Joint Surg Am 1989;71(10):1504–10.

[24] Richter M, Thermann H, Wippermann B, et al. Foot fractures in restrained front seat car occupants: a long-term study over twenty-three years. J Orthop Trauma 2001;15(4):287–93.

[25] Richter M, WippermannB, Krettek C, et al. Fractures and fracture dislocations of the midfoot: occurrence, causes and long-term results. Foot Ankle Int 2001;22:392.

[26] Watson-Jones R. Fractures and joint injuries. 4th edition. Edinburgh: Churchill- Livingstone; 1955.

[27] Schmid T, Krause F, Gebel P, et al. Operative treatment of acute fractures of the tarsal navicular body: midterm results with a new classification. Foot Ankle Int 2016;37(5):501–7.

[28] Ramadorai MU, Beuchel MW, Sangeorzan BJ. Fractures and dislocations of the tarsal navicular. J Am Acad Orthop Surg 2016;24(6):379–89.

[29] Rammelt S, Schepers T. Chopart injuries. Foot Ankle Clin 2017;22:163–80.

[30] Sanders R, Serrano R. Navicular body fractures-surgical treatment and radiographic results. J Orthop Trauma 2020;34(Suppl 1):S38–44.

[31] Richter M, Thermann H, Huefner T, et al. Chopart joint fracture-dislocation: initial open reduction provides better outcome than closed

reduction. Foot Ankle Int 2004;25(5):340–8.

[32] Schildhauer TA, Nork SE, Sangeorzan BJ. Temporary bridge plating of the medial column in severe midfoot injuries. J Orthop Trauma 2003;17:513–20.

[33] Rammelt S, Grass R, Zwipp H. Nutcracker fractures of the navicular and cuboid. Ther Umschau 2004;61:451–7.

[34] Cronier P, Frin JM, Steiger V, et al. Internal fixation of complex fractures of the tarsal navicular with locking plates. A report of 10 cases. Orthop Traumatol Surg Res 2013;99(4 Suppl):S241–9.

[35] Johnstone AJ, Maffulli N. Primary fusion of the talonavicular joint after fracture dislocation of the navicular bone. J Trauma 1998;45(6):1100–2.

[36] Evans J, Beingessner DM, Agel J, et al. Minifragment plate fixation of high-energy navicular body fractures. Foot Ankle Int 2011;32(5):S485–92.

[37] Coulibaly MO, Jones CB, Sietsema DL, et al. Results and complications of operative and non-operative navicular fracture treatment. Injury 2015;46(8):1669–77.

[38] Vopat B, Beaulieu-Jones BR, Waryasz G, et al. Epidemiology of navicular injury at the NFL combine and their impact on an athlete's prospective NFL career. Orthop J Sports Med 2017;5(8). 2325967117723285.

[39] Barkatali BM, Sundar M. Isolated talonavicular arthrodesis for talonavicular arthritis: a follow-up study. J Foot Ankle Surg 2014;53(1):8–11.

[40] Penner MJ. Late reconstruction after navicular fracture. Foot Ankle Clin 2006; 11(1):105–19.

[41] DiGiovanni CW, Kuo R, Tejwani N, et al. Isolated gastrocnemius tightness. J Bone Joint Surg Am 2002;84–A:962–70.

[42] Torg JS, Pavlov H, Cooley LH, et al. Stress fractures of the tarsal navicular. A retrospective review of twenty-one cases. J Bone Joint Surg Am 1982;64(5): 700–12.

[43] Gross CE, Nunley JA 2nd. Navicular stress fractures. Foot Ankle Int 2015;36(9): 1117–22.

[44] Lee S, Anderson RB. Stress fractures of the tarsal navicular. Foot Ankle Clin 2004; 9(1):85–104.

[45] Waugh W. The ossification and vascularization of the tarsal navicular and their relation to Kohler's disease. J Bone Joint Surg Br 1958;40–B(4):765–77.

[46] McKeon KE, McCormick JJ, Johnson JE, et al. Intraosseous and extraosseous arterial anatomy of the adult navicular. Foot Ankle Int 2012;33(10):857–61.

[47] Kitaoka HB, Luo ZP, An KN. Contact features of the talonavicular joint of the foot. Clin Orthop Relat Res 1996;(325):290–5.

[48] Pavlov H, Torg JS, Freiberger RH. Tarsal navicular stress fractures: radiographic evaluation. Radiology 1983;148(3):641–5.

[49] Saxena A, Fullem B, Hannaford D. Results of treatment of 22 navicular stress fractures and a new proposed radiographic classification system. J Foot Ankle Surg 2000;39(2):96–103.

[50] Boden BP, Osbahr DC. High-risk stress fractures: evaluation and treatment. J Am Acad Orthop Surg 2000;8(6):344–53.

[51] Sandlin MI, Rosenbaum AJ, Taghavi CE, et al. High-risk stress fractures in elite athletes. Instr Course Lect 2017;66:281–92.

[52] Fowler JR, Gaughan JP, Boden BP, et al. The non-surgical and surgical treatment of tarsal navicular stress fractures. Sports Med 2011;41(8):613–9.

[53] Patel KA, Christopher ZK, Drakos MC, et al. Navicular stress fractures. J Am Acad Orthop Surg 2021;29(4):148–57.

[54] Torg JS, Moyer J, Gaughan JP, et al. Management of tarsal navicular stress fractures: conservative versus surgical treatment: a meta-analysis. Am J Sports Med 2010;38(5):1048–53.

[55] Constantinou D, Saragas NP, Ferrao PN. Bilateral navicular stress fractures with nonunion in an adolescent middle-distance athlete: a

case report. Curr Sports Med Rep 2021;20(5):236–41.

[56] Hulkko A, Orava S, Peltokallio P, et al. Stress fracture of the navicular bone. Nine cases in athletes. Acta Orthop Scand 1985;56(6):503–5.

[57] Saxena A, Fullem B. Navicular stress fractures: a prospective study on athletes. Foot Ankle Int 2006;27(11):917–21.

[58] Khan KM, Fuller PJ, Brukner PD, et al. Outcome of conservative and surgical management of navicular stress fracture in athletes. Eighty-six cases proven with computerized tomography. Am J Sports Med 1992;20(6):657–66.

[59] Kiss ZS, Khan KM, Fuller PJ. Stress fractures of the tarsal navicular bone: CT findings in 55 cases. AJR Am J Roentgenol 1993;160(1):111–5.

[60] Toren AJ, Hahn DB, Brown WC, et al. Vascularized scapular free bone graft after nonunion of a tarsal navicular stress fracture: a case report. J Foot Ankle Surg 2013;52(2):221–6.

[61] Buendía I, Gaviria ME, Monteagudo M, et al. Enfermedad de Müller–Weiss, ¿cómo hemos cambiado? Rev Pie Tobillo 2020;34(2):125–32.

[62] Li S, Myerson M, Monteagudo M, et al. Efficacy of calcaneus osteotomy for treatment of symptomatic Müller-Weiss disease. Foot&Ankle Int 2016;38(3):261–9.

[63] Fornaciari P, Gilgen A, Zwicky L, et al. Isolated talonavicular fusion with tension band for Müller-Weiss syndrome. Foot Ankle Int 2014;35(12):1316–22.

Norman Espinosa　　Georg Klammer　著

**本章要点**

- 高弓内翻足重建手术是一种要求很高的手术。
- 在重建失败的情况下，翻修甚至更加困难。
- 辨别畸形的顶点至关重要。
- 正确肌腱转移有助于矫正畸形。
- 并不是每一个僵硬的马蹄足都需要融合。

**关键词**

复发，高弓内翻足，畸形，重建，软组织，截骨，关节融合，不稳定

## 一、高弓内翻足的治疗选择

为高弓内翻足选择合理的治疗方式是具有挑战性的。其中一个原因是不同的病因会导致不同的病理畸形。因此，术前准确识别病因及其影响因素，并制订合理的手术策略显得尤为重要。然而，与其他手术治疗相比，高弓内翻足重建手术也有可能复发，并且给患者和治疗医生带来非常大的影响。

一些特定的患者群体中，翻修手术对每一个足踝外科医生来说都是一项非常艰巨的任务。这种情况下的理想的诊断检查很困难，需要特定的临床和影像学评估来帮助制订决策。所有参与翻修的外科医生需要熟悉高弓内翻足翻修矫形手术，也应该意识到潜在并发症。

### （一）畸形的定义

Myerson 及其同事[1] 尝试定义畸形的类型。研究人员还增加了重度高弓内翻足类型的定义。

**1. 轻度柔软型畸形**

(1) 距下关节：可矫正至中立位。

(2) 无内收内翻畸形。

(3) 轻度中足旋后。

(4) 轻度前足马蹄足。

**2. 中度畸形**

(1) 距下关节：不能矫正到中立位。

(2) 轻度内收内翻畸形。

(3) 中足高弓。

(4) 中足旋后。

(5) 腓骨肌萎缩症，可能存在足下垂。

**3. 严重畸形**

(1) 距下关节：僵硬并处于内翻位。

(2) 内收内翻畸形。

(3) 严重中足高弓。

（4）中足和前足严重旋后。

（5）第五跖骨基底锁在骰骨下。

（6）后足马蹄足。

## （二）一般情况：评估患者高弓内翻足重建失败

最初评估识别高弓内翻足畸形患者的原因是非常重要的。正如前面提到的，原因可能存在很大差异。因此，重要的是要知道潜在的原因是神经（即遗传运动和感觉神经病变）、创伤性、特发性还是其他任何原因。这些知识在翻修手术的制订中起着至关重要的作用，因为除了高弓内翻足重建失败的医源性问题，一些原因可能直接影响手术策略。

高弓内翻足畸形主要见于前足、后足，或两者兼有。

与所有类型的畸形一样，矫正的关键因素旋转中心的角度（center of rotation of angulation，CORA）[2]，这是矫正畸形最有效的地方。除此之外，了解高弓内翻足是柔软型性还是僵硬型，是否需要进行肌腱转移，是否需要对软组织进行必要的处理，或者是否需要进行特殊的韧带重建也很重要[3]。

本文将讨论所有这些问题并分别解决它们。但是，必须知道所有这些问题都有可能同时存在，这些给外科医生治疗增加了挑战性。

## （三）畸形的解剖学起源

了解畸形的来源是很重要的：它是前足驱使的马蹄内翻畸形还是后足驱使的马蹄内翻畸形？

### 1. 前足驱使的后足内翻畸形

通常情况下，如果在起初临床没有准确评估，前足驱动的后足内翻会给外科医生带来相关问题，并影响第一次干预后的最终结果。这种高弓内翻畸形可以是动态的（如神经或特发性）或静态（第一跖骨僵硬的定跖屈）[4]。

足踝部的主动肌和拮抗肌之间的任何不平衡都可能导致畸形。在高弓内翻足中腓骨长肌（peroneus longus，PL）已显示明显增强。此外，

胫骨后肌腱（posterior tibial tendon，PTT）也相对增强。这两块肌肉肌力分别都超过了胫骨前肌（anterior，AT）和腓骨短肌（peroneus brevis，PB）[3, 5]。

腓骨长肌的增强迫使第一跖列动态跖屈，而强大的胫骨后肌肌腱止于中足内侧，从而导致高弓内翻足的典型特征：前足旋前，中足旋后，足内收，内侧纵弓升高，以及跟骨旋转导致的外侧柱相对变短。由于后足动态内翻畸形，跟腱的牵拉里方向被改变并内移，增强了跟骨的内翻畸形和旋转。胫骨前肌肌无力的患者（即腓骨肌萎缩症患者）甚至可能出现马蹄足畸形，这可能会极大地改变步态。因此，手术治疗的目标包括削弱强大的肌肉力量和加强薄弱的肌肉区域。

临床上可采用 Vienne 等的方法来评估腓骨长肌的增强[6]。

腓骨长肌腱转腓骨短肌腱解决了腓骨长肌腱增强的问题，同时加强了后足的横向动态稳定[6, 7]。这种肌腱转移成功需要腓骨长肌腱完整、肌肉力量正常且滑动性好。

在胫骨前肌肌力不足导致踝背伸弱的情况下，将胫骨后肌从后向前转移是合理的[5, 8, 9]。许多外科医师认为胫骨后肌肌力应足够强（检查时强度至少为 4/5）才考虑转移。否则执行这手术就没有意义。

在我们的经验中，这可能是一些特定患者人群失败的原因，这些患者存在足踝部周围的肌肉无力（即腓骨肌萎缩症患者）：只要胫骨后肌存在肌力（即使没有达到 M4）可能强于较弱的拮抗肌就有可能导致畸形的复发。

对于怀疑腓骨肌萎缩症的患者，作者还要求在开始翻修手术之前进行神经系统评估。这有助于预估翻修后的结果，有时也包括常规的步态分析，但并不是必要的。

### 2. 后足驱使的高弓内翻足畸形

后足任何解剖学改变（如跟骨内翻、距骨颈或胫骨远端创伤后畸形愈合、后足不稳定等）均可导致后足代偿性内翻畸形。此外，马蹄内翻足

类似于一种独特的畸形类型，即整个足部的解剖结构都是异常的[5, 10, 11]。

距下关节进行代偿性调整并提供足跖屈。然而，人们仍在质疑距下关节是否能够代偿踝上畸形，以及是否在距下关节水平进行截骨并改变其生物力学形状更合适。

### （四）挛缩的软组织

内收肌畸形患者可能存在胫骨后肌紧张、展肌筋膜挛缩和足底筋膜紧张[1, 2]。高弓畸形主要由挛缩的足底筋膜和骨骼的结果维持。

根据胫骨后肌（PTT）的肌张力程度，有3种治疗策略可以考虑。

1. 胫骨后肌可滑动和肌力强时：胫骨肌穿过胫腓骨骨腱膜转移到足背前外侧。

2. 残留部分功能并且肌紧张的胫骨后肌：部分胫骨后肌腱松解，避免全部切断。

3. 肌张力很高且没有功能的胫骨后肌：在肌腱止点处简单的切除或切除以至于完全松解。

特定的患者需要外展肌松解并切除外展肌筋膜。Myerson建议外展肌筋膜松解位置尽可能远离外展肌切断位置。

足底筋膜松解可通过内侧入路。Steindler所述，内侧入路进行单纯的足底筋膜松解[8, 12]。对于不仅需要足底筋膜松解，而且需要对后足内侧进行骨性矫正和肌腱转移的患者，应选择斜切口或稍偏背侧的切口。为了避免复发，作者通常切除10～20mm的筋膜组织。

足底筋膜松解取决于畸形的程度。它纠正中足畸形能力非常强，并允许距下关节和Chopart关节旋转。

当足底内侧筋膜松解不足以矫正内收畸形时该怎么处理？

术中才能确定是否增加额外的手术方式。在这种内收畸形不能完全纠正的情况下，距舟关节的内侧囊应当松解，其中包括三角韧带和弹簧韧带[5, 8, 13]。作者倾向松解三角韧带的胫舟束和胫弹簧束。

### （五）骨性结构畸形

**1. 截骨矫形**

高弓内翻足畸形可累及所有足部骨骼；这并不一定意味着所有的骨骼都需要处理。术者应该能够识别矫形的焦点，从而进行最佳的手术治疗。

体查高弓内翻足时，我们不应该忽略畸形的平面，并且应该识别：①踝上踝关节；②踝下，包括距下关节；③中足，Chopart关节；④前足，第一跖列。

此外，有必要确定所涉及的骨病理类型：①骨折不愈合；②畸形愈合；③矫正不足；④感染。

一般情况：患者和外科医生都关心的问题骨不连和畸形愈合。至关重要的是鉴别是萎缩还是肥厚性骨不连。接下来坚强固定截骨部位来解决稳定性因素（畸形纠正后）[14-16]。

在萎缩性骨不连的情况下，生物学损害导致骨不愈合。因此，这些骨不连需要特定的生物学支持（如自体骨移植），在极少数情况下甚至需要带血管的骨移植（如股骨内髁）[17, 18]。

通情况下，术前根据常规X线片和CT详细的制订矫形计划。如前所述，畸形的顶点必须被确定。CT有助于确定畸形类型并制订手术策略。

在感染的情况下，作者倾向分两次手术：首先进行彻底的清创和适当的抗生素治疗，然后在初始治疗后几周重建受累区域。

当存在较大的皮肤缺损或伤口愈合问题时，应用负压吸引治疗。使用负压吸引治疗，皮肤可能会愈合。然而，处理较大的皮肤伤口可能需要数周的时间。当感染区域的清创区域太大时，作者倾向于让整形重建外科医生来评估皮瓣覆盖的手术指征。

**2. 踝上水平的畸形**

创伤后遗症或先天性原因导致胫骨远端内翻畸形可以通过内侧开放、外侧闭合楔形或圆顶截骨术来解决在不匹配的踝关节畸形（距骨在关节内倾斜内翻）[14]，作者倾向于外侧闭合楔形截骨术，因为它也包括腓骨的截骨矫正。此外，骨接触面积越大为愈合提供最佳基础。

对于关节匹配，畸形较大的踝关节，作者采用了踝上弧形截骨，其中还应包括腓骨的截骨术。踝关节作为一个整体的旋转保持了关节的中心在胫骨下方。

踝上截骨完成后，踝关节炎仍有可能继续加重并困扰患者。当整个踝关节炎的症状变得严重时，只有两种方法可以解决问题：踝关节融合或全踝关节置换术。

作者倾向于全踝关节置换来治疗严重踝关节骨关节炎。

然而，在踝关节僵硬比较严重的情况下，融合术对患者来说临床效果更好。同样适用于踝关节严重畸形和晚期神经损伤的患者。

**3. 踝关节水平畸形**

最近，已经发现关节内畸形可以通过关节内截骨治疗。所谓的踝穴成形术（图 15-1）是复杂的截骨，需要精确的规划[19, 20]。

关节内截骨的适应证是非常严格的：只有在胫骨关节面远端水平发现的畸形并未合并整个骨关节炎。最常发生在踝关节内侧。通常情况下，踝关节内侧角畸形，即胫骨远端关节水平线与内踝内侧关节线交汇的部位。踝穴成形术包括内踝角上方的不完全截骨术，允许内踝轻微向下旋转。这是一种矫正关节内翻畸形的有效和巧妙的方法。

然而，这种手术方式存在潜在的并发症：踝穴成形术的并发症是穿透踝关节软骨。如果发生

这种情况，软骨就会受损，增加发生骨关节炎的风险。此外，如果截骨穿透踝关节软骨，内踝固定不坚强可能导致关节内截骨滑脱。

**4. 踝下畸形**

高弓内翻足均表现为距下关节及其周围关节紊乱和对线不良。由于足内翻导致跟腱纵向的拉力转移至中立位，这又加强了后足的畸形[3, 4]。

距下关节对后足近端内翻畸形的代偿作用是有限的。因此，应该考虑用跟骨截骨进行踝下"重建"。跟骨截骨的基本概念是通过改变距下关节的力的方向，并将跟腱拉力的矢量从内侧转移到外侧。这样使距下关节开始向外侧（在额面）和外侧（在横面）去旋。我们可以称这个移位为跟骨外旋。

与跟骨截骨不准确或者外科医生没有注意到踝下参与足内翻畸形有关的任何问题，都需要考虑跟骨截骨的类型。

跟骨截骨可以根据跟骨内翻畸形的程度和跟骨的形状在二维或三维进行截骨[21]。

对于不严重的足内翻畸形，可以简单地斜型截骨外移跟骨[13, 22-24]（图 15-1）。然而，在翻修手术中看到的大多数病例都是中度或重度的足内翻畸形。因此，对于中重度畸形，简单地斜形截骨外移跟骨是不够的。

中度至重度高弓内翻畸形有时需要在距下关节水平（即跟骨）进行矫形能力更强的三维矫形。

跟骨 Z 形截骨可以实现三维矫正[22, 25-27]。这

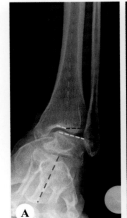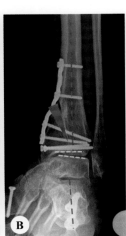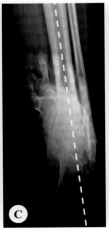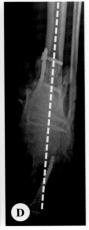

◀ **图 15-1　患者，31 岁，女性，高弓内翻足的 X 线片**

A. 术前踝关节前后位视图可见胫骨关节线内翻对齐不良（黄、蓝虚线）。B. 在踝穴成形术中，在保留软骨下骨完整的情况下进行关节内截骨术，并置入骨移植物（红色三角形），调整关节表面（黄色虚线）。如图所示，严重的胫骨跟骨轴内翻（红、白虚线）被纠正为中性对齐（红、白虚线）。A 和 B. 前后位视图。C 和 D. 长轴位视图。此外，还进行了第一跖骨背屈截骨术和跟骨外移截骨术

种类型的截骨受到了广泛关注，因为它可以在横、额和矢状面进行矫正。因此，该截骨为外科医生矫正后足提供了有力的工具。

为了增加额平面的矫正能力，外科医生在水平截骨区域切除一个楔形骨块。通过这样做，外科医生既有可能调整跟骨倾斜又有可以降低后足高度来获得更好的中立位[2, 28]。

跟骨截骨术后的并发症包括骨不连（5%）、内固定困难（10%）、伤口愈合问题（15%）和神经问题（10%）[29]。

跟骨截骨术后胫神经和（或）腓肠神经损伤已在文献中得到广泛报道。然而，最近大多数研究发现，并发症的发生率远高于以前的报道。冈萨雷斯-马丁和同事[30]发现神经损伤的发生率相当高，平均为43.5%。其中近9%为暂时性，而35%为永久性[30]。

文献中描述了所谓的安全区可以降低并发症的风险[31]。然而，由于涉及的神经存在广泛的解剖变异，威尔斯和同事们未能找到这样的安全区；但在179例跟骨截骨病例中，研究人员发现只有3%的神经并发症[32]，这一比例明显低于冈萨雷斯-马丁及其同事的发现[30]，作者在自己的临床实践中也发现了类似的较小比例并发症。

患者需要在手术前充分地了解这些潜在的、较少的并发症。

如果患者在跟骨截骨术后出现神经系统症状，作者立即进行神经系统评估并开始个体化治疗。

### 5. 中足和前足的问题

有时，高弓内翻畸形经手术矫正的患者仍会出现中足和前足的残留力线不良。

中足和前足的区域从Chopart关节开始，向远端延伸至第一至第五跖骨干。这个区域可以是旋前（矫正不足）或旋后（矫正过）。另一个最重要的考虑因素是CORA。在许多失败的高弓内翻矫正中，CORA没有被很好地识别。因此，导致纠正失败[2]。

第一跖骨截骨常用于腓骨长肌增强或解剖改变（如马蹄内翻足）导致患者的第一跖骨跖屈。

在这个过程中，在第一跖骨的近端背侧楔形截骨，闭合骨折线并内固定[4, 8, 13, 33–35]。

有时即使采用第一跖列截骨，然而跖屈也不能很好地矫正。最大的错误之一是CORA没有被准确地确定。有些高弓内翻足畸形患者的CORA更近端，即在第一跖跗关节（TMT-I）水平，甚至更近端在舟楔关节。因此，在CORA远端进行的任何矫正，都有可能导致新的畸形，而对患者的整体矫正没有任何积极影响（图15-2）。

根据作者的经验，这些病例的翻修不仅需要矫正真正的CORA，有时还需要恢复第一跖骨的解剖结构。

当在第一跖跗关节水平发现CORA时，应考虑通过第一跖跗关节背侧楔形截骨并关节融合固定。

如有必要，可同时进行第一跖骨背侧开放楔形截骨或跖侧闭合楔形截骨（采用钢板）。跖侧钢板板提供更强抗张力。由其于其位置决定跖侧钢板的应用更符合生物力学。

当发现CORA在舟楔关节水平较近时，应考虑V形截骨。截骨首先由Japas描述和研究[36]。截骨必须包括足底筋膜松解。虽然Japas截骨既允许在多个平面矫正，又保留了足的长度。Japas截骨是通过中足的V形截骨术，不切除楔形骨。通过这样做，前足可以被抬高并围绕近端中足和后足旋转。

与Japas截骨术相比，Cole截骨通过中足截骨并去除背侧楔形骨。Cole截骨与Japas截骨术一样是应在CORA进行[37]。这种截骨术的优点是技术简单。然而，骨不连和足部短缩是需要考虑的重要风险。

在一些患者中，采用三关节融合术或双关节融合术来矫正后足可能会导致骨折不愈合。患者能耐受部分残留前足外翻或旋前畸形。然而，不能耐受轻微的内翻畸形。因此，任何翻修都应谨慎规划[38, 39]。

如果前足处于内翻或旋后位，患者将使一侧足底负重。这种步态异常也会影响同侧膝关节和髋关节的运动方式。

在进行这种复杂的手术之前，重要的是确定畸形愈合的位置，以及是否可以通过简单地去旋转截骨或翻修关节融合术治疗。无论如何，最为重要的是尽量多的保留足踝部关节活动。为此，外科医生截骨方法包括旋转和角度，这些方法也可在双平面或三平面进行。

在导致内翻的畸形愈合中，畸形的顶点可能孤立于后足，或者与中足内翻内收和前足内翻存在一定的联系。通常情况下，在高弓内翻畸形患者中，所有这些成分可能同时存在。

对于前足存在有孤立僵硬性旋后，最好的治疗方法是去旋转截骨。截骨可以经跟骰骨和距舟关节水平截骨融合（图 15-3）。一般情况下，需要进行外、内侧联合切口来完成手术。

如果有明显的外展或内收存在，楔形截骨移除内侧或外侧骨块的矫正畸形。

**6. 三关节固定术**

三关节融合术是治疗严重和多平面后足畸形的传统术式[8, 40-51]。然而，文献表明，对于重度高弓内翻畸形患者，单纯的骨融合可能不足[1, 10]。即使完成了完美的三关节融合术，一些患者最终仍可能在三关节融合术部位的远端出现复发性高弓内翻畸形。多年来，作者倾向于使用所谓的双关节融合术，即仅融合距下关节和距舟关节。这种关节融合术使跟骰关节保持灵活。因此，在某些

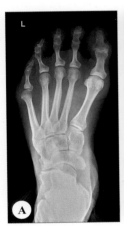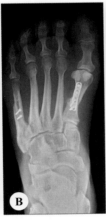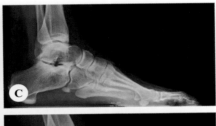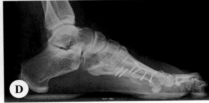

◀ 图 15-2　患者，42 岁，男性，痉挛型脑瘫导致高弓内翻畸形的 X 线片。采用跟腱延长、第一跖骨背屈截骨术、第五跖骨斜形截骨矫正畸形

A 和 C. 术前 X 线片。B 和 D. 术后 X 线片。A 和 B. 在前后位视图观察到矫正的距跟角和 Cyma 线。C. 术前侧位图上的距骨 - 第一跖骨畸形的 CORA 在舟楔关节区域。D. 在第一跖骨进行矫正，截骨产生了一个 "香蕉形畸形"

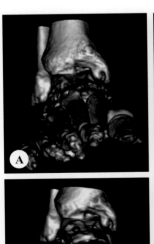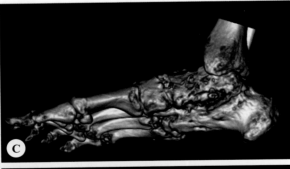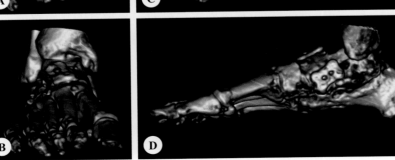

◀ 图 15-3　患者，52 岁，男性，有马蹄内翻足畸形和多次干预

A 和 C. 双关节融合残留前足旋后旋转不良状态；B 和 D. 在 Chopart 关节水平的旋转截骨矫正力线获得目前平衡的前足

患者中，楔骨间关节和 Lisfranc 关节水平的复发性畸形可能再次出现。

原因之一是足部和踝关节周围的肌肉力量改变。如果处理不当，腓骨短肌肉，胫骨前肌肉、腓骨长肌肉和长伸肌之间的不平衡将使足踝部畸形容易复发。

因此，三关节融合术应与其他手术同时进行，以充分实现肌肉平衡。

存在增强的胫骨后肌肉和较弱的外翻肌时，最好考虑将胫骨后肌肉通过骨间膜转移到足背[1]。

在有较强的胫骨前肌肉存在时，应考虑进行腓骨长肌肉转移到腓骨短肌肉以提高外翻的力量。有时也需要将胫骨后肌肉转移到足背以增加额平面的矫正。

如前所述，内收内翻畸形的患者可从三关节融合并结合合理的肌肉平衡中获益。对于这些畸形，在距下关节和跟骰关节切除外侧楔形来矫正后足至外翻和外展[2]。然而，在某些情况下，第五跖骨基底仍然锁在骰骨下方，需要截骨（作者的偏好）或切除第五跖骨基底。当进行截骨时，在矢状面方向使用摆锯从近端背侧向远端足底截骨。这将截骨方向成斜角。

### （六）不稳定的问题

如果后足内翻对齐，跟骨位于踝关节机械轴的内侧。旋后时的应力可能会施加在踝关节外侧软组织上，旋后状态下，踝关节外侧软组织会受到一定的应力，从而增加了踝关节扭伤、由急性进展为慢性不稳定以及外侧韧带重建失败[52]。在后足不稳的评估中，踝关节外侧韧带重建失败的分析包括机械轴的评估，因此具有重要的作用。

制订后足内翻畸形患者的治疗方案，踝关节外侧不稳定可能只是几个问题之一，可能只是一个轻微的症状。畸形的矫正将恢复机械轴，从而大大降低对侧软组织的应变，并同时提高稳定性。对于高弓内翻畸形患者，主观上并无轻度至中度客观不稳定，作者不考虑韧带重建。有时，患者在临床检查中存在明显不稳定，但自身没有感觉到不稳定。然而，作者会考虑在矫正畸形的同时进行外侧韧带修复，甚至移植物重建。

在主客观的踝关节外侧不稳定中，仅矫正骨性畸形可能是不足的。分析失败原因并识别：①畸形矫正不足；②未处理功能不全的踝关节外侧韧带或选择一种不够稳定的重建方式；③未能辨别和解决肌肉不平衡；④必须充分处理所有因素以恢复稳定性。

畸形矫正不足是踝关节外侧重建失败的最常见原因[6, 53, 54]。因此，如前所述，确定畸形矫正失败的原因对于制订翻修手术至关重要。后足轴线的恢复不仅要纠正静态机械轴线，还会纠正跟腱止点在内侧的动态内翻力。

如果在初次手术时未解决踝关节外侧韧带功能不全且局部软组织良好，可采用改良 Brostrom 的同时纠正畸形和恢复肌肉平衡来恢复稳定性[55]。然而，在许多情况下，慢性超负荷使用导致软组织质量差，需要更稳定的韧带重建方式。传统的非解剖重建技术使用整条或劈裂的腓骨短肌腱。然而，外翻强度和动态稳定能力可能会受到影响。因此，重建显示阻碍了踝关节复合体的运动学耦合，并导致距下关节旋转[56]。目前，在初次手术和翻修病例中，采用带线的 Brostrom 加强修补的效果更好，具有优良的临床效果和功能满意率，以及正常或接近正常的满意率[57-61]。从非解剖性肌腱重建类型发展而来的各种自体移植物或同种异体移植物增强技术也有描述。股薄肌或半腱肌移植物（同种异体或自体移植物）可重建距腓前韧带（anterior talofibular ligament，ATFL）和跟腓韧带（calcaneofibular ligament，CFL）的解剖走行[56, 62]。我们通常使用经皮技术将同种异体股薄肌用生物腱固定螺钉固定在距骨的骨隧道内。根据骨的尺寸分别从距 ATFL 和 CFL 的起点开始。或者，我们在距 ATFL 和 CFL 的共同腓骨起点使用单骨隧道[63]。移植物穿过两个隧道，或者双束移植物通过单隧道。通过缝合器将移植 ATFL 拉入隧道，调整张力通过另一枚生物肌腱固定螺钉固定。最后，将移植跟腓韧带调整张力后穿过骨通道固定，在踝韧带足迹处进入跟骨外侧壁，并避开跗骨隧道的神经血管结构在内侧安全区穿出[64, 65]。使用类似的技术，中期结果也有优良的报道。如果翻修时需要进行额外的骨骼操作手术，则在韧带重建之前进行，然后处理肌肉不平衡问题。

第一跖列过度屈曲提示腓骨长肌的增强，从而产前足驱使的足内翻畸形[6]。随着屈肌在推离阶段结束时的激活，腓骨长肌的增强将诱发后足主动旋后，并增加跟腱内翻纵向拉力[52]。因此，腓骨长肌的增强不仅可能影响静态足部位置也导致后足不稳定性，还可能造成肌肉不平衡[6]。如果在膝关节伸直位时，踝关节保持在屈曲并伴有明显的足内旋（如前所述由 Vienne 描述的试验），则临床上证实腓骨长肌腱增强。此外，腓骨肌腱不仅可能是畸形和不稳定的原因，而且由于长期过度使用，还可能继发肌腱病和断裂[66]。因此，失败的高弓内翻足畸形翻修手术的计划必须包括腓肌腱修复和平衡，这通常可以通过包含腓骨长肌到腓骨短肌转移来实现。我们并在骰骨近端进行肌腱切断术，保持踝关节中立位置进行腓骨长肌肌腱到腓骨短肌肌腱并稍微足外翻。使用缝线锚钉在第五跖骨基部腓骨短肌肌腱止点处进行额外的腓骨长肌固定也有报道[67]。然而，软组织较薄的区域增加了重建的难度。因此，我们只在远端腓骨短肌肌腱变性的情况下这样做。Burkhard 及其同事[67]发现与对侧相比，腓肌腱转移后的外翻和内翻运动和活动范围均无运动障碍。在韧带重建后伴有高弓内翻足畸形和动态肌肉失衡的患者中，Vienne 和同事[6]采用腓骨长肌转腓骨短肌移位联合跟骨位移截骨和踝关节外侧韧带翻修术，取得了良好的效果。

在罕见的严重肌肉不平衡的情况下，如果剩余肌肉力量足够（M4-5），可以考虑将胫骨前肌腱外侧转移到外侧楔形骨或骰骨。另一个影响踝关节稳定性的因素可能是由于屈曲时踝关节协调性减弱而造成的残余马蹄。如果足内侧柱的骨性矫正不能恢复超过 5° 的背伸，则应考虑额外的跟腱延长术[52]。

## 二、作者的策略

总的来说，作者列出了他们应用高弓内翻足的方法。同样的原则也适用于失败的高弓内翻足及其治疗。所有列出的治疗策略可在需要时联合使用。任何治疗的目标都是在最佳的情况下恢复解剖和功能，并尽可能保留残留关节的活动。

因此，高弓内翻足的矫正仍然具有挑战，应该始终认为个性化非标准化病理模式。每个患者都将受益于精确和周密规划的手术治疗策略。

(1) 僵硬型畸形还是柔软型畸形？

(2) 识别畸形部位？

① 踝上：踝上截骨术。

• 不匹配：外侧闭合楔形截骨术或内侧开放楔形截骨术。

• 匹配：胫骨穹窿顶截骨。

② 踝关节水平：踝穴成形术。

③ 踝下：跟骨矫正不足。

• 2D 畸形愈合：Dwyer 截骨术 + 外侧楔形切除。

• 3D 畸形愈合：Z 形截骨 + 外侧楔形切除使跟骨结节背侧移位（纠正跟骨倾斜角）和跟骨外移，以及跟骨外旋。

④ 中足：确认畸形顶点。

• Chopart 关节：考虑距舟关节或双侧关节融合术。

• 舟状骨水平：Cole（背侧楔形截骨）或 Japas（背侧 V 形截骨）截骨。

• TMT-I 关节水平：背侧闭合楔形截骨 – 关节融合术。

• 三关节融合术后中、前足畸形愈合。

• 中足旋转截骨术。

⑤ 前足：第一跖列跖屈。

• 通过背楔截骨术抬高第一跖骨。

(3) 辨别挛缩的软组织？

① 跟腱挛缩：经皮延长术。

② 足底筋膜挛缩：足底筋膜完全松解。

③ 距舟韧带和（或）三角弹簧韧带复合体紧张。

- 松解距舟内侧关节囊。
- 有时甚至考虑松解弹簧韧带复合体。

(4) 辨别动态性畸形？

① 腓骨长肌增强。

- 肌肉存在动力和滑动的柔软型畸形：腓骨长肌到腓骨短肌转移。
- 肌肉无动力和滑动的僵硬型畸形：腓骨长肌腱松解。

② 胫骨后肌增强：通过骨间膜将胫骨后肌从内侧转移到前部。

③ 胫前肌增强：胫前肌腱从内侧向外侧转移。

(5) 辨别外侧不稳定？

① 韧带健康：Brostrom 手术。

② 韧带不健康：使用自体或同种异体移植物重建外侧韧带。

## 临床要点

➢ 合理的手术计划。

➢ 三维成像很重要。

➢ 负重 CT 可能非常有用。

➢ 确定 CORA 并治疗该部位的畸形。

➢ 熟悉所有的外科设备。

# 参考文献

[1] Myerson MS, Myerson CL. Managing the complex cavus foot deformity. Foot Ankle Clin 2020;25(2):305–17.

[2] Li S, Myerson MS. Failure of surgical treatment in patients with cavovarus deformity: why does this happen and how do we approach treatment? Foot Ankle Clin 2019;24(2):361–70.

[3] Krahenbuhl N, Weinberg MW. Anatomy and biomechanics of cavovarus deformity. Foot Ankle Clin 2019;24(2):173–81.

[4] Seaman TJ, Ball TA. Pes cavus. Treasure Island (FL: StatPearls; 2020.

[5] Younger AS, Hansen ST Jr. Adult cavovarus foot. J Am Acad Orthop Surg 2005; 13(5):302–15.

[6] Vienne P, Schöniger R, Helmy N, et al. Hindfoot instability in cavovarus deformity: static and dynamic balancing. Foot Ankle Int 2007;28(1):96–102.

[7] Chen ZY, Wu ZY, An YH, et al. Soft tissue release combined with joint-sparing osteotomy for treatment of cavovarus foot deformity in older children: Analysis of 21 cases. World J Clin Cases 2019;7(20):3208–16.

[8] Dreher T, Beckmann NA, Wenz W. Surgical treatment of severe cavovarus foot deformity in Charcot-Marie-tooth disease. JBJS Essent Surg Tech 2015;5(2):e11.

[9] Myerson MS, Ferrao PN, Clowers BE. Management of paralytic equinovalgus deformity. Foot Ankle Clin 2011;16(3):489–97.

[10] Li S, Myerson MS. Managing severe foot and ankle deformities in global humanitarian programs. Foot Ankle Clin 2020;25(2):183–203.

[11] Ramseier LE, Schöniger R, Vienne P, et al. Treatment of late recurring idiopathic clubfoot deformity in adults. Acta Orthop Belg 2007;73(5):641–7.

[12] Fulford GE. Surgical management of ankle and foot deformities in cerebral palsy. Clin Orthop Relat Res 1990;(253):55–61.

[13] Jung HG, Park JT, Lee SH. Joint-sparing correction for idiopathic cavus foot: correlation of clinical and radiographic results. Foot Ankle Clin 2013;18(4):659–71.

[14] Hintermann B, Knupp M, Barg A. Joint-preserving surgery of asymmetric ankle osteoarthritis with peritalar instability. Foot Ankle Clin 2013;18(3):503–16.

[15] Nelman K, Weiner DS, Morscher MA, et al. Multiplanar supramalleolar osteotomy in the management of complex rigid foot deformities in children. J Child Orthop 2009;3(1):39–46.

[16] Selber P, Filho ER, Dallalana R, et al. Supramalleolar derotation osteotomy of the tibia, with T plate fixation. Technique and results in patients with neuromuscular disease. J Bone Joint Surg Br 2004;86(8):1170–5.

[17] Mattiassich G, Marcovici LL, Dorninger L, et al. Reconstruction with vascularized medial femoral condyle flaps in hindfoot and ankle defects: a report of two cases. Microsurgery 2014;34(7):576–81.

[18] Holm J, Vangelisti G, Remmers J. Use of the medial femoral condyle vascularized bone flap in traumatic avascular necrosis of the navicular: a case report. J Foot Ankle Surg 2012;51(4):494–500.

[19] Mann HA, Filippi J, Myerson MS. Intra-articular opening medial tibial wedge osteotomy (plafond-plasty) for the treatment of intra-articular varus ankle arthritis and instability. Foot Ankle Int 2012;33(4):255–61.

[20] Hintermann B, Ruiz R, Barg A. Novel double osteotomy technique of distal tibia for correction of asymmetric varus osteoarthritic ankle. Foot Ankle Int 2017; 38(9):970–81.

[21] Csizy M, Hintermann B. [Dwyer osteotomy with or without lateral stabilization in calcaneus varus with lateral ligament insufficiency of the upper ankle joint]. Sportverletz Sportschaden 1996;10(4):100–2.

[22] An TW, Michalski M, Jansson K, et al. Comparison of lateralizing calcaneal osteotomies for varus hindfoot correction. Foot Ankle Int 2018;39(10):1229–36.

[23] Sammarco GJ, Taylor R. Combined calcaneal and metatarsal osteotomies for the treatment of cavus foot. Foot Ankle Clin 2001;6(3). 533–543, vii.

[24] Sammarco GJ, Taylor R. Cavovarus foot treated with combined calcaneus and metatarsal osteotomies. Foot Ankle Int 2001;22(1):19–30.

[25] Hamel J. [Calcaneal Z osteotomy for correction of subtalar hindfoot varus deformity]. Oper Orthop Traumatol 2015;27(4):308–16.

[26] Zanolli DH, Glisson RR, Utturkar GM, et al. Calcaneal "Z" osteotomy effect on hindfoot varus after triple arthrodesis in a cadaver model. Foot Ankle Int 2014; 35(12):1350–7.

[27] Knupp M, Pagenstert G, Valderrabano V, et al. [Osteotomies in varus malalignment of the ankle]. Oper Orthop Traumatol 2008;20(3):262–73.

[28] Kaplan JR, Myerson MS. The failed cavovarus foot: What went wrong and why? Instr Course Lect 2016;65:331–42.

[29] Ray R, Jameson S, Kumar S. Complications of calcaneal osteotomy.

Orthop Proc 2018;92:590.

[30] Gonzalez-Martin D, Herrera-Pérez M, Ojeda-Jiménez J, et al. Neurological injuries after calcaneal osteotomies are underdiagnosed. J Clin Med 2021; 10(14):1–10.

[31] Gonzalez-Martin D, et al. Safe incision" in calcaneal sliding osteotomies reduces the incidence of sural nerve injury. Int Orthop 2021;45:2245–50.

[32] Wills B, Lee SR, Hudson PW, et al. Calcaneal ostoetomy safe zone to prevent neurological damage: fact or fiction?". Foot Ankle Spec 2019;12:34–381.

[33] Kurar L, Nash W, Faroug R, et al. Making things easier: a simple novel method to fix a dorsiflexion osteotomy of the first metatarsal. J Med Life 2020;13(2):160–3.

[34] Deben SE, Pomeroy GC. Subtle cavus foot: diagnosis and management. J Am Acad Orthop Surg 2014;22(8):512–20.

[35] Fortin PT, Guettler J, Manoli A 2nd. Idiopathic cavovarus and lateral ankle instability: recognition and treatment implications relating to ankle arthritis. Foot Ankle Int 2002;23(11):1031–7.

[36] Japas LM. Surgical treatment of pes cavus by tarsal V-osteotomy. Preliminary report. J Bone Joint Surg Am 1968;50(5):927–44.

[37] Tullis BL, Mendicino RW, Catanzariti AR, et al. The Cole midfoot osteotomy: a retrospective review of 11 procedures in 8 patients. J Foot Ankle Surg 2004; 43(3):160–5.

[38] Seybold JD. Management of the malunited triple arthrodesis. Foot Ankle Clin 2017;22(3):625–36.

[39] Haddad SL, Myerson MS, Pell RF 4th, et al. Clinical and radiographic outcome of revision surgery for failed triple arthrodesis. Foot Ankle Int 1997;18(8):489–99.

[40] Schoenhaus HD. Biomechanical considerations in rearfoot fusions. Clin Podiatr Med Surg 2020;37(1):117–23.

[41] Chambers AR, Dreyer MA. Triple arthrodesis. Treasure Island (FL: StatPearls; 2020.

[42] Zide JR, Myerson MS. Arthrodesis for the cavus foot: when, where, and how? Foot Ankle Clin 2013;18(4):755–67.

[43] D'Angelantonio AM, Schick FA, et al. Triple arthrodesis. Clin Podiatr Med Surg 2012;29(1):91–102.

[44] Knupp M, Stufkens SA, Hintermann B. Triple arthrodesis. Foot Ankle Clin 2011; 16(1):61–7.

[45] Suckel A, Muller O, Herberts T, et al. Talonavicular arthrodesis or triple arthrodesis: peak pressure in the adjacent joints measured in 8 cadaver specimens. Acta Orthop 2007;78(5):592–7.

[46] Dogan A, Albayrak M, Ugur F, et al. [Triple arthrodesis in rigid foot deformities and the effect of internal fixation on clinical and radiographic results]. Acta Orthop Traumatol Turc 2006;40(3):220–7.

[47] Pell RFt, Myerson MS, Schon LC. Clinical outcome after primary triple arthrodesis. J Bone Joint Surg Am 2000;82(1):47–57.

[48] Toolan BC, Sangeorzan BJ, Hansen ST Jr. Complex reconstruction for the treatment of dorsolateral peritalar subluxation of the foot. Early results after distraction arthrodesis of the calcaneocuboid joint in conjunction with stabilization of, and transfer of the flexor digitorum longus tendon to, the midfoot to treat acquired pes planovalgus in adults. J Bone Joint Surg Am 1999;81(11):1545–60.

[49] Wapner KL. Triple arthrodesis in adults. J Am Acad Orthop Surg

1998;6(3): 188–96.

[50] Schramm CA, Hein SC, Cooper PS. Triple arthrodesis. AORN J 1996;64(1):31–52, quiz 54–61.

[51] Mann DC, Hsu JD. Triple arthrodesis in the treatment of fixed cavovarus deformity in adolescent patients with Charcot-Marie-Tooth disease. Foot Ankle 1992; 13(1):1–6.

[52] Klammer G, Benninger E, Espinosa N. The varus ankle and instability. Foot Ankle Clin 2012;17(1):57–82.

[53] Mittlmeier T, Rammelt S. [The periosteal flap augmentation technique in chronic lateral ankle instability]. Oper Orthop Traumatol 2019;31(3):180–90.

[54] DeCarbo WT, Granata AM, Berlet GC, et al. Salvage of severe ankle varus deformity with soft tissue and bone rebalancing. Foot Ankle Spec 2011;4(2):82–5.

[55] Kuhn MA, Lippert FG. Revision lateral ankle reconstruction. Foot Ankle Int 2006; 27(2):77–81.

[56] Espinosa N, Smerek J, Kadakia AR, et al. Operative management of ankle instability: reconstruction with open and percutaneous methods. Foot Ankle Clin 2006; 11(3):547–65.

[57] Finney FT, Irwin TA. Recognition of failure modes of lateral ankle ligament reconstruction: revision and salvage options. Foot Ankle Clin 2021;26(1):137–53.

[58] Boey H, Verfaillie S, Natsakis T, et al. Augmented ligament reconstruction partially restores hindfoot and midfoot kinematics after lateral ligament ruptures. Am J Sports Med 2019;47(8):1921–30.

[59] Cho BK, Park KJ, Park JK, et al. Outcomes of the modified Brostrom procedure augmented with suture-tape for ankle instability in patients with generalized ligamentous laxity. Foot Ankle Int 2017;38(4): 405–11.

[60] Yoo JS, Yang EA. Clinical results of an arthroscopic modified Brostrom operation with and without an internal brace. J Orthop Trauma 2016;17(4):353–60.

[61] Schuh R, Benca E, Willegger M, et al. Comparison of Brostrom technique, suture anchor repair, and tape augmentation for reconstruction of the anterior talofibular ligament. Knee Surg Sports Traumatol Arthrosc 2016;24(4):1101–7.

[62] Klammer G, Schlewitz G, Stauffer C, et al. Percutaneous lateral ankle stabilization: an anatomical investigation. Foot Ankle Int 2011;32(1):66–70.

[63] Coughlin MJ, Schenk RC Jr, Grebing BR, et al. Comprehensive reconstruction of the lateral ankle for chronic instability using a free gracilis graft. Foot Ankle Int 2004;25(4):231–41.

[64] Klammer G, Espinosa N, Iselin LD. Coalitions of the Tarsal Bones. Foot Ankle Clin 2018;23(3):435–49.

[65] Dierckman BD, Ferkel RD. Anatomic reconstruction with a semitendinosus allograft for chronic lateral ankle instability. Am J Sports Med 2015;43(8):1941–50.

[66] Taniguchi A, Alejandro SF, Kane JM, et al. Association of cavovarus foot alignment with peroneal tendon tears. Foot Ankle Int 2021;42(6):750–6.

[67] Burkhard MD, Wirth SH, Andronic O, et al. Clinical and functional outcomes of peroneus longus to Brevis tendon transfer. Foot Ankle Int 2021;42(6):699–705.

# 第 16 章　严重马蹄内翻足欠矫形和过矫形的手术治疗
## Surgical Management of the Undercorrected and Overcorrected Severe Club Foot Deformity

Shuyuan Li　Mark S. Myerson　著

**本章要点**

- 马蹄内翻足治疗的潜在并发症有很广的范围，这些并发症可能出现在任何年龄。由于表现形式的多样性，需要一个独特的、个性化的治疗方案。
- 复发和过度矫正马蹄内翻足是两种主要的并发症类型。治疗这些畸形的目标是获得一个功能更多、疼痛更少的跖行足。
- 骨骼的排列以及软组织和肌肉的不平衡都需要仔细处理。软组织松解、肌腱转移、踝上、后足和（或）足中截骨术、足三关节融合术和胫距跟关节融合术，以及距骨切除是矫正的主要方法。
- 作者在他们的全球人道主义计划中获得了大量关于复发和过度矫正的马蹄内翻足畸形的经验，然而，在这些项目中，无法获得所有可用的治疗方案。

处理马蹄内翻足畸形的并发症是非常具有挑战性的。一些患者表现为复发的马蹄内翻足和残留症状，一些患者表现为矫治过度导致严重的复杂扁平足畸形。两者都会引发不平衡负荷，导致长期的足部和足踝关节退行性改变的畸形，这篇文章只关注儿童和成人患者因复发和矫治过度而引起的严重并发症。

**关键词**

畸形足，马蹄足，复发性马蹄内翻足，抗性马蹄内翻足，过矫形的马蹄内翻足，并发症，截骨术，关节固定术

## 一、复发性畸形足的概念

先天性特发性马蹄内翻足畸形的非手术治疗在长期维持预后和减少手术需求方面显示出有希望的结果[1, 2]。然而，残存畸形和复发仍然是需要进一步铸型或手术治疗的问题[3-5]。在儿童中，即使先前治疗成功，也很难预测长期结果。在生长过程中，未解决的神经肌肉失衡将被放大，可能导致成年后出现症状[6, 7]。一项涉及 2206 名患者的 24 项研究的系统文献回顾显示，约 1/3 的马蹄内翻足患者在 Ponseti 技术和标准支具方案后复发。复发与随访的增加呈微弱的正相关，但在最初的增长年后往往会放缓[8]。即使治疗成功的先天性马

蹄内翻足患者可以在日常生活中正常活动，并参加许多体育活动，但在大多数情况下，临床和影像学上的表现看起来并不正常。一项研究分析了平均年龄为 21 岁的 25 例接受手术治疗的僵硬马蹄内翻足，发现尽管在骨骼成熟时效果良好，但所有脚都有影像学上的异常，足部和足踝活动度显著降低。目前还没有明确的解释，也不知道这些异常的影像学特征是否会使患者面临这些受累关节的退行性变化的风险[6, 7, 9, 10]。

治疗复发性马蹄内翻足的目标始终是获得一个跖行和功能性足。跖行足并不难实现，但能否获得功能性足则取决于它的定义，因为这通常意味着有足够的运动范围和肌肉力量。在大多数复发性畸形患者中，虽然这并非不可能，但是也并非易事。对于儿科患者，治疗目标应该是让脚变得适合鞋，并最大限度地发挥生长潜力。对于成年人来说，因为生长不是问题，所以最重要的是获得一个跖行足和功能性更强的足，即使脚稍微小了一点。

由于马蹄内翻足的表现多变，以及既往治疗的方式不同，复发可表现为一系列畸形和病理状况，可以是柔性的，也可以是僵硬的。这些先前治疗过的足部总是僵硬的。在过去的 10 年里，作者在与他们的组织 Steps2Walk 一起在全球人道主义项目中治疗这些畸形方面积累了相当多的经验。他们目前在非洲、拉丁美洲和亚洲的 17 个国家工作，这些严重畸形的范围（病理情况和治疗方式）在全球范围内都是相似的。病理情况包括马蹄内翻、内翻、距骨平顶、距下关节旋转异常、足中内收、背部跗囊炎和足趾畸形。治疗的手段大致相似，对于那些被忽视的未治疗的成人马蹄内翻足，主要通过纠正排列失调和平衡软组织和肌肉来治疗。然而，人们需要考虑以前治疗中使用的手段的不可预见的后果，包括瘢痕形成、软组织痉挛、血液供应不足、骨骼质量差、具有转移潜力的肌腱数量有限以及肌肉力量不足（图 16-1）。许多患者在儿童时期接受过不止一次的治疗，经常出现静态和动态的肌肉失衡，这在很小的时候

可能没有被完全认识到。另一个考虑因素是患者是否有能力获得逐渐矫正的治疗，如为儿童和成人重复使用 Ponseti 铸型，或使用外固定架[3, 11-14]。作者在这些全球人道主义项目中发现，治疗的许多患者来自农村地区，或者有经济方面的担忧，不支持重复就诊以延长治疗时间[11, 15]。对于这些病例，一期手术治疗往往更有利。

在治疗方面，并没有一个简单的定式。从简单的软组织释放和肌腱转移到积极的截骨术、关节融合术，甚至结合肌肉和软组织平衡的滑骨切除术都可能会用到。畸形是一个三维结构，通常与一个以上的顶点相关，需要多平面矫正。在截骨和关节融合术之间进行选择时，灵活性和关节健康是重要的考虑因素。一般来说，如果畸形不是很严重，而且有一定的活动范围，截骨、肌腱转移和软组织平衡的组合就足够了。对于严重的多平面或僵硬畸形的病例，关节融合术加旋转是较好的选择。随着现代外固定技术的使用，如今距骨切除的适应证并不常见[16, 17]。然而，对于严重畸形的治疗，尤其是在踝关节或后足没有运动的情况下，尤其是在综合征畸形的情况下，这是一种非常可靠的保肢手术[17-20]。

## 二、马蹄内翻足畸形的处理

决策的依据是足和踝关节的活动性、既往手术留下的瘢痕、双侧畸形的存在及患者的整体需

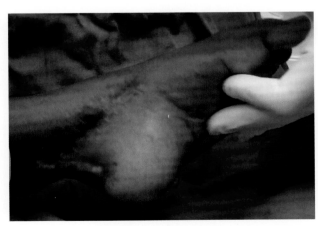

▲ 图 16-1　在儿童早期反复进行手术后，足和足踝的瘢痕可能会很严重，这限制了重复进行软组织释放的能力

求。这些脚已经很小了，因此，除了使用外固定架逐步矫正，任何其他方法都会进一步缩小脚的尺寸，因为外侧缩短总是比内侧延长更安全、更容易。人们必须预料到距骨切除后会有明显的腿长差异，平均为 2.5cm，如果进行胫跟关节融合术，则约为 3cm。因此，单侧距骨切除必须是最后的手段。如果存在双侧畸形，这个决定会更容易，因为两条腿都会更短，腿长不会成为问题[21, 22]。瘢痕的形成是令人生畏的，并会限制通过额外的软组织释放程序进行翻修手术的能力。如果出现这种情况，由于内侧的挛缩，可能需要使用皮肤 Z 形成型术。如果有一定的踝关节活动范围，则不需要进行距骨切除术，因为无论畸形的程度如何，都可以结合肌腱转移和附加截骨术，进行三联关节置换术。

儿童马蹄畸形的处理方法应与成人不同，应尽可能避免距骨切除或关节融合术。如果儿童存在平顶距骨，并伴有固定的马蹄畸形和有限的背屈，那么进行胫骨远端前向闭合楔形截骨术以恢复背屈是非常合理的[23]。这与对马蹄内翻残存或复发的儿童行胫骨远端前骨板固定术的结果相似，但更容易控制[24]。

### （一）马蹄和马蹄内翻畸形的肌肉平衡

值得注意的是，在这些非常严重的马蹄内翻畸形中，主动背屈很少出现。由于长期僵硬的马蹄畸形，在任何关节融合术（三足、TTC 或掌骨）手术后，足部伸肌功能良好的情况很少见。即使后足位置可以从马掌恢复到中立，也不存在活动的背屈肌，而中足或前足的静态和动态马蹄可能持续存在。前足的马蹄通常是不固定的，但随着足踝和后足的矫正，马蹄是动态的，通常在关节融合术后，脚可以被动地向上推到一个中立的位置。然而，由于缺乏功能活跃的背屈肌，前足经常会下垂到马蹄内。在这种情况下，肌腱转移可以用作动态力或静态力，以帮助矫正足中和前足马蹄[25]。当作者提到肌腱移位时，这可以是主动的（即移位）或静态的（即肌腱固定术）。由于术

前不可能检测到肌肉功能，因此很难知道这些转移的肌肉是否会主动发挥作用，或者只是作为腱固定术发挥作用。例如，在 TTC 关节融合术后，可能会出现可被动矫正为中立的足中马蹄，除非进行肌腱转移或肌腱固定术，否则该马蹄内固定术将持续存在，并可能最终变得更加僵硬。肌腱移位或腱固定术不适用于作者通常所说的足下垂，后者更典型地与瘫痪畸形有关。对于僵硬的马蹄或马蹄内翻畸形，如果能证明某些胫后肌肉功能仍然存在，则应选择胫后肌腱移位，在这种情况下，肌腱可以通过骨间膜转移到足背，以提供一定程度的主动背屈，或至少将其变形力改变为静态背屈力。肌腱移位在经历过几次手术的足部是非常困难的。如果几乎没有可辨认的胫后肌腱，肌腱切断术更有用。如果是胫骨前侧或后侧或腓骨短肌和（或）长肌等没有功能的肌肉，考虑肌腱移位以增加背屈，则应使用其中一条伸肌腱。通常是指长伸肌腱进行肌腱固定术。

### （二）矫正马蹄内翻足的体会

矫治过度是使用广泛的后内侧软组织松解手术矫正儿童马蹄内翻足畸形最常见的并发症。Turco[26, 27] 报道，在接受后内侧松解术的患者中，14% 的患者效果不佳，其中 70% 的下位问题是过度矫正[26, 27]。通常，过度矫正的足部是平面的，后足和（或）踝关节有外翻畸形，并伴有跟腓骨撞击（图 16-2）。与马蹄内翻畸形相比，过度矫正的马蹄内翻足似乎更容易被患者耐受。在大多数情况下，它是可穿戴、可穿鞋和实用的。此外，许多患者还可以参加体育活动。当有严重的外翻畸形时，特别是当足部僵硬时，超负荷、腓骨下和脚踝前部撞击引起的疼痛以及退行性关节炎可能会变得难以忍受[26, 28, 29]。重要的是要认识到，矫治过度的马蹄内翻足畸形并不总是与报道的症状相关。因此，常见的情况是，这些患者在成年后期接受治疗，多年来一直管理良好，但在晚年开始出现严重的症状、新的不适或更多的困难。已经发现，患者的主诉可能与明显的影像学异常无

关。在这些情况下，解决困扰患者的问题可能比根据影像学诊断进行治疗更合理[29]。然而，如上所述，不经治疗的影像学表现是否会进展并导致当前治疗的失败尚不清楚。

过矫形的马蹄内翻足，其治疗计划也应该个体化。在后足明显外翻的情况下，腓骨尖端或腓骨肌腱上方的压痛是跟腓关节撞击的征兆。在站立和足跟抬起时，应评估后足对齐和足部姿势，以确定是否有跟腓撞击。患者坐位时，检查足踝运动、跟腱和腓肠肌紧张度、后足柔韧性、中足柔韧性和稳定性、前足旋后和肌力。背屈时踝关节前部的压痛是踝关节前部撞击的征兆。在过矫

形的马蹄内翻足中，舟骨通常从距舟关节和舟骨楔形关节背侧半脱位，甚至可以紧靠在胫骨前部。在成人患者中，关节炎通常出现在这两个关节。当后足和踝关节的大部分关节受累于严重畸形的病例时，在透视引导下使用 1% 利多卡因选择性关节内注射将有助于区分疼痛的一个或多个来源。然而，这可能不是必要的，因为成年患者通常需要进行后足关节融合术，如果足部已经僵硬，应该重新调整而不是选择性关节融合术。然而，在儿童中，选择性截骨和肌腱转移是重新调整足部的理想选择（图 16-3）。评估每一块肌肉的力量将有助于了解畸形的动态不平衡和原因。预先延长

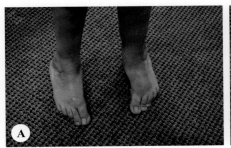
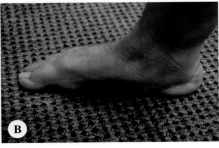

◀ 图 16-2　马蹄内翻足手术后过矫形的典型表现
A. 注意严重的外旋、后足外翻、跟骨侧化和前足内收位置；B. 在侧位视图上，第一跖骨抬高是典型的与姆趾屈曲畸形相关

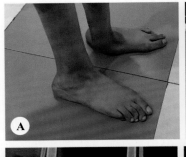
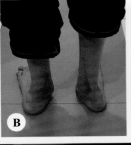
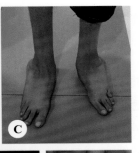
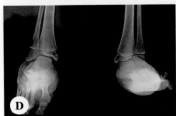
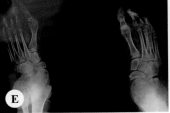
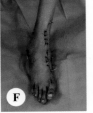
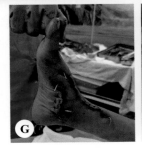
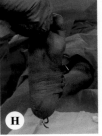

◀ 图 16-3　患者，12 岁儿童，以前接受过后内侧松解术，预后极差
A 至 C. 足部外观显示矫治过度；D. 典型踝关节外翻畸形，这是由于足部对不断生长的骨痂施加压力的结果；E. 严重的距舟关节暴露，并伴有严重的外展畸形和后足外翻。采用闭合楔形、踝上和腓骨截骨术、跟骨延长术和跟骨内侧平移截骨术、指长屈肌移位至舟骨和 Cotton 内侧楔形截骨术矫正畸形

跟腱可能会导致屈足力降低、瘢痕形成和肌腱有限的偏位。跟腓骨撞击和先前的后外侧松解可能会留下脆弱和伤痕累累的腓骨肌腱。

在胫前肌腱完整的患者中，由于腓骨长肌腱较弱，胫前肌腱较强，以及随后的踇短屈肌和足底筋膜痉挛，经常可以看到第一跖骨抬高和伴随的第一跖趾关节有限的背屈。在这种情况下，第一踇趾关节的足底屈曲和第一跖头的抬高将导致关节的背部隆起和背部肿胀。可能存在踇趾间关节的代偿性过度伸展和相关的疼痛。由于先前的后内侧松解或肌腱移位，胫骨后肌腱永远不会有功能。作者发现，这些内侧瘢痕很难探索，试图识别陈旧的胫后肌腱通常是徒劳的。最后，应对踝关节和后足外翻、跟腓骨撞击、胫骨前部撞击、距骨平顶、舟骨背内侧半脱位、足中内收、内侧柱不稳、第一跖骨抬高和退行性改变进行影像学评估。踝外翻的柔韧性可能需要在透视引导下进行检查。

基于以上原因，不难理解，无论原因如何，在成人中处理过度矫正的马蹄内翻足比治疗扁平足畸形更复杂。如果脚是可穿鞋和可支撑的，尤其是当症状与主要影像学表现没有直接关联时，在切换到手术之前，应该首先尝试非手术选择。当非手术治疗失败时，需要根据每个个体的情况仔细计划手术矫正。治疗相关畸形的方法，如胫骨远端外翻、踝外翻、前踝撞击、后足外翻、舟骨背内侧半脱位、背部踇囊炎、前足旋后等，将在后面详细讨论。

## 三、常见畸形和治疗方案

### （一）马蹄内翻足

马蹄内翻足是复发性马蹄内翻足常见的畸形。它可能是由于先前矫正不足造成的，也可能是由于肌肉和（或）软组织失衡在生长过程中发展缓慢造成的。通常认为，在青少年时期，如果踝关节背屈小于10°，生长突增会导致跟腱缩短[13, 30-32]。距骨平顶导致的踝关节背屈减少是导致软组织痉挛和僵硬的另一个因素。在马蹄内翻足中，沿踝

关节后方的包膜和肌腱都是紧绷的，包括跟腱、屈肌腱和腓骨腱。只要有正常的骨骼结构，而不管以前的手术和严重程度如何，足踝都可以缩小。然而，当先前进行了多次手术，导致内收肌和内翻的各种组合导致固定的马蹄内翻时，就需要额外的考虑。瘢痕可能非常严重，以至于不可能延长跟腱和其他屈肌腱。Ponseti方法在这些多次手术的足部很少奏效，特别是外固定结合肌腱延长和软组织松解的患者，此时，进行手术治疗是理想的。然而，在实践中，要使足部距骨化要困难得多。以前的治疗产生的瘢痕是一个很大的问题，肌腱的质量可以从正常的胶原纤维到骨性的瘢痕组织不等，这使得几乎不可能将足矫正到距骨的位置。如果跟腱柔软健康，就有可能在延长的同时保留部分腓肠肌功能。如果它僵硬且有瘢痕，就不可能在延长的同时期待腓肠肌有任何有意义的功能。在这种情况下，无论是儿童还是成人，都可能需要切除距骨以绕过跟腱痉挛。如上所述，在儿童中，作者倾向于处理与平顶距骨相关的马蹄，并行胫骨前闭合楔形截骨术，以重新获得平坦度的踝关节。

### （二）平顶距骨

如上所述，平顶距骨是马蹄内翻足畸形的典型特征。它被认为是不正确地应用非手术手法的常见并发症，因为踝关节过度背屈，对距骨施加压力，从而在生长过程中诱导重塑[1, 10, 33-35]。然而，在手术治疗和未治疗的马蹄内翻足中也发现了平顶距骨[34, 36, 37]。一项研究观察了骨骼成熟后经手术治疗的严重僵直足的影像学特征。研究发现，与正常足相比，畸形足的距骨长度、小腿长度和距骨齿状体高度都明显较小。在25例研究病例中，28%的患者有胫骨远端骨骺后部倾斜，52%的患者有胫骨远端前唇凹陷，并有多处足其他部位的X线畸形。研究还发现，严重的平顶距骨似乎与未矫正的马蹄内翻足有关[6]。因此，认为平顶距骨是由马蹄内翻足畸形本身引起的适应性改变，而不是与非手术或手术治疗有关的特定并发症，可

能是合理的。

足踝前部撞击常见于距骨平顶。在这种情况下，由于距骨甚至舟骨撞击胫骨远端的前唇，足的背屈受到限制，这将导致关节炎、疼痛、渐进性马蹄和足踝僵硬（图 16-4）。一般甚至是严重的情况下，踝关节的足屈肌仍被保留。大多数成年患者适应关节炎和僵硬的情况很好，不需要治疗。对于需要手术治疗的患者，目标是获得一个无痛的足部，同时避免关节融合术。虽然胫骨远端前向闭合楔形截骨术能够为平顶距骨提供更多的背屈空间，从而减少一些背部撞击，但我们必须意识到，切除太多的骨对背屈没有帮助。相反，它将导致距骨前移，将力量转移到踝关节前室并引起关节炎 [23, 26, 29, 38]（图 16-5）。

### （三）足跟内翻与距下关节旋转

足跟内翻常见于复发性马蹄内翻足，可由多种因素导致。胫骨后肌腱和胫骨前肌腱的过度牵拉和腓骨短肌的无力，以及距下关节的残余外翻旋转可导致足跟内翻。足底筋膜的痉挛和跟腱的过度延长将增加后足窝的发育。随着时间的推移，内侧肌挛缩会恶化，后足会逐渐失去灵活性。在外侧，腓肠肌腱可能被撕裂或退化，这将加剧畸形的程度。治疗方法包括足底筋膜松解，将现有的功能不全的肌腱从内侧转移到外侧以平衡足部，并进行跟骨截骨术。对于不能通过跟骨截骨术矫正的严重病例，或既有腔内翻畸形又有晚期关节炎的病例，需要行距下关节融合术加去旋或三关节融合术 [13, 39]。

### （四）足中内收或外展

原发或复发性马蹄内翻足的足中内收是由相对功能亢进的胫后和（或）胫前肌腱和短腓骨肌无力引起的。虽然矫正骨骼畸形可能就足够了，

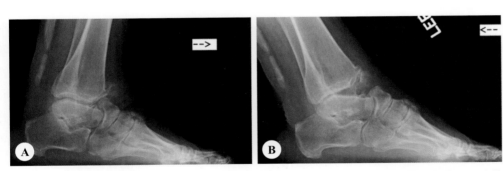

▲ 图 16-4　在 X 线侧位片上，注意显示跟腱的骨化、后足外翻，以及与前踝关节撞击和关节炎有关的平顶距骨
A. 足中部缩短，表现为舟骨受压，三角形的舟骨挤压到距骨关节上；B. 试图跖屈并不与踝关节的滚动运动相关，而是由于平顶距骨而产生的铰链效应

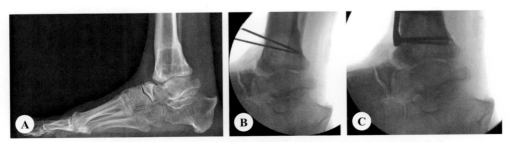

▲ 图 16-5　X 线片显示由于平顶距骨导致的踝关节前部撞击的典型外观
A. 注意背侧凸出的三角形舟状肌；B. 进行胫骨远端前向闭合楔形截骨术。在透视引导下插入导向销，标记出前闭合楔形截骨术。截骨术应在干骺端关节近端 2～3cm 处进行；C. 截骨术是用钢板和螺丝钉固定的，尽管在儿童患者中，作者通常使用 3mm 的钉。这种截骨术不会增加足踝的活动范围，但可以减少撞击的症状

但作者认为平衡肌肉力量是治疗的基础。因此，采用或不采用旋转术的足中侧方截骨术可能是必要的，其可帮助患者重新调整足部。截骨术的类型将取决于内收的大小，既可以采用长方体的闭合楔形截骨术，也可以在更严重的情况下，采用闭合的跟骨楔形关节融合术。足中外展在过度矫正的马蹄内翻足中很少见，是由侵略性的内侧松解引起的。在儿童中，作者倾向于通过立方体的延长，结合内侧楔形骨的闭合截骨术来纠正外展，尽管最初描述的小腿骨的延长甚至可以对僵硬的后足进行纠正。在成人患者中，该治疗类似于处理刚性平足畸形伴显著的足中部外展的刚性外展。总体而言，无论是否延长跟骨，三关节融合术都可取，因为它既能解决后足外翻畸形，又能解决中足外展。

### （五）背部姆囊炎

背部姆囊炎是指由于第一跖骨抬高而导致的第一跖头背侧从姆趾关节向外凸出。姆趾跖指（metatarsophalangeal，MP）关节存在与功能性姆趾强直相关的背屈限制。背部姆囊炎主要发生在矫治过度的马蹄内翻足病例中，此时胫骨前长肌腱和腓骨长肌腱失去平衡，长肌无力，胫骨前肌腱使内侧柱相对过强[29, 40-42]。第一跖骨的抬高增加了足底筋膜和姆短屈肌腱的紧密度，这两者都将第一姆趾关节拉入足屈。作者不认为姆趾屈肌对这种畸形有贡献。结果，跖屈的大姆趾变成了一个变形的力量，使第一跖骨抬高的情况恶化（图16-6）。关节的足底软组织逐渐收缩，随着背屈的增加，第一跖指关节的功能变得更加有限。

在步态推进阶段，更多的负荷转移到姆趾间关节（interphalangeal，IP）的足底表面，最终导致IP关节的不稳定和关节炎。在处理背部姆囊炎畸形时，传递变形力，即胫前肌腱是必不可少的。根据畸形的大小，向楔骨中部或外侧进行侧向移位。虽然可以进行第一跖骨的足底屈曲截骨术，但作者总是倾向于在第一跟跗关节融合术的情况下进行对齐（图16-7和图16-8）。跖指关节一般不需要进行关节融合术，事实上，这会导致IP关节超负荷。要记住，跖骨头部大部分都是裸露的，关节炎的出现很少见。如果有什么不同的话，那么对于严重的不稳定，可以进行姆趾IP关节融合术。治疗高位跟骨伴背部姆囊炎的理想治疗方法是在屈掌时对第一踝跖关节进行关节融合术。

### （六）后足和胫骨远端内翻

后足外翻是矫治过度的马蹄内翻足最常见的特征之一[28]。既往积极延长、松解或延长胫后肌腱，距下关节松解并切断距骨间韧带[27, 43, 44]，以及跟腓韧带松解不足，都可能导致后足外翻畸形[45]。外翻后足会将跟腱的附着点移到踝关节和距下关节轴线的外侧，将跟腱从具有足底屈曲功能的肌腱转化为变形力，将后足拉入更外翻。踝关节外侧间隙的负荷剪切力将增加。在严重的情况下，由于骨重塑，这可能导致儿童胫骨远端外翻。在成年患者中，可发生胫骨远端圆顶外侧的软骨损伤和（或）内侧的三角韧带退化[23, 26, 29, 46]。虽然胫骨远端外翻可能与过度矫正有关，但更常见的是，作者认为外翻足踝是对成长中的儿童足跟内翻的补偿[46, 47]。

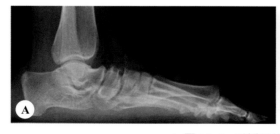
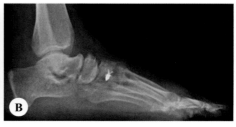

▲ 图 16-6　过矫形的足部典型外观

A. 注意距骨的平顶、跟骨的俯仰角、第一跖骨的高度和姆趾的足底屈曲位置；B. 通过胫前肌腱外侧移位和第一踝 - 跖关节足底屈曲关节融合术，这一问题得到了很好的矫正

## 四、标准程序

### （一）肌腱移位

在复发性马蹄内翻内收肌痉挛中，胫骨后、前肌腱为变形力，腓骨肌腱较弱。胫前肌腱是腓骨长肌的拮抗者，它将足部拉向内翻、背屈和内收。理想情况下，胫骨后肌腱移位是必要的，但

这将取决于内侧瘢痕形成的程度和初次手术中所做的事情。作者很少发现胫后肌腱是健康的；相反，它通常伤痕累累，并附着在深层和浅层软组织上。如果有严重的瘢痕，不能使用整个长度的胫后肌腱，那么因为肌腱的长度不够，就不可能通过骨间膜转移肌腱来发挥背屈功能。如果马蹄

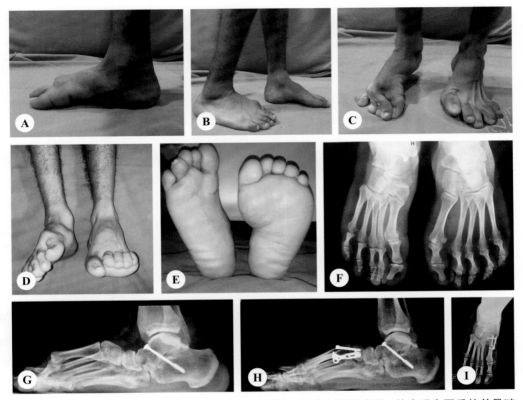

▲ 图 16–7　患者，16 岁青少年，曾接受多次手术矫正马蹄内翻足畸形。他表现为严重的前足畸形，并伴有侧足疼痛和脚趾下移困难

A 至 E. 第一跖骨的抬高、跗趾的固定、足底屈曲，以及严重的前足旋后，X 线片证实了临床发现的畸形；F 和 G. 目前还不清楚他为什么要接受先前的距下关节融合术；G. 虽然术后 X 线片显示胫前肌腱移位和第一踝跖关节屈曲关节融合术后有明显改善，但由于舟骨楔状关节的断裂，它远未得到完全矫正；H 和 I. 这个问题本可以通过在该节段进行额外的关节融合术来解决

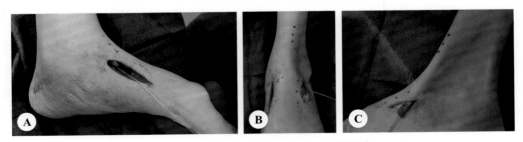

▲ 图 16–8　胫骨前肌腱移位治疗跖骨隆起

A. 切开内侧以松解肌腱，同时进行第一踝 – 跖关节的闭合楔形融合术；B 和 C. 松开伸肌支持带，在前外侧进行第二次切开以穿过肌腱皮下，在这种情况下将肌腱插入外侧楔形体内

内翻畸形确实是动态的，并且认为有必要进行胫后肌腱移位，则可以在内踝远端切开肌腱，然后向后移位到腓骨后面的短腓骨内。一般来说，只有一条肌腱需要转移，但在严重的马蹄内翻中，胫骨前部和后部的肌腱都可能需要转移。对于固定性马蹄内翻畸形的矫正，不仅去除胫后肌腱作为变形力，而且利用转移的肌腱作为潜在的足背屈肌，总是更可取的。移位的胫后肌腱的附着点取决于足部的畸形和功能。肌腱越向外侧，外翻和外展就越多，背屈力就越小。对于严重的前足内翻畸形，移位的肌腱可重新附着于中楔形、外侧楔形，甚至长方体。

有时可能不能进行胫骨后肌腱的移位。如果使用后内侧切开，因为先前会留下瘢痕，获取肌腱可能并不容易。由于一直不清楚以前做了什么手术，作者在内踝水平开始切开，并试图在其鞘中找到胫后肌腱。肌腱通常牢固地附着在内踝的后侧，并在肌腱下面插入一个光滑的小夹子以便于观察。从这里开始，人们可以通过尽可能远地打开鞘来进行远端工作。由于瘢痕形成，可能无法获取整个肌腱，但必须尽可能长时间地获取一段肌腱，以便进行骨间转移。在移植前，通过评估肌腱的活动度来评估胫后肌肉的功能是很重要的，肌腱通常有柔软的感觉和约 8mm 的漂移。如果这是存在的，由于知道这是主要的瘢痕组织，尽管有瘢痕，一个人可能不得不采集远端 2～3cm。一旦肌腱被剥离并缝合，应注意是否有持续的内收挛缩。如果在检查中确定存在胫骨前肌腱或伸肌腱的功能，可以考虑将这些肌腱作为主动转移，与骨复位结合使用。从本质上讲，脚必须保持平衡，这样中足和前足反复发生畸形的可能性就会降低。请记住，在这些晚期病例中，腓骨肌腱也不太可能发挥作用。然而，我们可以进行长肌到短肌的转移，以帮助后足的外翻和平衡。

为了矫正距骨抬高，胫骨前肌腱应从其原来的方向移开。在小儿患者中，肌腱转移的长期结果在生长过程中更难预测，但作者倾向于不进行

分割转移。如果人们担心儿童的过度矫正，那么可以将肌腱转移到中间的楔形区，而不是进一步向外侧转移 [48, 49]。

### （二）胫骨前路闭合楔形截骨术

有些情况下，由于距骨平顶或合并马蹄畸形，跟腱失去所有弹性，马蹄畸形无法矫正，可以考虑闭合楔形胫骨远端前方截骨术，以恢复足部更中立的位置。跟腱延长术常因瘢痕形成而无法进行。肌腱可以呈绳索状，并与皮肤粘连，人们必须小心地反复尝试延长肌腱，这通常是失败的。肌腱切断术在这种情况下不是一个好的选择，因为人们想要保留腿上的推力。对于这些患者，特别是曾接受过多次手术的年幼儿童，一个好的选择是通过闭合楔形截骨术改变足部相对于胫骨的位置。这个概念类似于 Moberg 跚趾截骨术，它改变了跚趾相对于地板的位置，但不增加跖指关节的运动 [23, 26, 29, 38]。

骨折切开应尽可能远地在干骺端进行，但在远端留有足够的空间，以便在骨骼成熟的患者应用 T 形或 L 形钢板。在这名儿童中，作者进行了距踝关节近端 2～3cm 的截骨术，并用 3mm 光滑的钉子进行固定。作者从一个直径约 4mm 的小楔子开始，看看能获得多少背屈才能达到理想的中立位置。在楔形切除后，重要的是将胫骨远端向后平移，以使足踝位于胫骨下方。如果没有，在楔形切除后，足部将向前移动（图 16-9）。还需要对腓骨进行截骨术。一般来说，作者将在腓骨远端做一个与胫骨截骨术大致相同的小斜形切开。腓骨截骨术不需要固定。

### （三）足中去骨、截骨及关节融合术

足中内翻是治疗后的马蹄内翻足的典型残存畸形。舟骨背内侧半脱位是与高比率矫正手术相关的主要畸形。文献报道，发病率在先前手术治疗的马蹄内翻足中为 7.1%～54.6% [50-52]。在这种情况下，足在距舟关节和舟形楔形关节内旋转，与足踝和后足的马蹄相结合，以及中足的内收和内翻。这与浅的跗骨窦和弯曲的足侧缘有关 [39, 53, 54]。

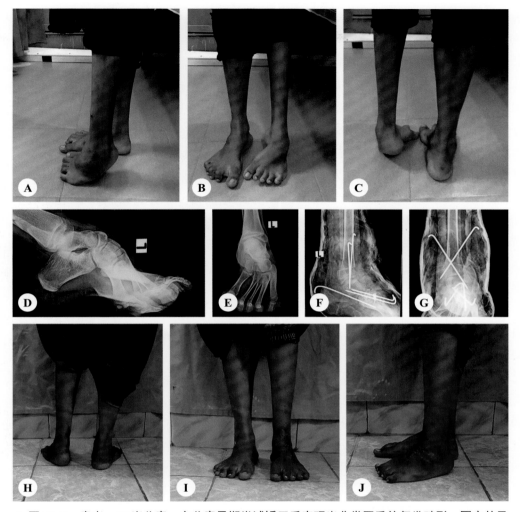

▲ 图 16–9　患者，13 岁儿童，在儿童早期尝试矫正后表现出非常严重的复发畸形。固定的马蹄内翻畸形。足部僵硬，但踝关节活动受限

A 至 C. 由于骨性僵硬，计划进行踝上截骨术。D 和 E. X 线片显示典型的马蹄内翻畸形。行踝上闭合楔形截骨术。注意胫骨和腓骨的后移以使足部居中。F 和 G. 结合长方体截骨、舟骨楔形关节融合术和胫后肌腱移位。H 至 J. 临床结果是可以接受的，尽管应该注意到轻微的持续性足跟内翻和非常轻微的马蹄内翻

除了外观和穿鞋问题，由于超负荷和在鞋中的摩擦，疼痛和不适随着时间的推移主要在第五跖骨基部下方发展。第五跖骨底部应力性骨折非常常见，如果中足的排列不正确，就不能进行手术治疗。

各种截骨术，包括缩短足部的外侧和延长内侧，都被用来纠正内收畸形。可考虑采用长方截骨术，同时延长内侧楔骨。在畸形尖端较远且位于足中部的情况下，通过舟形楔形关节的双平面楔形关节融合术和双平面闭合楔形截骨术联合跟

骨截骨术对矫正凹陷和内收畸形非常有帮助[55]。关节融合术可能更实用，关节融合术的类型和程度将取决于畸形的一个或多个尖端。

（四）三关节融合术

仅当踝关节存在一定范围的运动时，三关节融合术是矫正严重马蹄内翻畸形和马蹄内翻足合并严重外翻后足的一种选择。一旦达到骨骼成熟，青少年就可以进行三关节融合术。在三关节融合术后 43 个月的随访中，进行了一项临床和放射学

研究，该研究治疗了儿童时期成功手术后的特发性马蹄内翻足的晚期复发[4]。最后一次手术和三次关节融合术之间的时间间隔平均为 27 年，回顾时的平均年龄为 36 岁（范围为 18—45 岁）。此研究发现，尽管足踝有残留症状和退行性变化，但踝关节运动没有改变，后足对齐情况仍然良好。86% 的患者对术后结果感到满意。然而这并不是作者的经验，因为对于三关节融合术，在手术完成时，后足应该完全对齐。

在复发性马蹄内翻足中，由于内侧肌挛缩、Chopart 关节的内收内翻和距下关节的固定内翻，需要从这些关节中取出比标准的三关节融合术所习惯的大得多的骨楔形。除了可能需要的胫后肌腱切断术，不需要内侧切开，如果进行肌腱切断术，作者倾向于在内踝后面而不是在内侧足上方进行。必要时结合足底筋膜松解和肌腱移位或肌腱切断术进行手术。在严重内侧肌挛缩的病例中，整个三关节融合术可以通过伸展的外侧入路进行，从腓骨远端开始，到第四跖骨底部结束。从跟舟骨关节开始，切除一个约 8mm 的楔形，然后清创和楔形切除距下关节和距舟关节。通常可以将跟骨长方体关节上的锯切直穿过舟骨和距骨头，但根据矫正所需楔形的大小，这可能需要分开切割。一旦这些楔子被移除，将足部移到正确的位置应该是相当容易的。脚后跟应该放在几度外翻，脚掌外侧缘下不应有残余压力。内收应通过楔形切除 Chopart 关节来完全矫正。一个有用的技巧是向上推到第五跖骨和长方体下，以纠正跨中足的旋后畸形。螺钉固定更可取，螺钉的大小、类型和数量由外科医生决定。由于内侧螺钉是经皮插入的，取决于进入舟骨的途径，有时有必要在距舟关节背侧增加一个 2 孔钢板，以提高距舟融合的固定稳定性。

作者强调，即使进行了三联关节置换术，如果存在肌肉不平衡，仍然需要进行肌腱转移或至少进行胫骨后肌腱切断术。胫骨后肌腱在舟骨远端有一个宽大的附着点，尽管横跗关节已被固定，但它仍能逐渐将足部拉回内收状态。

## （五）切除术

不进行关节融合术的距骨切除手术在胫骨和跟骨之间造成了强直，并能够承受全部体重，尽管肢体缩短了，但这是一种非常合理的手术方式[16, 17, 21, 22, 56]。大多数患者没有疼痛，功能相当好，行走能力令人满意。虽然可以考虑使用外固定器逐渐矫正畸形以保持肢体长度，但由于僵硬的存在，足部并不具有更多的功能。只有在非常特殊的情况下才可进行距骨切除术，虽然总是与严重的足部畸形有关，但通常与平顶距骨有关的僵硬踝关节是不可避免的[21]。切除距骨通常永远不足以纠正所有畸形，因为这将纠正大部分马蹄骨，只有较小程度的横颧骨关节的变化。通常情况下，Chopart 关节的内收畸形过于严重，如果不在小腿骨关节处进行额外的矫正，就无法矫正足部内收。作者发现，即使做了距骨切除术和距骨关节置换术，如果没有正常的背屈肌，足部仍可能落入马蹄形，可以考虑做腱鞘切除术或肌腱转移术来纠正任何残留的马蹄形。作者倾向于不做关节置换的距骨切除术，因为残余的运动通常是无痛的和功能性的。这一决定是基于临时钉固定后后足的稳定性和患者的年龄，因为儿童时期不太可能需要进行关节融合术。距骨切除后的活动范围通常不明显，但它确实改善了功能（图 16-10）。

作者发现，进行孤立距骨切除的前外侧入路是最通用的，因为有机会获得完全的外侧暴露，必要时将切口向远端延伸，包括跟骨 - 立方体关节和腓骨肌腱。这种可伸展的入路可以成功地完全移除距骨。任何矫正这些严重畸形的方法都必须考虑到皮肤并发症的可能性，但侧向切开不太可能因为距骨切除后软组织痉挛减压而导致问题。伸展外侧入路必须很长，从腓骨后方开始，向第五跖骨推进。可以保留完整的腓骨，也可以切除远端 2cm 的腓骨以进行可视化。经下颌骨入路的主要优点是易于观察和切除距骨，并为关节置换术塑造胫骨和小腿骨。也很容易对胫骨前部和舟骨进行塑形，以包括胫骨 - 舟骨关节置换。最重

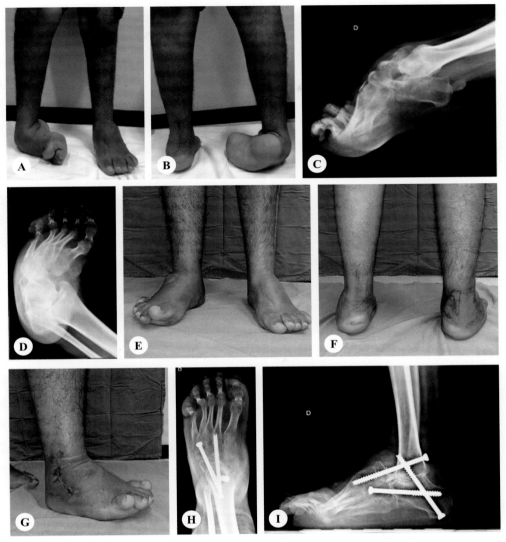

▲ 图 16-10　这位患者有严重的僵硬畸形，足踝没有任何运动

A 和 B. 患者之前曾接受过对侧关节融合术；C 和 D. X 线片上显示典型的严重马蹄内翻足畸形；E 至 G. 术后的图像显示了直立时足部的情况，请注意术后发生的伤口并发症，该并发症已经解决，故没有并发症；H 和 I. 在距骨切除术后，注意到胫骨到小腿骨和胫骨到舟骨的牢固、对准的关节连接

要的是，可以通过伸展入路进入外侧足部进行跟骨立方体关节楔形切除术。当考虑做无关节置换的距骨切除术时，可以考虑采用踝关节前部的方法。这对畸形比较有用，这些畸形主要是锁定在马蹄内侧，没有由内侧僵硬挛缩引起的中足内收，而且不需要很多额外的手术。通过从前面的方法移除距骨，两个小腿骨可以保持完整，这可以为关节周围组织提供一些稳定性，因为小腿骨会固定在这个位置。

如果确定要进行距跟关节融合术，则可以切除腓骨远端，以便进行距骨切除和关节表面的准备。所有连接距骨和邻近骨骼的韧带和关节囊都是分开的，避免了关节表面的任何损伤，特别是在儿童。首先切断距腓前韧带，然后切断跟腓韧带，如果有任何冠状面不稳，应尽可能地将其从腓骨上分离出来，以便在手术完成时重新连接。在不切断跟腓韧带的情况下，通常不可能最大限度地内翻足部并露出距骨。锚定距骨的主要韧带是距骨间韧带，从外侧入路更容易切断，从而释放外侧附着物，随后使足部脱臼，从而移除距骨。如果使用前入路，这就不那么容易了。在释放外侧韧带后，脚可以被操纵成更多的马蹄内翻。通过用大的毛巾夹夹住距骨，切开胫下关节的内侧囊和三角韧带的深层部分以及后踝和后内侧的小腿囊。后囊切开术更容易在直视下进行，但要注意踇长屈肌和神经血管束在后内侧的位置。重要的是要切除整个距骨，不要留下任何小的骨碎片，这可能会导致继发性畸形。

现在，足部应该是相当灵活的，可以很容易地达到中立位置，没有任何残留的马蹄铁或内收肌。通过操作，足被定位在胫骨下，确保没有残留的等高点，也没有后踝囊的任何张力。曾有报道称，下胫腓前韧带在胫腓联合处的分离可拓宽足踝榫槽，更容易将跟骨贴合到胫骨下方，但作者没有这一步的经验。重要的是，足的位置要正确，并且应该稍微向后平移到胫骨下方。需要进行充分的后囊松解以将足向后移动。有时，如果仍然存在肌挛缩，则需要额外的松解术和跟腱肌腱切断术。当足向后移动时，内踝的尖端将紧邻舟骨，腓骨的尖端恰好在跟立方体关节的后方。目的是通过将足向后移动来提供较短的足部杠杆，从而使腓肠肌 – 比目鱼肌具有机械优势[57]。定位后，用两个 3mm 的斯坦曼针将足固定在胫骨上。如果在跟骨和腓骨之间发生任何撞击并妨碍矫正，可以移除腓骨尖端或内踝以减少撞击。偶尔，在小腿骨后移的情况下，胫骨会与舟骨相贴。然而，在儿童中，应避免关节置换术，为了恢复中立位置，可以用切除术将胫骨前部削去，以允许稍多的后方移动。尽管关节僵直，轻微的背屈和趾屈也是可能的，并可以提供一些功能。

由于胫骨前部与舟骨相撞，可能无法进行外展运动。同样的情况也可能发生在内侧旋转的舟骨上，因为它与内侧小腿骨相抵触。在这两种情况下，必须修剪胫骨远端前部或舟骨背侧和内侧。如果要进行胫骨 – 舟骨关节置换术，这两种程序都是必要的。后者只是偶尔需要与距骨关节置换

术一起进行，而不是与单独的距骨切除术一起进行。然后将切口向远端延伸至第五跖骨底部，并从小腿骨关节处切除一个大楔子。如果考虑做胫骨关节置换术，远端切口可以向内侧延伸，将舟骨作为一个切口。一旦小腿楔子被移除，足部现在应该是一个完全中立的位置。在完成背侧肌腱转移之前，用 2～3 根 3mm 的针将后足固定在胫骨上。第一种是从小腿骨后部和下部导致通过胫骨远端前部皮质引入，第二种是通过小腿骨垂直插入胫骨内。

不进行关节融合术的距骨切除术将提供足够的软组织痉挛松弛，以允许矫正马蹄和各种相关畸形。然而，如果马蹄畸形仍然存在，有时需要在距骨切除完成时同时进行跟腱切开术。肌腱可以很容易地伸到后方，用弯曲的钳子夹住，然后用刀片从外向内移动来切断肌腱，以避免无意中割伤皮肤。距骨切除后，无论是否进行关节融合术，缩短腓骨肌腱都是有用的。由于足部缩小后有相当大的松弛，如果不动用肌腱，腓肠肌将无法发挥作用，人们可能希望通过缩短肌腱来恢复肌肉平衡。当然，应该收紧腓肠肌，也可以考虑将腓肠肌长肌转移到腓肠肌。

（六）外固定

最近有一种趋势是使用外固定架来矫正严重的原发或复发的马蹄内翻足畸形。这样做的好处是可以轻柔地、逐渐地矫正畸形[58-61]。对于有明显软组织痉挛的严重畸形，它可以缓慢地使对齐恢复正常，避免进行激进的一期手术，减少联合手术的数量，损害神经血管状态，或导致伤口闭合问题[62]。对于有多次手术和皮肤较差的患者来说，这是一种理想的治疗方法。虽然这些技术可以矫正骨骼畸形，但它们不能解决肌肉失衡问题。一项研究显示，在用 Ilizarov 方法治疗的足部的手术中，有 86% 的人取得了意想不到的一般或差的效果[63]。在这些人中，有一半需要通过手术矫正复发的畸形。还一个潜在的问题是，在渐进性马蹄内翻矫正术中，踇长屈肌腱和趾长屈肌肌腱收

紧导致爪趾的进行性发育。为了防止这种并发症的发生，需要在指尖用 K 钢丝固定足趾，从指尖穿过跖指关节进入跖骨。有时，对于严重的马蹄内翻畸形，仍然需要对长屈肌腱进行肌腱切断术。

### （七）其他疗法

上述手术将矫正大部分后足和中足畸形。在这个阶段，应该检查前足的排列，因为治疗过程中可能出现足趾的屈曲挛缩，或第一跖骨的抬高或跖屈。当足背弯曲时长屈肌腱出现挛缩，可以根据挛缩的程度选择在肌肉 - 肌腱交界处或通过肌腱进行延长。如果后内侧有严重的瘢痕，则不能延长，应进行肌腱切断术。在后足内翻矫正后，采用第一跖骨底部闭合楔形截骨术或第一跗跖骨关节融合术治疗严重的第一跖骨屈曲。恰恰相反，Cotton 截骨术或第一颞骨关节融合术将有助于在后足外翻恢复到中立状态后将固定的前足旋后端向下移动。

在完成上述程序时，必须松开止血带，以确保足部有足够的血液循环。这通常是由于马蹄内翻畸形矫正的程度，不可避免的对内侧神经血管束的牵引，足背动脉发育不良，或先前手术中足踝后内侧周围的瘢痕。如果血液灌流不能立即恢复，在足部和足踝上涂上温湿的抹布，并等待10min。将足从桌子的一侧略微向下放到一个独立的位置也很有用。如果 10min 后血液循环没有改善，作者建议使用硝酸甘油糊剂。这会促进血管扩张，并可能充分改善静脉回流，从而消除缺血。如果没有，用多普勒来标明胫骨动脉。如果在足踝水平有明显的变化，打开后内侧，进行完整的踝管松解术。当松解胫神经和胫动脉时，重要的是要将束从其分叉处向远端追踪到内侧和外侧支，因为屈肌支持带可能收缩其中一条或两条血管。

### 结论

治疗成人马蹄内翻足畸形的并发症很多。过矫形的马蹄内翻足和复发的马蹄内翻足是两种具有挑战性的情况，具有重叠的特征，如足踝外翻、距骨瓣顶和背部蹈囊炎。在严重的情况下，很难将适应性改变与残留、复发或过度矫正的畸形区分开来。因此，应仔细检查每个病例，以了解足部和足踝每个节段的问题及其静态和动态原因。只有这样，才能制订出遵循一般规则的个体化治疗方案，以矫正足部和足踝畸形。在计划治疗时，患者的社会状况、能力、获得系列治疗的机会、工作、步行目标和生活中的其他功能也是需要考虑的其他重要因素。作者强调了几种常用的方法。本文没有介绍更多选项。程序应该在个案的基础上结合起来。对于成年患者，可以使用一些积极的方法，如关节融合术或距骨切除，以获得更可靠的结果，因为没有违反生长的担忧。除了矫正对齐，要时刻记住平衡软组织的静态张力和肌肉的力量，以达到重建平面、可鞋的脚和足踝的目标，并降低复发的风险。

### 临床要点

➤ 治疗复发性马蹄内翻足和过矫形的马蹄内翻足的目的是获得一个功能更强、疼痛更少的足部。马蹄内翻足治疗的并发症可能出现在任何年龄，有广泛的问题。始终需要一个独特的、个性化的治疗方案。

➤ 骨骼的重新排列以及软组织和肌肉的不平衡需要仔细处理。软组织松解、肌腱转移、踝上、后足和（或）足中截骨术、三跟关节融合术和胫距跟关节融合术，以及距骨切除是矫正的主要方法。

## 参考文献

[1] Rampal V, Chamond C, Barthes X, et al. Long-term results of treatment of congenital idiopathic clubfoot in 187 feet: outcome of the functional "French" method, if necessary completed by soft-tissue release. J Pediatr Orthop 2013; 33(1):48–54.

[2] Steinman S, Richards BS, Faulks S, et al. A comparison of two nonoperative methods of idiopathic clubfoot correction: the Ponseti

method and the French functional (physiotherapy) method. Surgical technique. J Bone Joint Surg Am 2009;91(Suppl 2):299–312.

[3] Dragoni M, Farsetti P, Vena G, et al. Ponseti treatment of rigid residual deformity in congenital clubfoot after walking age. J Bone Joint Surg Am 2016;98(20): 1706–12.

[4] Ramseier LE, Schoeniger R, Vienne P, et al. Treatment of late recurring idiopathic clubfoot deformity in adults. Acta Orthop Belg 2007;73(5):641–7.

[5] Dobbs MB, Corley CL, Morcuende JA, et al. Late recurrence of clubfoot deformity: a 45–year followup. Clin Orthop Relat Res 2003;(411): 188–92.

[6] Docquier PL, Leemrijse T, Rombouts JJ. Clinical and radiographic features of operatively treated stiff clubfeet after skeletal maturity: etiology of the deformities and how to prevent them. Foot Ankle Int 2006;27(1):29–37.

[7] Mehrafshan M, Rampal V, Seringe R, et al. Recurrent club-foot deformity following previous soft-tissue release: mid-term outcome after revision surgery. J Bone Joint Surg Br 2009;91(7):949–54.

[8] Agarwal A, Rastogi A, Rastogi P. Relapses in clubfoot treated with Ponseti technique and standard bracing protocol- a systematic analysis. J Clin Orthop Trauma 2021;18:199–204.

[9] Church C, Coplan JA, Poljak D, et al. A comprehensive outcome comparison of surgical and Ponseti clubfoot treatments with reference to pediatric norms. J Child Orthop 2012;6(1):51–9.

[10] Hamel J, Hö rterer H, Harrasser N. Radiological tarsal bone morphology in adolescent age of congenital clubfeet treated with the Ponseti method. BMC Musculoskelet Disord 2021;22(1):332.

[11] Li S, Myerson MS. Managing severe foot and ankle deformities in global humanitarian programs. Foot Ankle Clin 2020;25(2):183–203.

[12] Dobbs MB, Morcuende JA, Gurnett CA, et al. Treatment of idiopathic clubfoot: an historical review. Iowa Orthop J 2000;20:59–64.

[13] Radler C, Mindler GT. Treatment of severe recurrent clubfoot. Foot Ankle Clin 2015;20(4):563–86.

[14] Thomas HM, Sangiorgio SN, Ebramzadeh E, et al. Relapse rates in patients with clubfoot treated using the Ponseti method increase with time: a systematic review. JBJS Rev 2019;7(5):e6.

[15] Eidelman M, Kotlarsky P, Herzenberg JE. Treatment of relapsed, residual and neglected clubfoot: adjunctive surgery. J Child Orthop 2019;13(3):293–303.

[16] Holmdahl HC. Astragalectomy as a stabilising operation for foot paralysis following poliomyelitis; results of a follow-up investigation of 153 cases. Acta Orthop Scand 1956;25(3):207–27.

[17] Joseph TN, Myerson MS. Use of talectomy in modern foot and ankle surgery. Foot Ankle Clin 2004;9(4):775–85.

[18] Mirzayan R, Early SD, Matthys GA, et al. Single-stage talectomy and tibiocalcaneal arthrodesis as a salvage of severe, rigid equinovarus deformity. Foot Ankle Int 2001;22(3):209–13.

[19] Gursu S, Bahar H, Camurcu Y, et al. Talectomy and tibiocalcaneal arthrodesis with intramedullary nail fixation for treatment of equinus deformity in adults. Foot Ankle Int 2015;36(1):46–50.

[20] Yalçin S, Kocaoğlu B, Berker N, et al. [Talectomy for the treatment of neglected pes equinovarus deformity in patients with neuromuscular involvement]. Acta Orthop Traumatol Turc 2005;39(4):316–21.

[21] El-Sherbini MH, Omran AA. Midterm follow-up of talectomy for severe rigid equinovarus feet. J Foot Ankle Surg 2015;54(6):1093–8.

[22] Letts M, Davidson D. The role of bilateral talectomy in the management of bilateral rigid clubfeet. Am J Orthop (Belle Mead NJ) 1999;28(2):106–10.

[23] Knupp M, Barg A, Bolliger L, et al. Surgical treatment of overcorrected clubfoot deformity. JBJS Essent Surg Tech 2014;3(1):e4.

[24] Ebert N, Ballhause TM, Babin K, et al. Correction of recurrent equinus deformity in surgically treated clubfeet by anterior distal tibial hemiepiphysiodesis. J Pediatr Orthop 2020;40(9):520–5.

[25] Malik SS, Knight R, Ahmed U, et al. Role of a tendon transfer as a dynamic checkrein reducing recurrence of equinus following distal tibial dorsiflexion osteotomy. J Pediatr Orthop B 2018;27(5):419–24.

[26] Knupp M, Barg A, Bolliger L, et al. Reconstructive surgery for overcorrected clubfoot in adults. J Bone Joint Surg Am 2012; 94(15):e1101–7.

[27] Turco VJ. Resistant congenital club foot–one-stage posteromedial release with internal fixation. A follow-up report of a fifteen-year experience. J Bone Joint Surg Am 1979;61(6a):805–14.

[28] Burger D, Aiyer A, Myerson MS. Evaluation and surgical management of the overcorrected clubfoot deformity in the adult patient. Foot Ankle Clin 2015;20(4): 587–99.

[29] Zide JR, Myerson M. The overcorrected clubfoot in the adult: evaluation and management– topical review. Foot Ankle Int 2013;34(9):1312–8.

[30] David BH, Olayinka OA, Oluwadare E, et al. Predictive value of Pirani scoring system for tenotomy in the management of idiopathic clubfoot. J Orthop Surg (Hong Kong) 2017;25(2). 2309499017713896.

[31] Chandirasegaran S, Gunalan R, Aik S, et al. A comparison study on hindfoot correction, Achilles tendon length and thickness between clubfoot patients treated with percutaneous Achilles tendon tenotomy versus casting alone using Ponseti method. J Orthop Surg (Hong Kong) 2019;27(2). 2309499019839126.

[32] Lampasi M, Abati CN, Stilli S, et al. Use of the Pirani score in monitoring progression of correction and in guiding indications for tenotomy in the Ponseti method: are we coming to the same decisions? J Orthop Surg (Hong Kong) 2017;25(2). 2309499017713916.

[33] Mitchell J, Bishop A, Feng Y, et al. Residual equinus after the Ponseti method: an MRI-based 3–dimensional analysis. J Pediatr Orthop 2018;38(5):e271–7.

[34] Zargarbashi R, Abdi R, Bozorgmanesh M, et al. Anterior distal hemiepiphysiodesis of tibia for treatment of recurrent equinus deformity due to flat-top talus in surgically treated clubfoot. J Foot Ankle Surg 2020;59(2):418–22.

[35] Sullivan RJ, Davidson RS. When does the flat-top talus lesion occur in idiopathic clubfoot: evaluation with magnetic resonance imaging at three months of age. Foot Ankle Int 2001;22(5):422–5.

[36] Kolb A, Willegger M, Schuh R, et al. The impact of different types of talus deformation after treatment of clubfeet. Int Orthop 2017;41(1):93–9.

[37] Bach CM, Wachter R, Stöckl B, et al. Significance of talar distortion for ankle mobility in idiopathic clubfoot. Clin Orthop Relat Res 2002;398:196–202.

[38] Swann M, Lloyd-Roberts GC, Catterall A. The anatomy of uncorrected club feet. A study of rotation deformity. J Bone Joint Surg Br 1969;51(2):263–9.

[39] Brodsky JW. The adult sequelae of treated congenital clubfoot. Foot Ankle Clin 2010;15(2):287–96.

[40] Yong SM, Smith PA, Kuo KN. Dorsal bunion after clubfoot surgery: outcome of reverse Jones procedure. J Pediatr Orthop 2007;27(7): 814–20.

[41] Johnston CE 2nd, Roach JW. Dorsal bunion following clubfoot surgery. Orthopedics 1985;8(8):1036–40.

[42] McKay DW. Dorsal bunions in children. J Bone Joint Surg Am 1983;65(7):975–80.

[43] Cohen-Sobel E, Caselli M, Giorgini R, et al. Long-term follow-up of clubfoot surgery: analysis of 44 patients. J Foot Ankle Surg 1993;32(4):411–23.

[44] Simons GW. The complete subtalar release in clubfeet. Orthop Clin North Am 1987;18(4):667–88.

[45] Hudson I, Catterall A. Posterolateral release for resistant club foot. J Bone Joint Surg Br 1994;76(2):281–4.

[46] Stevens PM, Otis S. Ankle valgus and clubfeet. J Pediatr Orthop

1999;19(4): 515–7.

[47] Stevens PM, Kennedy JM, Hung M. Guided growth for ankle valgus. J Pediatr Orthop 2011;31(8):878–83.

[48] Agarwal A, Jandial G, Gupta N. Comparison of three different methods of anterior tibial tendon transfer for relapsed clubfoot: a pilot study. J Clin Orthop Trauma 2020;11(2):240–4.

[49] Bibbo C, Jaglan SS. Tendon transfers for equinovarus deformity in adults and children. Foot Ankle Clin 2011;16(3):401–18.

[50] Blakeslee TJ, DeValentine SJ. Management of the resistant idiopathic clubfoot: the Kaiser experience from 1980–1990. J Foot Ankle Surg 1995;34(2):167–76.

[51] Kuo KN, Jansen LD. Rotatory dorsal subluxation of the navicular: a complication of clubfoot surgery. J Pediatr Orthop 1998;18(6):770–4.

[52] Miller JH, Bernstein SM. The roentgenographic appearance of the "corrected clubfoot. Foot Ankle 1986;6(4):177–83.

[53] Swaroop VT, Wenger DR, Mubarak SJ. Talonavicular fusion for dorsal subluxation of the navicular in resistant clubfoot. Clin Orthop Relat Res 2009;467(5):1314–8.

[54] Wei SY, Sullivan RJ, Davidson RS. Talo-navicular arthrodesis for residual midfoot deformities of a previously corrected clubfoot. Foot Ankle Int 2000;21(6):482–5.

[55] Myerson MS, Myerson CL. Managing the complex cavus foot deformity. Foot Ankle Clin 2020;25(2):305–17.

[56] Cooper RR, Capello W. Talectomy. A long-term follow-up evaluation. Clin Orthop Relat Res 1985;(201):32–5.

[57] Hsu LC, Jaffray D, Leong JC. Talectomy for club foot in arthrogryposis. J Bone Joint Surg Br 1984;66(5):694–6.

[58] de la Huerta F. Correction of the neglected clubfoot by the Ilizarov method. Clin Orthop Relat Res 1994;(301):89–93.

[59] Franke J, Grill F, Hein G, et al. Correction of clubfoot relapse using Ilizarov's apparatus in children 8–15 years old. Arch Orthop Trauma Surg 1990;110(1):33–7.

[60] Paley D. The correction of complex foot deformities using Ilizarov's distraction osteotomies. Clin Orthop Relat Res 1993;(293):97–111.

[61] Wallander H, Hansson G, Tjernström B. Correction of persistent clubfoot deformities with the Ilizarov external fixator. Experience in 10 previously operated feet followed for 2–5 years. Acta Orthop Scand 1996;67(3):283–7.

[62] Ferreira RC, Costa MT, Frizzo GG, et al. Correction of severe recurrent clubfoot using a simplified setting of the Ilizarov device. Foot Ankle Int 2007;28(5):557–68.

[63] Freedman JA, Watts H, Otsuka NY. The Ilizarov method for the treatment of resistant clubfoot: is it an effective solution? J Pediatr Orthop 2006;26(4):432–7.

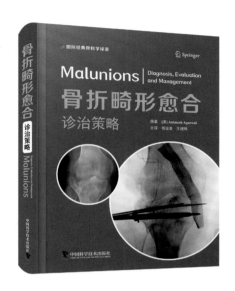

原著　[ 美 ] Animesh Agarwal 等

主译　杨运发　王建炜

定价　298.00 元

本书引进自 Springer 出版社，由骨折畸形愈合诊治经验丰富的专家领衔编写，是一部有关骨折畸形愈合方面的经典著作。本书全面介绍了畸形愈合的诊断、评估和管理；详细介绍了当前的治疗原则、手术技术和应对具有挑战性临床情况的方法；针对不同骨折畸形愈合给出了不同的治疗方案，为有效解决此类问题提供了参考。本书的特色在于先概述了畸形愈合的原理，然后按解剖区域划分，提供了基于证据的建议、病例及首选治疗方法，其中包括锁骨、近端和肱骨远端、手和腕部、股骨近端和远端、胫骨和脚踝、骨盆和髋臼，还讨论了假体周围和关节置换等特殊情况。本书配图丰富，阐释简洁，专业性强，有助于国内相关专业医师开阔视野、拓展思路，全面掌握骨折畸形愈合的诊治理念和关键技术，适合创伤骨科、矫形外科各级医师阅读参考。

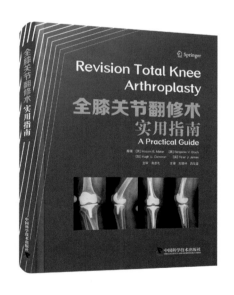

原著　[ 英 ] Hosam E. Matar 等

主译　左建林　吕佳音

定价　248.00 元

本书引进自 Springer 出版社，拥有十分完整、清晰的翻修理论和实践体系。全书共 20 章，从初次 TKA 的核心理念入手，系统介绍了复杂初次全膝关节置换术及疼痛评估、全膝关节翻修术的适应证、手术显露及如何去除固定良好的假体，重点阐述了外科重建的原则，对固定技术、限制性髁翻修假体的运动学实用观点、旋转铰链假体、挽救性全膝关节翻修系统、感染管理、整形手术、膝关节翻修术中陈旧性髌骨脱位的处理策略、伸膝装置障碍与同种异体移植重建、关节置换角度看膝关节假体周围骨折、膝关节翻修术的死亡率、如何开始膝关节翻修术等问题进行了补充说明，并分享了个人在膝关节翻修手术方面的宝贵经验。本书重点突出、层次分明、阐释简洁，是翻修理论、技术和操作的集大成者，对于中、高级骨科医生来说是一部真正的实用指南。

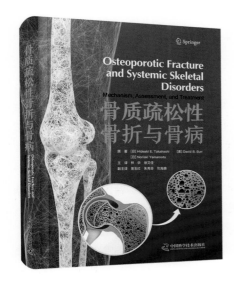

原著 （日）Hideaki E. Takahashi 等

主译 林 华 徐又佳

定价 358.00 元

本书引进自 Springer 出版社，由国际骨科专家 Hideaki E. Takahashi、David B. Burr、Noriaki Yamamoto 联袂编写。著者针对骨质疏松、骨质疏松性骨折及全身骨骼疾病，从骨骼生长发育和病变修复的基本机制、基本理论开始，展示了不同情况下骨骼及其代谢的组织形态学测量、影像学评估、生化检测和临床评价等多种方法的选择和应用，详细分析了骨骼微损伤和骨折的发生原因及发展过程，强调在骨折治疗时，一定要注重骨质疏松症的治疗，同时不能忽略对跌倒的干预，尤其是针对肌少症的治疗。此外，书中还介绍了骨质疏松性髋部骨折和骨质疏松性椎体骨折的围术期干预、手术治疗及其术后管理的内容。全书共八篇 38 章，内容全面、系统，可供骨质疏松相关性骨病的临床医生及研究人员阅读参考。

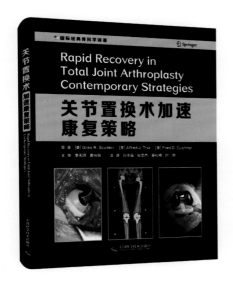

原著 ［美］Giles R. Scuderi 等

主译 孙永强 张志杰 吴松梅 叶 晔

定价 228.00 元

本书引进自世界知名的 Springer 出版社，由美国 Giles R. Scuderi 博士等知名专家联合编写，由国内关节置换领域的知名专家孙永强团队联袂翻译而成，是一部有关关节置换加速康复的经典学术著作。全书共 22 章，全方位介绍了关节置换术加速康复现况、费用支付模式、策略及进展，医院对关节置换加速康复的支持及流程优化，关节置换患者加速康复领域的质量管控及改进措施等方面的内容；详细论述了加速康复背景下患者的风险评估及筛选、关节置换术加速康复临床路径及提高效率的有效措施、患者术后康复措施及效果提升等内容；涵盖了该领域临床研究的最新进展，同时解答了医师及患者关注较多的问题，如现阶段医院如何为加速康复背景下的关节置换手术提供应有的流程、后勤支持，医护人员应如何提升自己对加速康复患者的照护能力，哪类关节置换患者适合加速康复，如何确保康复背景下关节置换患者的安全，如何持续开展关节置换患者加速康复领域的质量改进，如何在加速康复背景下将关节置换与医疗保险有机结合等。本书编写思路清晰、图文并茂、内容丰富、实用性强，非常适合骨科医生、护士、医院管理者阅读参考，是一部不可多得的骨科必备工具书。

# 相 关 图 书 推 荐

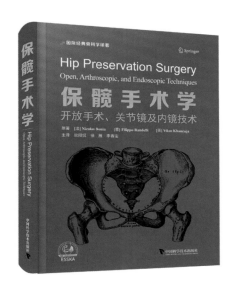

原著　[法] Nicolas Bonin 等

主译　欧阳侃　徐　雁　李春宝

定价　198.00 元

本书引进自 Springer 出版社，是一部全面介绍保髋手术的经典著作。全书共六篇，从不同解剖部位入手，系统描述了开放手术、关节镜手术和内镜手术的各项保髋操作，阐明了众多重要概念和技巧。书中所述内容均基于真实病例及术者经验，同时配有多张手术前后高清照片，使得手术步骤阐释简明易懂。本书以先进的现代技术和健全的临床研究为基础，为临床医生提供了丰富的资源，每章章末均附有"要点与技巧"，这是著者在大量实践和创新基础上的理论总结，对国内从事骨科临床工作的医生大有裨益。本书内容实用、阐释简明、图片丰富，既可作为住院医生和入门骨科医生的指导书，又可作为中、高级别骨科医生了解新技术的参考书。

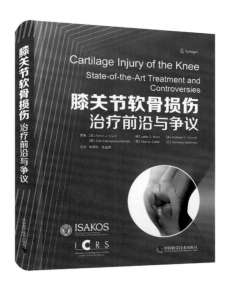

原著　[美] Aaron J. Krych 等

主译　陈疾忤　庞金辉

定价　198.00 元

本书引进自 Springer 出版社，由全球软骨损伤领域内专家共同编写，是一部全面介绍膝关节软骨损伤领域前沿知识的专业著作。全书共 28 章，从基础知识、影像学、诊断、治疗及康复等方面全方位阐述膝关节软骨损伤，涉及了许多常见的相关损伤，如半月板损伤和膝关节不稳等，涵盖了膝关节软骨损伤目前常见的保守治疗和手术处理，并展开了相应的讨论分析。近年来，膝关节软骨损伤领域发展十分迅速，书中向读者介绍了该领域的新进展和前沿治疗手段，旨在为膝关节外科医生提供全面、新鲜的专业知识。